全国医药院校高职高专规划教材

供高职高专医药卫生类各专业使用

医学遗传学

YIXUE YICHUANXUE

主　编　田廷科

副主编　吴星禄　李建平　江新华

编　者　（以姓氏笔画为序）

田廷科　濮阳医学高等专科学校

江新华　安徽省淮南卫生学校

杜晓敏　邢台医学高等专科学校

李建平　安徽医学高等专科学校

吴星禄　福建卫生职业技术学院

时光霞　周口科技职业学院

谭攀攀　濮阳医学高等专科学校

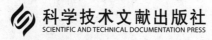

科学技术文献出版社

SCIENTIFIC AND TECHNICAL DOCUMENTATION PRESS

·北京·

图书在版编目（CIP）数据

医学遗传学/田廷科主编. —北京：科学技术文献出版社，2017.5
ISBN 978-7-5189-2594-0

Ⅰ.①医… Ⅱ.①田… Ⅲ.①医学遗传学 Ⅳ.① R394

中国版本图书馆 CIP 数据核字（2017）第 081733 号

医学遗传学

策划编辑：朱志祥 责任编辑：马永红 毛淑静 责任校对：张吲哚 责任出版：张志平	

出 版 者	科学技术文献出版社
地 址	北京市复兴路15号 邮编 100038
编 务 部	(010) 58882938，58882087（传真）
发 行 部	(010) 58882868，58882874（传真）
邮 购 部	(010) 58882873
官方网址	www.stdp.com.cn
发 行 者	科学技术文献出版社发行 全国各地新华书店经销
印 刷 者	北京京师印务有限公司
版 次	2017年5月第1版 2017年5月第1次印刷
开 本	787×1092 1/16
字 数	355千
印 张	14.5
书 号	ISBN 978-7-5189-2594-0
定 价	36.00元

全国医药院校高职高专规划教材
编审委员会

出版说明

"十三五"期间，我国职业教育全面启动现代职业教育体系建设，进入了"加快发展"的新阶段。为了全面贯彻落实习近平总书记有关职业教育一系列讲话精神和国务院《关于加快发展现代职业教育的决定》，在"十三五"开局之年，科学技术文献出版社专门组织全国50余所医药院校300多位专家、教授编写《全国医药院校高职高专规划教材》，供临床医学、护理等专业使用，并成立了全国医药院校高职高专规划教材编审委员会。

课程改革和以教材为主的教学资源建设一直是高职高专教育教学改革和内涵建设的重点，也是提高人才培养质量的重要抓手。教材是为实现不同层次的人才培养目标服务的，体现了不同培养层次人才培养目标的教学内容和教学要求（知识、技能、素质）。

科学技术文献出版社在深入调研的基础上，结合当前的教育改革形势和各院校的教学成果，在2016年分别召开了教材的主编会议、定稿会议，明确了编写思路、编写规则、编写要求和完成进度，保证了教材的编写顺利完成及教材的出版质量。

综观该教材具有以下特点：

1. 以加快发展现代职教为先导，体现了新的职教理念。根据加快发展现代职业教育的要求和卫生事业发展的需要，进一步明确了两个专业的人才培养目标和培养规格，融入全国执业（助理）医师、执业护士资格考试大纲的内容和要求，构建了新的课程体系，优化了课程结构，精选教学内容，进行了课程内容的优化重组，并补充了近几年临床医疗、护理学科的新知识、新技术、新进展，使其更具科学性、先进性。

2. 以实践动手能力为主线，培养提高学生的岗位胜任力。教材以案例导入，设疑解惑，重视临床思维能力的培养，突出案例的临床诊疗路径方法的教育；重视护理评估工作能力的培养，突出护理工作措施方法的教育，来提高启发学生引发新的思考和解决问题的具体方式、方法。既要重视基础理论、基本知识的学习，更要重视基本技能的训练，增加基本技能训练课时和考核比重，以及毕业实习前多项实践技能综合考核等教学环节，并编写与教材相匹配的实训教材，夯实基础，提高学生的岗位胜任力和就业竞争力。

3. 以"三贴近"为原则，培养高素质技术技能型人才。"三贴近"，即贴近临床、贴近岗位、贴近服务对象。根据新构建的课程体系，围绕未来就业岗位的实际需要，制定课程标准和明晰教学要求，彰显任务引领、项目驱动、过程导向等新的课程观，充分利用校内、校外实训基地，设计仿真情境或利用合作医院真实情境中的病例实施教学，把人文关怀贯穿于反复的教学实践中，陶冶学生高尚的道德情操，使学生真正成为高素质技术技能型人才。

4. 以纸质教材为基础，结合当今"互联网+"的技术。综合运用"互联网+"的技术优势融入纸质教材，采用网络电子教材、教学资源、互动教学、操作视频、教学管理、课后训练等内容的网络平台配套纸质教材使用，以期达到教师教学、学生自学、课后训练等多种学习形式的交融，极大地丰富了教材内涵，提高了学生学习、实践的能力。

5. 以创新性教材编写形式，提高学生自主学习能力及临床实践能力。该套教材以"授人以鱼不如授人以渔"的思想，采用"案例引入"形式，案例要求与临床知识结合，创新性地加入了"临床思维"及"护理措施"，引导学生在初学阶段即进入临床工作思维的角色，灌输学生以职业目标为导向的实践能力和工作能力的训练，结合基础知识的理解，强化学生综合能力的运用。教材以"学习目标""重点提示""考点提示""知识链接""课后练习""综合模拟测试"等栏目形式提高学生理解所学内容，促进学生理论联系实际和提高学生独立思考的能力。

教材建设是一项长期而艰巨的任务，是一项十分严谨的工作。我们希望该套教材在各位主编、编委的辛勤耕耘下，发扬教材的特色及优势，引领教材改革发展的趋势，为卫生职业教育的教学改革和人才培养做出应有的贡献。

特别感谢该套教材在编写过程中各卫生职业院校及相关领导、专家的大力支持及辛勤付出，希望各院校及各位编委在使用教材过程中，继续总结经验和教学成果，使我们的教材能够不断地完善提高，并更好地融入到学校的教学改革中，出版更多、更好的精品教材来回报和服务于学校和学生。

前　言

医学遗传学是一门研究人类疾病和病理性状遗传规律和物质基础的学科，是现代医学科学领域发展最为迅猛、变化最为剧烈的前沿学科。医学遗传学不仅揭示出人类遗传与变异的物质基础，帮助医生从遗传学的观点重新认识人类的各种疾病，同时，还通过染色体检查、基因诊断、基因治疗等技术，为疾病的有效治疗和预防提供了新的手段。当今，医学遗传学已成为医学高等专科教育中不可或缺的一门课程。

《医学遗传学》教材是在"十三五"开局之年，为顺应我国职业教育全面启动现代职业教育体系建设，培养高素质实用型、技能型卫生技术人才，科学技术文献出版社组织编写的全国医药院校高职高专规划教材。本教材可供高职高专临床医学、护理、助产及其他医学相关专业使用，也可作为医务工作者的参考书，不同专业在教材使用过程中可根据各自的培养目标有所取舍。

本教材按照"突出特色，瞄准前沿，新颖实用、质量上乘"的编写要求，紧贴医学专科层次人才培养目标，突出专科层次医学生面向基层就业的特点，严格把握教材内容的深度和广度，力争用有限的篇幅讲清重点，讲透难点，使教材好教易学。本教材在确保学科体系完整的前提下引入了遗传学新知识、新技术、新进展，体现了教材的科学性和先进性。通过该课程的学习能够让医学生掌握医学遗传学的基本理论和技能，建立医学遗传学思维平台，在将来工作中运用遗传学知识和方法解决临床上与遗传有关的实践问题，更好地为人类健康服务。

本教材编排体例新颖，呈现形式创新，突出实用性，体现人性化，具有趣味性。章前列出"学习目标"，为本章教学大纲要求的学习内容，使学生明确学习目标，带着任务开启新的章节学习；正文侧边栏列有"重点提示"，针对教学大纲要求，提醒或点拨需要掌握的关键内容等，强化学习重点，使学生尽快掌握医学遗传学的学科精髓。章内插有"知识链接"和"案例引入"，升华和补充教材主题内容，激发学习遗传学相关知识的热情，吸引学生主动运用遗传学知识解决实际问题，做到学以致用；章后列有"课后练习"，以启发学生领会相关理论知识，引导学生分析解决某些问题，从而培养学生的实际应用能力。

本教材除实验指导外共分 11 章，总学时 54 学时，其中理论学习 44 学时，实验 10 学时。教材内容如下：第一章绪论；第二章遗传的细胞学基础；第三章遗传的分子基础；第四章单基因遗传与单基因遗传病；第五章多基因遗传与多基因遗传病；第六章染色体畸变与染色体病；第七章线粒体遗传与线粒体遗传病；第八章遗传与肿瘤的发生；第九章遗传病的诊断与治疗；第十章优生学与遗传病预防；第十一章医学遗传学相关领域；实验指导。

本教材编写成员均来自医药院校教学一线，在教材编写过程中，他们广泛征询教学、医疗一线业务骨干和专家的意见，精益求精，数易其稿，力保把质量上乘、有利于教和学的教科书奉献给莘莘学子。在教材编写过程中，参考了高等医学院校教材及相关专著的研究成果，特向参考文献作者致以诚挚的谢意。同时，感谢濮阳医学高等专科学校、福建卫生职业技术学院、安徽医学高等专科学校、安徽省淮南卫生学校等参编单位的领导在教材编写和出版过程中给予的大力支持和帮助。

本教材是多所院校一线教师的辛勤劳动结晶。由于医学遗传学发展迅速，教学内容和知识体系不断更新，加之教材编写时间、人力及编者水平和能力有限，书中难免存在疏漏之处，恳请使用本教材的师生多加海涵和指正！请不吝将意见和建议发送至邮箱 tiantingke@163.com，以便再版印刷时臻于完善。

编　者

目 录

第一章　绪论

学习目标

1. 掌握医学遗传学的概念、遗传病的概念与分类。
2. 熟悉遗传因素与疾病的发生，医学遗传学的研究范围。
3. 了解医学遗传学发展史和研究方法。

　　随着生命科学和医学科学的发展，人们在医学实践中会遇到一些问题，如为什么具有高血压家族史的人更易患高血压？第一胎生了一个血友病患儿，再生第二胎患血友病的风险有多大，如何才能生出健康的第二胎？唐氏综合征（先天愚型）是如何发生的，为什么唐氏综合征的发生率随着母亲年龄的增大而增高，怎样预防这类患儿的出生而达到健康生殖的目的？这些问题需要用医学遗传学的理论和方法才能得以解决。作为一名医学生，只有通过学习医学遗传学，认清疾病与遗传的关系，掌握医学遗传学的理论和方法，才能更好地胜任医学工作，为社会带来福祉。

第一节　医学遗传学概述

一、医学遗传学的概念及任务

　　人类的健康受人体遗传结构和周围环境相互作用的影响，遗传结构的缺陷和环境因素的改变会导致两者失去平衡而引起疾病。在传统观念上，把遗传因素作为唯一或主要因素的疾病称为遗传病。医学遗传学的研究对象是人类有关遗传的疾病，即遗传病。医学遗传学（medical genetics）是指研究遗传病从亲代传递给子代的特点和规律、起源和发生、病理机制、病变过程及其诊断、治疗和预防的一门综合学科。可以说，医学遗传学就是以遗传病为纽带，把遗传学和医学结合起来的一门边缘学科。

　　医学遗传学运用遗传学的理论和技术研究人类疾病与遗传的关系，分别从细胞和分子水平、个体和群体水平探索遗传病的发病机制、诊治措施、预防方法，其目的是控制遗传病在一个家系中的再发，降低它在人群中的危害，提高人类的健康水平。

　　随着科学的进步和医疗卫生水平的提高，急性传染病、营养缺乏病及由环境引起的疾病得到控制，人类疾病谱发生改变，遗传病及与遗传因素密切相关的疾病，所占比重越来越大，对人类健康的危害日益显著。因此，遗传病的研究已成为医学上的一个重大课题，医学遗传学也成为一个众人瞩目，非常重要的研究领域。

　　医学遗传学是遗传学与医学相互结合、相互渗透的学科，是医学教育不可缺少的一门课程。医生、护士在临床实践中所遇到的一些问题，如某些疾病的病因、发病机制、疾病过程、预防和治疗等，需要用医学遗传学的理论和方法才能得以解决；另一

重点提示
医学遗传学的概念和研究对象。

方面，遗传病严重威胁着人类的生命和健康，影响着人口素质的提高。这些因素促使医学遗传学成为现代医学中一个十分活跃的领域，发展十分迅速。

二、医学遗传学的研究范围

目前，人类性状、疾病与遗传等方面的研究不仅与生物学、生物化学、微生物学、免疫学、病理学、药理学、组织胚胎学等基础医学密切相关，而且已经深入到临床医学的各学科中，并且，在分子、细胞、个体和群体等各个层次所进行的医学遗传学研究均已取得丰硕成果。医学遗传学在其发展过程中研究的范围和建立的分支学科主要有以下几方面。

1. **细胞遗传学**（cytogenetics） 是医学遗传学的一个重要分支学科，被称为医学遗传学的两大支柱学科之一。它从细胞水平研究人类染色体的结构、畸变类型、畸变发生机制和频率及其与疾病的关系。现在已经认识到 100 多种染色体异常综合征和 10000 余种染色体异常。

2. **生化遗传学**（biochemical genetics） 是医学遗传学的第二大支柱学科。它用生物化学方法研究人类基因的表达与蛋白质（酶）的合成，基因突变所致蛋白质（酶）合成异常与遗传病的关系等。生化遗传学的研究使人们认识到分子病和遗传性代谢缺陷对人类健康的影响。

3. **分子遗传学**（molecular genetics） 是生化遗传学的发展和继续。它运用现代分子生物学技术，从基因的结构、突变、表达和调控等方面研究遗传病的分子改变，为遗传病的基因诊断、基因治疗等提供新的策略和手段。

4. **群体遗传学**（population genetics） 主要研究人群中的遗传结构及其变化规律。医学群体遗传学则研究人群中遗传病的种类、发病率、遗传方式、基因频率、基因型频率、携带者频率及其影响因素，如突变、选择、迁移、隔离、婚配方式等，以控制遗传病在人群中的流行。

5. **药物遗传学**（pharmacogenetics） 是遗传学与药物学相结合而发展起来的边缘学科。主要研究药物代谢的遗传差异和不同个体对药物反应的遗传基础，对于临床合理用药，减少药物不良反应，达到有效治疗目的起着非常重要的作用。

6. **肿瘤遗传学**（cancer genetics） 研究肿瘤发生与遗传关系的学科，包括恶性肿瘤易患性的遗传背景；遗传物质或遗传信息的异常表达与恶性肿瘤发生的关系；用遗传学的方法分析环境中的致癌因素等。肿瘤遗传学对阐明肿瘤的发生机制、肿瘤诊断、治疗和预防均具有重要意义。

7. **表观遗传学**（epigenetics） 主要研究在没有 DNA 序列变化的基础上，由于 DNA 甲基化、染色质结构变化等因素的影响，使基因功能发生可遗传的变异，并最终导致机体遗传性状改变的遗传学机制。

医学遗传学还包括免疫遗传学、遗传毒理学、发育遗传学、行为遗传学、基因工程学等分支学科，这些学科从不同角度研究人类遗传与疾病的关系。

三、医学遗传学的发展简史

18 世纪中叶至 20 世纪初叶，人们对遗传病有了初步的认识，在孟德尔、摩尔根经典遗传学的指引下，对不同的遗传病进行了分类、描述及规律总结，开始出现医学遗传学的萌芽。20 世纪初，随着染色体制备技术和观察方法的建立，生物化学理论和实验手段的发展，人类细胞遗传学和生化遗传学才得以迅速成长。自从 1953 年 DNA 双螺旋结构被阐明后，人类真正进入解码生命的时代，分子遗传学得到快速发展。

（一）细胞遗传学的发展

1952 年，徐道觉（T. C. Hsu）等，发现低渗处理细胞可以更好地观察染色体，建立了低渗制片技术这一染色体研究的经典方法，发现人的染色体是 46 条，但仍然相信 Painter 的 2n=48 的结论。1956 年，蒋有兴（J. H. Tjio）和莱万（Levan）用低渗制片技术观察人胚肺组织培养细胞，首次正确鉴定人类体细胞染色体数是 46 条，开辟了人类染色体研究的新纪元。随后，染色体分析技术被迅速应用于临床。

1959 年，莱久因（Lejeune）发现唐氏综合征是由于细胞中多了一条 G 组染色体，即 21- 三体；同年，福德（Ford）发现 Turner 综合征患者的性染色体组成为 XO，即只有一条 X 染色体；雅各布（Jacob）则发现 Klinefelter 综合征患者的染色体组成是 XXY，于是出现了染色体病这一术语。染色体病的发现开辟了临床遗传学这一新领域。

1970 年，卡斯珀森（Caspersson）应用喹吖因氮芥荧光染色使每对染色体显示特殊带型，随后，遗传学家相继发现了 Q 显带、G 显带、C 显带、R 显带等染色体显带技术。1978 年，尤尼斯（Yunis）应用同步培养法，使细胞分裂停留于中期之前各期，显示出更多带型，发明了高分辨显带技术，使染色体分析更加精确，发现的染色体畸变也更多。从此，对染色体序号的确认、染色体的微细变化，以及染色体疾病的认识都不断深化。1969 年 Lubs 首先在男性智力低下患者及其女性亲属中发现了染色体脆性部位，脆性 X 综合征的研究开辟了细胞遗传学的新领域。1969 年 Pardue 创立荧光原位杂交（FISH）技术，使细胞遗传学获得了新的应用方向。通过细胞遗传学与分子遗传学的结合，现在已能用显微切割的方法，获得染色体特定区带，提取 DNA 进行微克隆，进而认识某区带所含 DNA 顺序的结构和功能，这将有助于人类认识遗传病，特别是染色体病发生的奥秘。

（二）生化遗传学的发展

人类生化遗传学的发展可追溯到 1901 年英国著名内科医生伽罗德（Archi-bald Garrod）对尿黑酸尿症的观察，他认为某一代谢环节出现先天性差错可以导致遗传病。1958 年，拉迪（B N La Du）等人发现尿黑酸尿症患者活检肝组织中缺少尿黑酸氧化酶，从而证实了伽罗德的假说。

1941 年，比德尔（G. W. Beadle）和泰特姆（E. L. Tatum）从他们多年研究的红色面包霉营养缺陷型工作中提出"一基因一酶"的假说。认为所有生物体的生化过程是在遗传控制下进行的，每个生化反应受控于一个特定的基因，从而创立了生化遗传学新领域。

1949 年，美国科学家莱纳斯·鲍林（Linus Pauling）等研究了正常人与镰状细胞贫血症患者在血红蛋白电泳速率方面的差异，首先指出镰状红细胞贫血是一种血红蛋白异常的分子病。1956 年英格兰姆（Ingram）证明了这种病的分子机制，是血红蛋白 β

链上第 6 位氨基酸由谷氨酸变为缬氨酸，推动了分子病研究的进展。

1952 年，L. F. Cori 和 G. T. Cori 的研究证明糖原贮积症 I 型是由于患者肝内葡萄糖 −6− 磷酸酶缺失所致；1953 年，杰维斯（Jervis）发现苯丙酮尿症是由于苯丙氨酸羟化酶缺乏所致，同年，德国 H. Biekel 等认为控制新生儿苯丙氨酸摄入量可有效防止苯丙酮尿症的发展。迄今，已经发现的遗传性代谢缺陷有 1000 多种，其中已经明确哪种酶缺陷的代谢病有 200 多种。

1959 年，用生物化学方法对乙酰胆碱敏感性的研究，证实了药物反应有受遗传控制的代谢基础，Vogel 提出药物遗传学的概念。20 世纪 70 年代后，研究发现人体对一切环境因子包括牛奶、酒精、有害化学物质的反应，都存在遗传基础，从而形成了生态遗传学。

（三）分子遗传学的发展

1944 年，美国学者艾弗里（Avery）利用肺炎链球菌转化实验证明了 DNA 携带遗传信息，奠定了分子遗传学基础。1953 年美国生物学家沃森（J. D. Watson）和英国物理学家克里克（F. Crick）提出了 DNA 分子双螺旋结构模型，标志着分子遗传学的诞生。

1955 年，美国分子生物学家本泽（Benzer）以大肠埃希菌的噬菌体 T4 为材料，在 DNA 分子水平上研究基因内部的精细结构，提出了基因的顺反子（Cistron）概念，证明了基因是 DNA 分子上一个特定的区段，是储存遗传信息和决定生物性状的基本功能单位。1967 年美国科学家尼伦伯格（Nirenberg）和科拉纳（Khorana）破译了全部密码子，并编制了遗传密码表。然后，Watson 和 Crick 提出的中心法则更加明确地揭示了生命活动的基本过程。1968 年，Arber 等发现并使用了限制性内切酶，这是 DNA 重组的工具酶。1985 年，穆利斯（K. B. Mullis）发明了高效复制 DNA 片段的聚合酶链式反应（PCR）技术。1989 年，Orita 建立了单链构象多态性（SSCP）分析技术，可检测未知的点突变。这些研究为分子遗传学的发展拉开了序幕。

20 世纪 70 年代崛起的分子遗传学将遗传病的研究推向了一个新阶段。1976 年，美籍华裔科学家简悦威等应用 DNA 检测技术，首次用胎儿羊水细胞 DNA 做出 α− 地中海贫血的产前诊断。1979 年他又用限制性片段长度多态性连锁分析，成功地对镰状细胞贫血进行了产前诊断，开创了基因诊断的新时代。

随着分子生物学技术的不断成熟，一大批遗传病病因都从分子水平得以阐明，并迅速在基因定位、基因诊断及基因治疗方面取得了丰硕成果。基因定位就是利用连锁分析、体细胞杂交和原位杂交等方法，将基因定位于染色体的某一区段，由此绘制出人类基因定位图。20 世纪 90 年代，基因治疗进入临床试验阶段，重症联合免疫缺陷和血友病 B 的基因治疗取得了初步的治疗效果。

人类基因组计划是人类科学史上最伟大的工程之一。1986 年由诺贝尔奖获得者杜尔贝科（Dulbecco）首先提出，1990 年正式启动，计划通过三部曲，即连锁图、物理图和基因组测序，揭示人类基因组 30 亿个碱基对的全序列。2004 年 10 月 21 日，《Nature》杂志公布了人类基因组序列。人类基因组计划这一登峰造极之作，解开了人类生老病死的所有遗传信息之谜，必将引导 21 世纪的生物医学结出丰硕的成果，进一步造福于人类。

2007 年我国科学家成功绘制出第一个中国人基因组图谱，这也是第一个亚洲人全序列图谱。这项在基因组科技领域里程碑式的科学成果，对于中国人乃至亚洲人的DNA、隐性遗传病基因、流行病预测等领域的研究具有重要作用。

现代医学遗传学的新进展，使医学呈现出一个新的面貌，基因诊断、基因治疗已成为现代医学的热门课题，必将促进人类健康，并对生物医学的发展产生重大的影响。可以说人类对于遗传病已不再是无能为力，利用重组 DNA 技术操纵人类基因、防治疾病、改善或改变人类自身的新时代已经到来。

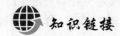

知识链接

医学遗传学相关网站

中国遗传网：http://www.chinagene.cn

中国遗传咨询网：http://www.gcnet.org.cn

中华医学遗传学杂志：http://zhyxycx.periodicals.net.cn

新华医学遗传网：http://www.xhmg.org

在线人类孟德尔遗传：http://www.ncbi.nlm.nih.gov/omim?db=omim

医学遗传学：http://medgen.genetics.utah.edu

人类基因突变数据库：http://www.hgmd.cf.ac.uk/ac/index.php

第二节 遗传病概述

一、遗传病的概念和特征

细胞内遗传物质发生改变（染色体畸变或基因突变）所导致的疾病称为遗传病（genetic disease）。这类疾病的发生需要一定的遗传基础，并按一定方式向后代传递，主要有以下特征：

1. 遗传物质改变 遗传病常伴有遗传物质的改变。基因突变和染色体畸变是遗传病发生的基础，这也是遗传病区别于其他疾病的本质特征。但也不是说环境因素在发病过程中不起作用，相反，一些遗传病的发生，不同程度上离不开环境因素的作用。

2. 垂直传递 遗传病具有垂直传递的特征。生殖细胞或受精卵中遗传物质改变能够向后代传递。遗传病通常只在血缘亲属中自上代向下代垂直传递，不延伸至无血缘关系的个体，这种特征在显性遗传方式的病例中特别突出。亲代传给子代的并非现成的疾病，而是遗传病的发病基础，即突变的遗传物质。另外，受累个体的全部体细胞中都可看到这种突变的遗传物质。但不是所有的遗传病家系都可以看到垂直传递的现象，因为有的患者是首次突变发生的病例，即家系中的首例，有的遗传病特别是染色体异常的患者，由于不能生育或活不到生育年龄，所以看不到垂直传递的现象；隐性遗传病的携带者可连续几代不表现出来，以致观察不到垂直传递的现象；体细胞内遗

重点提示
遗传病的概念和主要特征。

传物质突变所致的体细胞遗传病（如肿瘤），一般不在上下代之间垂直传递。

3. 先天性 先天性疾病（congenital disease）是指个体出生时就表现出来的疾病或发育异常。多数遗传病具有先天性的特征，如白化病、唐氏综合征、唇裂、多指（趾）畸形等，说明这类遗传病的致病基因或异常染色体在出生前即已表达。但是也有不少婴儿出生时就确诊的先天性疾病并不是遗传病，因为这些疾病不是由遗传物质改变引起，而是由于在胚胎发育过程中接触了某些环境因素造成的，如孕妇在妊娠早期感染风疹病毒，使婴儿出生时患有先天性心脏病；孕妇服用反应停（沙利度胺）引起胎儿先天畸形等。另外，有些遗传病出生时并无临床症状，而是发育到一定年龄后才发病，如遗传性小脑共济失调症的患者，在幼儿期和青春期与正常人一样，一般在35～40岁才发病，临床表现为步态不稳、运动障碍、智力低下等症状。

4. 家族性 家族性疾病（familial disease）是指表现出家族聚集现象的疾病，即在一个家族中有两个以上的成员罹患同一种疾病。遗传病多表现为家族性的特征，尤其是显性遗传病和多基因遗传病常表现出明显的家族聚集现象，这是因为家族成员从共同的祖辈继承了相同的致病基因，如短指症、家族性腺瘤性息肉病、高血压等。尽管大多数疾病表现为家族性，但家族性疾病也不一定都是遗传病，如夜盲症由饮食中长期缺乏维生素A引起，由于同一家庭中的成员具有相同的饮食结构，若长期缺乏维生素A，则这个家庭中的多个成员就有可能出现夜盲症。夜盲症尽管表现出家族性，但不是遗传病，它是由于共同的环境条件影响而形成的。

另外，遗传病也不一定都有家族史。一些常染色体隐性遗传病，如白化病、苯丙酮尿症等，由于致病基因频率很低，并且致病基因只有纯合的状态下才发病，所以家族中的病例常常是散发的，难以表现出家族聚集倾向。正常亲代的生殖细胞如果发生新的基因突变或染色体畸变，受精后可导致子代患病，患者虽是散发病例，但却是遗传病。

二、遗传因素与疾病的发生

遗传因素是指人的遗传物质及其功能状态，它决定了机体形态、发育、代谢、免疫的特征和状态，因而也决定了机体对各种环境致病因素的易感性和反应。环境因素则包括出生前、出生时及出生后全部非遗传因素，包括温度、气压、食物、风俗、习惯、教育等。人的智力、体力、健康和绝大多数疾病都是遗传因素和环境因素相互作用的结果，可以说没有任何一种疾病能独立于遗传因素或环境因素之外。根据遗传因素和环境因素在疾病发生中的作用不同，可将疾病分为以下3种情况。

1. 遗传因素起主要作用的疾病 这类疾病又称为遗传性疾病，主要由于遗传物质改变引起，即染色体畸变和基因突变的结果。如基因突变引起的半乳糖血症、白化病、苯丙酮尿症等单基因病；染色体畸变引起的唐氏综合征、脆性X染色体综合征等染色体病；线粒体DNA突变引起的线粒体病。

2. 遗传因素和环境因素都起重要作用的疾病 这类疾病又称复杂性状疾病，绝大多数常见病、多基因病可归入此类，如高血压、冠状动脉粥样硬化性心脏病（冠心病）、糖尿病、精神分裂症、某些发育畸形和大多数肿瘤等。在这一类疾病中遗传因素决定了个体的遗传易感性，而环境因素作为诱因促使疾病表现出来。但对于不同的疾病而言，遗传因素和环境因素所起的作用大小不同。如精神分裂症、唇裂、腭裂、哮喘等疾病的遗传度在 70% 以上，遗传因素起着更重要的作用；另一些疾病如消化性溃疡、先天性心脏病等，遗传因素作用较小，遗传度小于 40%。

3. 环境因素起主导作用的疾病　包括物理因素、化学因素造成的损伤，化学药物引起的中毒和病原生物感染导致的传染性疾病。曾经有人认为传染性疾病是非遗传性疾病的鲜明例证，然而，许多宿主的防御因子是由遗传决定的，它们在感染的易感性及对病原体的免疫应答方面起着重要作用。近年来白喉和脊髓灰质炎的易感基因已被定位于人类染色体上，更明确传染性疾病也有遗传因素的参与。另外，烧伤、烫伤的修复也与个体的遗传类型有关。

总之，遗传因素几乎在所有疾病的病因中都起着不同的作用。这正如 1980 年诺贝尔奖获得者，美国著名分子遗传学家尼伦伯格所说："几乎所有的疾病都与遗传有关。"

三、遗传病的分类

现代医学遗传学根据遗传物质的突变方式及传递规律，通常将人类遗传病划分为 5 类。

（一）单基因遗传病

单基因遗传病（monogenic genetic disease）是由单个基因或一对等位基因突变所导致的遗传性疾病，简称单基因病。单基因病按孟德尔方式遗传，呈现特征性家系传递格局。单基因病病种较多，已知的由单基因决定的疾病或性状有 1.2 万种。单基因病发病率较低，多数单基因病单病种发病率约为 1‰。人群中有 3% ~ 5% 的人受累于单基因病，但由于其具有遗传性，因而危害较大。

（二）多基因遗传病

多基因遗传病（polygenic genetic disease）是由多对基因和环境因素共同作用所引起的疾病，简称多基因病。多基因病遗传机制复杂，环境因素作用明显，有家族聚集现象，但无明确的家系传递方式。目前，已确认的多基因病仅 100 多种，但每种病的发病率较高，一般高于 0.1%。估计人群中有 15% ~ 20% 的人受累于各种多基因病。

（三）染色体病

染色体病（chromosomal disease）是由染色体数目或结构异常所引起的一类疾病。由于染色体畸变常涉及多个基因，所以患者表现为复杂的临床综合征。除部分特殊的染色体结构畸变外，染色体病一般不在家系中传递。染色体病在人群中发病率为 0.5% ~ 1%。目前，已知的人类染色体病有 200 多种。最常见的染色体病为 21-三体综合征（唐氏综合征）。

（四）体细胞遗传病

体细胞遗传病（somatic genetic disease）是由于体细胞中遗传物质改变所引起的疾病。体细胞遗传病只涉及特定组织细胞中染色体、癌基因和抑癌基因的变化，因此，此类遗传病一般不发生上下代之间的垂直传递。这类遗传病有几十种，肿瘤是典型的体细胞遗传病，一些先天性畸形也属于体细胞遗传病。

（五）线粒体遗传病

线粒体遗传病（mitochondrial genetic disease）是由于线粒体 DNA 突变或异常所导致的疾病。因受精卵中的线粒体全部来自卵子，故表现出母系遗传的特征。目前，确定的线粒体遗传病有 60 多种。已知人类某些神经系统疾病和神经肌肉疾病与线粒体 DNA 突变有关。

四、遗传性疾病的研究方法和技术

在遗传病研究过程中，比较独特而广泛使用的方法有以下几种。

（一）群体筛查法

群体筛查法是采用一种或几种高效、简便和准确的方法，选定某一人群进行某种遗传病或性状的普查。群体筛查法可以达到如下目的：①确定某种遗传病的发病率及基因频率。②确定遗传病的预防和治疗对象。③筛查某种遗传病特别是某些隐性遗传病的杂合子携带者。④结合家系调查，分析某种疾病是否与遗传因素有关。

（二）家系调查法

家系调查即在同一疾病患者的各级亲属中进行发病率的调查分析。通过患者亲属发病率与群体发病率比较，如果发现患者亲属发病率高于一般人群，而且发病率还表现为一级亲属＞二级亲属＞三级亲属＞一般人群，则可判定该病与遗传因素有关。同一家族的各成员往往生活环境相同，某病的家族聚集现象也可能由环境因素引起，通过比较家系中血缘亲属与非血缘亲属的发病率、寄养子女与养母亲生子女（非寄养子女）之间的发病率，如果发现前者发病率明显高于后者，可以初步确定该病与遗传因素有关。

（三）系谱分析法

系谱分析法是遗传病分析的常用方法。通常是确定某一种病是遗传病后，对患者家族各成员的发病情况进行调查，绘制成系谱图，然后根据孟德尔定律对各成员的表现型和基因型进行分析。一般用于判断单基因病，如果是单基因病，还可确定具体的遗传方式，探讨遗传异质性。另外，系谱分析还常用于遗传咨询中发病风险的估计，遗传病的诊断及产前诊断等。

（四）双生子分析法

双生子分析法（twin method）是人类遗传学的一种重要的研究方法。双生子俗称双胞胎，可分单卵双生（monozygotic twins，MZ）和二卵双生（dizygotic twins，DZ）两类。单卵双生是由 1 个受精卵分裂成 2 个胚胎而发育形成的 2 个个体，因此，他（她）们的遗传物质基本相同，性别一致，表型特征极为相似；二卵双生是由同时受孕的 2 个受精卵分别发育形成的 2 个个体，二者的遗传物质不完全相同，性别可以相同，也可不同，表型特征仅有某些相似。从遗传的角度看，二卵双生相当于正常兄弟姐妹的关系，只不过同时出生而已。

通过比较单卵双生和二卵双生某疾病发病一致率的差异，可以估计该疾病发生中遗传因素所起作用的大小。

发病一致率（%）＝某疾病一致发病的双生子对数／总双生子（MZ 或 DZ）对数 ×100%

如果单卵双生发病一致率远高于二卵双生，则表明这种疾病与遗传有关；如果两者差异不显著，则表明这种疾病与遗传因素没关系。某调查资料表明，双生子中原发性癫痫单卵双生的发病一致率高达 60.1%，而二卵双生的发病一致率仅有 9.4%，说明原发性癫痫的发病有遗传基础。

（五）种族差异比较法

种族是在地理和文化上相对隔离的人群，也是在繁殖上隔离的人群。各个种族的基因库（群体中包含的总的遗传信息）不同。如果某种疾病在不同种族中的发病率、临床表现、发病年龄和性别、并发症等方面有显著差异，则考虑该疾病可能与遗传因素有关。这种调查最好安排在种族混杂居住的地区进行，以排除环境因素对调查结果的影响。如中国人的鼻咽癌发病率在世界上居第一位，侨居在美国的华人中鼻咽癌的发病率比当地美国人高 34 倍，这种差异提示鼻咽癌的发生与遗传因素有关。

（六）染色体分析法

染色体分析法对于染色体病的研究来说是极为重要的内容，在临床上染色体病的确诊必须依赖染色体分析。如对于一些有多发畸形、体格和智能发育不全的患者或孕早期习惯性流产的妇女，如果怀疑其有染色体异常，通过染色体检查、核型分析可确诊。

（七）基因分析法

基因分析法主要采用基因克隆、基因定位等方法，寻找遗传病的基因，最终将基因定位于染色体的具体位点，并克隆出与疾病相关的基因，研究疾病在分子水平发生的机制，并找出相应的预防和治疗对策。

（田廷科）

课后练习

一、单选题

1. 医学遗传学研究的对象是（   ）

    A. 遗传病   B. 基因病   C. 分子病   D. 染色体病   E. 先天性疾病

2. 研究遗传病中蛋白质和酶的变化及其对人类健康的影响的科学是（   ）

    A. 细胞遗传学   B. 生化遗传学   C. 肿瘤遗传学

    D. 分子遗传学   E. 药物遗传学

3. 研究人类染色体结构和数目畸变及其与疾病的关系的科学是（   ）

    A. 免疫遗传学   B. 细胞遗传学   C. 药物遗传学

    D. 分子遗传学   E. 发育遗传学

4.遗传病特指（　　）

　　A.遗传物质改变引起的疾病　　　　　　B.家族性疾病

　　C.散发疾病　　　　　　　　　　　　　D.先天性疾病

　　E.不可医治的疾病

5.下列有关遗传病的说法，正确的是（　　）

　　A.没有家族史的疾病一定不是遗传病

　　B.家族性疾病就属于遗传病

　　C.遗传病是水平传递的

　　D.由遗传因素引起的疾病一定是遗传病

　　E.所有的遗传病都能看到垂直传递的现象

6.在一个家族中有多个成员罹患的疾病一般称为（　　）

　　A.遗传病　　　　　　B.先天性疾病　　　　　　C.先天性畸形

　　D.后天性疾病　　　　E.家族性疾病

7.21－三体综合征属于（　　）

　　A.单基因病　　　　　B.多基因病　　　　　　　C.染色体病

　　D.线粒体遗传病　　　E.体细胞遗传病

8.用比较发病一致率的差异来估计某种疾病是否具有遗传基础，应采用哪种研究方法（　　）

　　A.群体筛查法　　　　B.系谱分析法　　　　　　C.双生子法

　　D.疾病组分分析法　　E.染色体分析法

二、思考题

1.什么是医学遗传学？有哪些分支学科？

2.什么是遗传病？遗传病包括哪些类型？

3.如何理解遗传病与先天性疾病和家族性疾病的关系？

第二章　遗传的细胞学基础

📖 **学习目标**

　　1. 掌握染色质、染色体、核型、细胞周期的概念，人类染色体的形态特征和数目，人类非显带核型和 G 显带核型分析及描述方法，配子的发生过程。

　　2. 熟悉性染色质和莱昂假说，有丝分裂、减数分裂过程各时期的特点及生物学意义，性别决定机制。

　　3. 了解高分辨显带染色体，人类染色体的多态性。

　　细胞（cell）是生物体结构和功能的基本单位，遗传物质主要存在于细胞核中，控制机体的生长、发育、遗传和变异等一切生命活动。研究表明 DNA 是遗传信息的携带者，是遗传的主要物质。人类的基因大多数是由 DNA 组成的，它是具有遗传效应的 DNA 片段。人类的基因大部分存在于细胞核内的染色体上，故染色体是细胞核内基因的载体。通过细胞分裂，细胞核内的遗传信息随染色体的分裂而传递，从母细胞传递给子细胞，保证了遗传性状的相对稳定。

第一节　染色质和染色体

　　染色质（chromatin）和染色体（chromosome）是细胞重要的组成成分，是遗传信息的载体。间期细胞核中的染色质在电镜下观察是一种念珠状细微纤丝，当细胞进入有丝分裂时，染色质高度折叠、盘旋凝缩成条状或棒状的特殊形态，称为染色体。因此，染色质和染色体是同一种物质在细胞周期不同时期的两种表现形式。

一、染色质

（一）染色质的化学组成

　　染色质是间期细胞核中遗传物质的存在形式。光镜下观察，染色质呈颗粒状、团块状，易被碱性染料染色。电镜下观察染色质是直径 25nm 的念珠状细微纤丝。染色质的主要化学成分是 DNA、组蛋白、非组蛋白和少量的 rRNA，其中 DNA 和组蛋白的含量高而稳定，占染色质化学成分的 98% 以上。

重点提示
染色质的概念和化学组成。

（二）常染色质和异染色质

　　间期细胞核的染色质可分为常染色质（euchromatin）和异染色质（heterochromatin）。两种染色质是同一种物质的不同功能状态，在结构上是连续的，在生理活动过程中是可以互相转变的。

1. 常染色质 常染色质常位于间期核中央部分，结构疏松，呈现解螺旋化的细丝纤维状，染色浅而均匀，含有单一或中度重复序列的 DNA，功能活跃，能进行 DNA 复制和 RNA 转录。

2. 异染色质 异染色质多分布在核膜内表面，结构紧密，螺旋化或折叠程度高，染色深，含有重复 DNA 顺序，功能不活跃，其 DNA 复制较晚，很少转录或无转录活性。

异染色质又分为结构异染色质和兼性异染色质两种。结构异染色质是指各种类型的细胞中，除复制期以外，在整个细胞周期均处于凝聚状态，没有转录活性，多位于着丝粒区、端粒区、Y 染色体长臂远段 2/3 区段及次缢痕区等。兼性异染色质是指在某些细胞类型或一定的发育阶段，原来的常染色质凝聚，并丧失基因转录活性，变为异染色质。例如，人类正常女性体细胞中含有 2 条 X 染色体，其中 1 条 X 染色体在胚胎发育的第 16 ~ 18 天凝聚失活，转变为异染色质，这条异染色质在形成性细胞时又恢复活性，转变为常染色质，故称兼性异染色质（又称功能异染色质）。

（三）性染色质

性染色质（sex chromatin）存在于间期细胞核内，包括 X 染色质和 Y 染色质两类。

1. X 染色质 1949 年加拿大神经病理学医生 Barr 等在雌猫的神经细胞核中发现紧贴核内缘有一半圆或矩形的浓染小体，直径约 1 μm，称其为 Barr 小体，现一般称为 X 染色质或 X 小体（图 2-1a）。后来发现 X 染色质存在于所有雌性哺乳动物的间期细胞核中。

正常女性的间期细胞核中紧贴核膜内缘有一个染色较深，大小约为 1 μm 的椭圆形小体，即 X 染色质。正常男性则没有 X 染色质。为什么正常男性、女性之间的 X 染色质存在差异？1961 年莱昂（Lyon）提出一种假说，即"莱昂假说"，要点如下。

（1）正常女性体细胞中的 2 条 X 染色体，只有一条具有转录活性，另一条则无转录活性。这条无转录活性的 X 染色体在间期细胞核中螺旋化呈异固缩状态，称为 Barr 小体或 X 小体，为兼性异染色质。正常男性只有一条 X 染色体，具有转录活性，无 Barr 小体或 X 小体。正常女性虽然有两条 X 染色体，但其 X 染色体的转录产物和只有一条 X 染色体的正常男性一样，称为剂量补偿（dosage compensation）。一个体细胞中所含有的 X 染色质数目等于 X 染色体数目减去 1。

（2）X 染色体的失活是随机发生的，异固缩的 X 染色体可以是来自父亲的，也可以是来自母亲的。

（3）X 染色体的失活发生在胚胎发育的早期。如果某一细胞中失活的那条 X 染色体是父源的，则由它分裂形成的子细胞中，失活的 X 染色体也都是父源的。

2. Y 染色质 如果用荧光染料染色后，可在荧光显微镜下看到男性体细胞核中有一直径约 0.3 μm 的强荧光小体，称为 Y 染色质或 Y 小体（图 2-1b）。Y 染色体长臂远端部分为异染色质，可被荧光染料染色后发出荧光，故细胞中 Y 染色质的数目与 Y 染色体的数目相等。如核型为 47，XYY 的个体，其间期细胞核中有 2 个 Y 染色质。Y 染色质为男性细胞所特有，女性体细胞中无此结构。

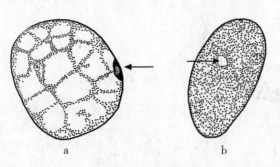

图 2-1　性染色质

a. X 染色质；b. Y 染色质

通常，通过间期细胞中 X 染色质和 Y 染色质的检查，可以对个体进行性别鉴定，也可用于性染色体数目异常疾病的诊断。

二、染色质的结构与组装

1974 年科恩伯格（Kornberg）等人根据染色质的酶切和电镜观察，发现染色质的基本结构单位是核小体（nucleosome）（图 2-2），由核心颗粒和连接丝组成。核心颗粒是由组蛋白 H_2A、H_2B、H_3 和 H_4 各 2 个分子组成的八聚体，长度约 140 个碱基对（bp）的 DNA 分子超螺旋在八聚体外围盘绕 1.75 圈。在两个相邻的核心颗粒之间由约 60bp 的 DNA 分子相连，称连接丝，在连接丝上结合一个组蛋白 H_1 分子。若干核小体通过一条 DNA 分子串连起来，形成一条念珠状的纤维，直径为 10 ～ 12nm，上面结合有非组蛋白和 RNA，压缩为原来 DNA 长度的 1/7。由核小体串连成的念珠状纤维进一步螺旋盘绕，形成一条较粗短的中空螺线管，直径约为 30nm，每周螺旋含有 6 个核小体，压缩为原来纤维长度的 1/6。由螺线管进一步螺旋盘绕，形成直径为 400nm 的超螺线管，压缩为原螺线管长度的 1/40。超螺线管再螺旋盘绕形成一条染色单体，压缩为原超螺线管长度的 1/5。因此，DNA 分子经过四级螺旋盘绕后形成染色单体（图 2-3），其长度压缩到原来长度的 1/8400。

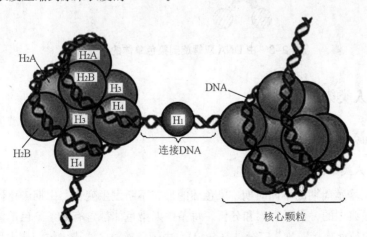

图 2-2　核小体结构示意图

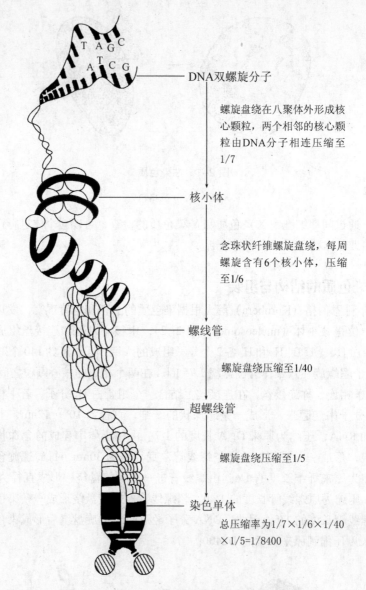

图 2-3　由 DNA 双螺旋到染色单体的压缩过程

三、人类染色体

1888 年，德国人沃尔德耶（Waldeyer）提出，染色体是遗传物质的载体。染色体具有储存和表达遗传信息的功能。

（一）人类染色体的形态结构

在细胞增殖周期的不同时期，染色体的形态不断发生变化。中期染色体的形态是最清楚、最典型的，易于观察和分析。每条中期染色体都含有 2 条染色单体，它们借一个着丝粒彼此连接，称为二分体（dyad）。由于着丝粒区浅染内缢，故也称为主缢痕（primary constriction）。着丝粒将染色体分为短臂（p）和长臂（q）。在长、短臂末端有一特化的部分，称为端粒（telomere）。它是染色体末端必不可少的结构，对维持染

重点提示
人类染色体的
形态特征。

色体形态结构的稳定性和完整性起重要作用。在有些染色体臂上出现浅染缢缩部位，称为次缢痕（secondary constriction）。有些染色体的短臂末端有个球状结构，称为随体（satellite）（图 2-4），随体柄为缩窄的次缢痕，该区域为核糖体 RNA 基因存在的部位，该部位与 rRNA 的合成及核仁的形成有关，又称核仁组织区。

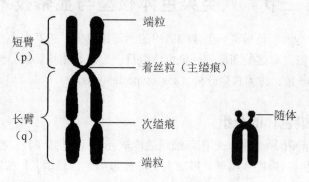
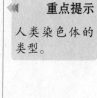

图 2-4　中期染色体结构

（二）人类染色体的类型

根据着丝粒在染色体上位置的不同，可将人类染色体分为 3 种类型。①中央着丝粒染色体：着丝粒位于染色体纵轴 1/2 ~ 5/8 处；②亚中着丝粒染色体：着丝粒位于染色体纵轴 5/8 ~ 7/8 处；③近端着丝粒染色体：着丝粒位于染色体纵轴 7/8 至末端（图 2-5）。

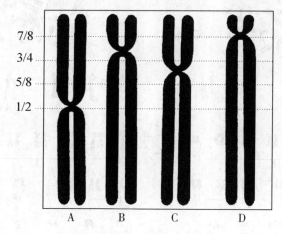

图 2-5　人类染色体的类型

A. 中央着丝粒染色体；B、C. 亚中着丝粒染色体；D. 近端着丝粒染色体

（三）人类染色体的数目

生物的不同物种染色体数目各不同，而同一物种的染色体数目是相对恒定的。如大猩猩的染色体数目为 48，猫的染色体数目为 38，狗的染色体数目为 78。各种生物的染色体数目是相对恒定的，这对维持物种的稳定性具有重要意义。染色体数目也是物种鉴定的重要标志之一。

人类的正常体细胞为二倍体，有 46 条染色体，即 2n=46，其中 1—22 号染色体为男、女均有的，称为常染色体。决定性别的重要因素是性染色体，女性为 XX，男性为 XY。生殖细胞中的染色体数目是体细胞的一半，为单倍体，卵子和精子各有 23 条染色体，即 n=23，卵子为 22+X，精子为 22+X 或 22+Y。

第二节　人类染色体核型与显带技术

核型（karyotype）是指将一个体细胞中的全部染色体，按其大小、形态特征顺序排列所构成的图像。对这些图像进行染色体数目、形态结构特征的分析，确定其是否与正常核型完全一致，称为核型分析（karyotype analysis）。

一、人类染色体的分组

根据 1960 年美国丹佛第一届国际细胞遗传学会议（丹佛体制），将人的体细胞 46 条染色体进行配对、排序、编号，形成人类非显带染色体核型。1—22 号染色体为常染色体，分为 A、B、C、D、E、F、G 7 个组，A 组最大，G 组最小。另一对染色体随男女性别而异，称为性染色体，包括 X、Y 染色体。X 染色体归入 C 组，Y 染色体归入 G 组（图 2-6）。

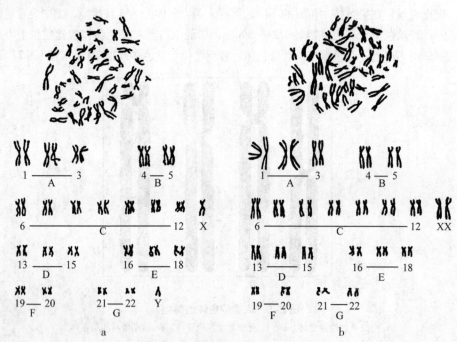

图 2-6　正常人类非显带染色体核型

a. 正常男性核型；b. 正常女性核型

（一）各组的特征

1. A 组　包括 1—3 号 3 对染色体，为最大的一组染色体，其中 1、3 号为中央着丝粒染色体，2 号为亚中着丝粒染色体。

2. B 组　包括 4 号、5 号 2 对染色体，为大的亚中着丝粒染色体。这 2 对染色体短臂相对较短，易于与 C 组的亚中着丝粒染色体相区别，但 4 号、5 号染色体之间难以区分。

3. **C组** 包括6—12号7对染色体和X染色体。为中等大小的亚中着丝粒染色体。其中6号、7号、8号、11号染色体和X染色体的着丝粒略靠近中央，短臂相对较长，9号、10号、12号染色体短臂相对较短，X染色体大小介于7号和8号染色体之间。9号染色体长臂上常有一明显的次缢痕。

4. **D组** 包括第13—15号3对染色体，均为中等大小的近端着丝粒染色体，短臂上常有随体。

5. **E组** 包括16—18号3对染色体，为较小的中央着丝粒和亚中着丝粒染色体。其中16号染色体为中央着丝粒染色体，在长臂有时可出现次缢痕。17号、18号染色体为最小的亚中着丝粒染色体。

6. **F组** 由19号、20号2对染色体构成，为最小的中央着丝粒染色体。

7. **G组** 包括21号、22号和Y染色体。为最小的近端着丝粒染色体，其中21号、22号染色体常具有随体，Y染色体无随体。

（二）核型的描述

按照国际标准，在描述正常人类非显带染色体核型时，第一项是染色体总数（包括性染色体），然后是一个逗号"，"，最后是性染色体的组成。如46,XX表示正常女性核型，46,XY表示正常男性核型。

二、人类染色体显带技术

（一）人类染色体显带核型

20世纪70年代以来，出现了染色体显带技术。采用特殊的染色方法，在光学显微镜下观察到每一条染色体的长臂和短臂上显示出一条条明暗交替或深浅相间的带纹，称为染色体的带（chromosomal band）。这种显示明暗条纹的染色体标本称为显带染色体（banded chromosome）。人类24条染色体显示出各自特异的带纹，称为染色体的带型（banding pattern）。由于染色体显带技术的应用，每条人类染色体都可以被准确地识别和鉴定，且能精确地检出染色体细微结构的异常，使临床细胞遗传学诊断技术得到极大的发展。

根据不同显带方法，染色体可显现不同的带纹，如用喹吖因氮芥染料染色显示的带称为Q带。将染色体标本用碱、胰蛋白酶或其他盐溶液预处理后，再用吉姆萨染料染色，染色体长臂和短臂上可显示深浅相间的带纹，称为G带（图2-7）。G带是目前应用最广泛的一种带型。用磷酸缓冲液处理染色体后，再用吉姆萨染料染色，获得的带纹明暗或深浅与Q带、G带恰好相反，称为R带。染色体显带还有T带、C带、高分辨G带等。

1971年在巴黎召开了第四届国际人类遗传学会议，根据Q带、G带和R带，绘制了人类显带染色体的模式图（图2-8）。

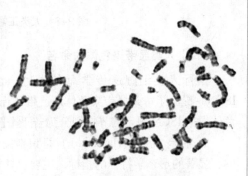

图2-7　人类G显带染色体

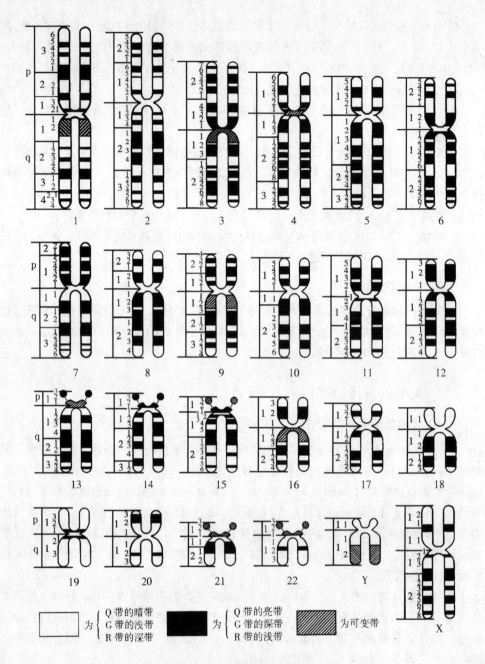

图 2-8　人类正常染色体 G 带模式图

（二）人类显带染色体的命名

国际人类细胞遗传学命名体制（an international system for human cytogenetic，ISCN）提出了每条显带染色体区、带的标准系统，指定了统一的符号和术语。显带染色体根据 ISCN 规定的界标划分为若干个区，每个区又包括若干带。

1. 界标　界标（landmark）是识别染色体的重要特征，是每条染色体上具有恒定的、显著的形态学特征的指标，主要包括染色体臂的末端、着丝粒和某些特殊的带。

2. 区　一条染色体相邻的两个界标间的区域称为区（region）。

重点·考点·笔记

3. 带 每一条染色体都是由一系列连续的带构成，中间没有不显带的区域。

4. 亚带 在带的基础上，再分出若干细小的带纹称为亚带。高分辨显带技术的应用，使原来的一个带又分为几个亚带，一个亚带再分为几个次亚带。

一般沿着染色体的臂从着丝粒开始向远端连续地标记区和带。p 和 q 分别表示染色体的短臂和长臂，着丝粒区定义为 10，向着短臂部分称为 p10，而向长臂的部分称为 q10。每条臂上与着丝粒相连的区定义为 1 区，稍远的区定义为 2 区，依次向远端序贯编号。作为界标的带一般认为属于该界标远端的区，并且该带常被标定为该区的 1 带，依次向远端排列。

在定义一个特定的带时，需要写明以下 4 项内容：①染色体号；②臂的符号；③区号；④带号。这些内容需要连续列出，中间不要有空格和间断。例如：1p36 表示 1 号染色体长臂 3 区 6 带（图 2-9）。1p36 再分为 3 条不相等的亚带，依次被命名为 1p36.1、1p36.2 和 1p36.3，1p36.1 靠近着丝粒，1p36.3 远离着丝粒。亚带如果再分为几个次亚带，则只附加数字，中间不插入标记，如 1p36.1 可再分为 1p36.11、1p36.12 和 1p36.13。

重点提示

显带染色体带的描述。

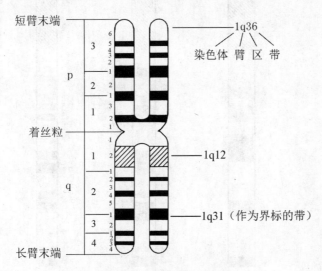

图 2-9 显带染色体区带命名

（三）高分辨显带染色体

20 世纪 70 年代中、后期，由于培养细胞同步化方法的应用和显带技术的提高，获得了高分辨显带染色体（high resolution banding chromosome），即更长、带纹更丰富的染色体。所谓高分辨带主要是指细胞分裂早中期、前中期、晚前期或更早时期染色体的带纹。细胞所处的分裂期愈早，染色体愈长，染色体上所显示的带纹越多，分辨越精细。前中期、晚前期的单倍染色体带纹数可达 550 ~ 850 条带。更早时期染色体的带纹数可达 3000 ~ 10 000 条带。高分辨显带技术的应用，使染色体核型分析更深入、更精确，因而发现和证实了一般带型分析所发现不了的更细微的染色体异常。这对临床上染色体诊断、肿瘤研究等具有重要意义。高分辨显带技术也相继应用于基因定位、物种进化等研究领域。

人类细胞遗传学高分辨带命名的国际体制（ISCN1981）的模式图，显示了具有 550 ~ 850 条带的高分辨带型（图 2-10）。

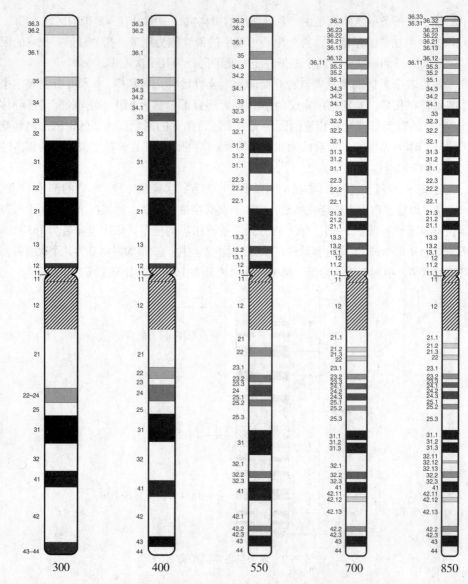

图 2-10　人类 1 号染色体高分辨 G 带模式图

从左向右分别代表 300、400、550、700 和 850 条带水平的单倍体核型

三、人类染色体的多态性

（一）人类染色体多态性及其常见部位

染色体多态性（chromosome polymorphism）又称异态性，是指在正常人群中，不同个体染色体之间存在着各种恒定微小的变异，主要表现为同源染色体之间在形态结构、带纹宽窄和着色强度等方面明显差异，这种差异是非病理性的。染色体多态性按孟德尔方式遗传，几乎涉及所有的染色体。目前，已知的人类染色体多态性集中地表现在某些染色体的一定部位。

1. Y 染色体的长度变异是常见的多态现象　主要变异部位是 Y 染色体长臂结构异

染色质区，即长臂远侧约 2/3 区段增长，描述为 Yq^+。一般来说，Y 染色体大于 F 组或大于 18 号染色体者，称为"长 Y"，"大 Y"或"巨 Y"。这种变异存在着种族差异。反之，如 Y 染色体的长度为 G 组染色体长度的 1/2 以下，称"小 Y"染色体，描述为 Yq^-，这种"小 Y"也可见于正常个体，但较为罕见。

2. D 组、G 组近端着丝粒染色体的短臂、随体及随体柄部次缢痕区的变异　例如，随体的有无、大小及重复（双随体等），短臂、次缢痕区的加长或缩短。

3. 1、9 和 16 号染色体次缢痕的变异　例如，次缢痕的有无或长短的差异。此外，在 1、9 和 16 号染色体的着丝粒异染色质区可出现多态性的倒位。

（二）染色体多态性研究的应用

染色体多态性按孟德尔方式遗传，因此，可以按一定的遗传方式传给下一代，可作为一种较稳定的、显微镜下可见的遗传标记，应用于临床实践和研究工作。

1. 可用于追溯额外染色体或异常染色体的来源。例如，在 21-三体综合征患者中，21 号染色体有 3 条。多出的一条染色体即为额外染色体，由于 21 号染色体的短臂、随体、次缢痕及显带着色强度等具有多态性，故可用来追溯该额外染色体是来自父方还是母方。

2. 法医中可用于进行亲权鉴定。通过检查子女和父母（或可能的父母）的染色体，并根据染色体的多态标记的异同，可帮助确定子女与其父母的真实关系，进行亲权鉴定。如为男孩亲权（父权）鉴定，则 Y 染色体的多态性变异可作为亲子鉴定的一种良好的遗传标记，因为在正常情况下，父亲的 Y 染色体必然传给儿子。

3. 染色体的多态变异也可作为一项标志，进行不同种族或民族人群中的遗传学研究。

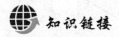 **知识链接**

徐道党的遗憾

1923 年，美国遗传学权威、德克萨斯大学校长 Paint（1889~1969）提出人体的染色体数目为 2n=48，后来作为一条定论写进各种教科书和百科全书。

1952 年，在美国德克萨斯大学工作的美籍华人徐道觉博士意外地发现了人体染色体数目。一天，他对在常规组织培养下的细胞进行观察，无意中发现显微镜下出现铺展得很好的染色体，染色体数目为 46 条，而不是 48 条。后来，徐道觉博士花了 3 个月的时间搞清了"奇迹"出现的原因，不知实验室的哪位实验员把配制的冲洗培养细胞的平衡溶液误配成低渗溶液，细胞膜在低渗溶液中容易涨破，所以染色体逸出，铺展良好，清晰可辨。虽然徐道觉博士发现了人类染色体不是 48 条，而是 46 条，但是由于种种原因，他并没有发布，这对整个科学界来说，无疑是一个不小的损失，而对他个人来说，实在是一个莫大的遗憾。

1956 年，美籍华裔学者蒋有兴和莱万通过实验证明了人体染色体是 46 条，并发表了实验结果。为此，将有兴荣获美国肯尼迪国际奖。

第三节　细胞周期中染色体的行为

细胞是生物体进行生命活动的基本单位。细胞生长到一定阶段，通过细胞分裂进行增殖，繁衍后代。在细胞增殖过程中，遗传物质 DNA、染色质、染色体经历着复杂的变化，遗传物质复制加倍又平均分配给子代，以维持亲子细胞之间遗传物质的相对恒定，保证了遗传性状的相对稳定。细胞增殖是生命的基本特征之一，而染色体是细胞增殖中亲子细胞之间遗传信息传递的桥梁。

一、细胞增殖周期

（一）细胞增殖周期的概念

重点提示 ▶
细胞增殖周期的概念。

细胞增殖周期（cell generation cycle）简称细胞周期，是指细胞从上一次分裂结束开始到下一次分裂完成为止所经历的过程。一个细胞周期包括间期和分裂期 2 个阶段，间期分 G_1 期（gap1）、S 期（synthesis phase）、G_2 期（gap 2）；分裂期简称 M 期（mitosis phase），又分为前期、中期、后期和末期（图 2-11）。

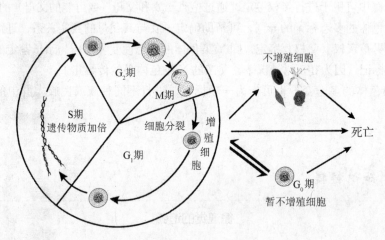

图 2-11　细胞增殖周期

不同细胞的增殖周期时间长短不一，主要是间期的 G_1 期所需时间长短不一，有的细胞 G_1 期所需时间几乎为零；有的可以是几小时甚至几个月；而神经细胞的 G_1 期和机体的寿命一样长。不同细胞的 S 期、G_2 期所需时间差别不大。

（二）细胞增殖周期各时期的主要特点

重点提示 ▶
细胞增殖周期各时期的主要特点。

1. **间期**　指两次分裂的中间时期。在光学显微镜下观察，间期细胞看起来似乎是静止的。但研究发现，在间期细胞内进行着形态结构和生物合成上的复杂变化，是物质代谢非常活跃的时期，为细胞分裂准备充分的物质和能量基础。根据间期 DNA 合成的特点，将其划分为 3 个时期。

（1）G_1 期：即 DNA 合成前期，是从前一次细胞分裂完成到 DNA 合成开始的时期。此期物质代谢活跃，迅速合成 3 种 RNA、蛋白质和各种酶系，为 S 期的 DNA 复制做好物质和能量的准备。此期细胞生长较快，体积随着细胞内物质的增多而增大。G_1 期后期是推进细胞周期的一个关键时期，也是药物因素作用于细胞周期的一个敏感点。

细胞进入 G_1 期后，并不是毫无例外地都进入下一期继续增殖，在此时可能会出现 3 种不同前景的细胞（图 2-11）。①增殖细胞：这类细胞能及时从 G_1 期进入 S 期，并保持旺盛的分裂能力。这类细胞代谢水平高，对环境信号敏感，分化程度较低，如骨髓细胞、消化道上皮细胞等，它们对机体的构建和组织的更新发挥着重要作用。②暂不增殖细胞或休止细胞：这类细胞进入 G_1 期后不立即转入 S 期，处于静止状态，但此类细胞并未丧失增殖能力，在需要时才进入 S 期继续增殖，通常称为 G_0 期细胞，如肝细胞及肾小管上皮细胞等，它们通常处于 G_0 期状态，当组织受到损伤或激素刺激时可重新进入细胞周期进行细胞分裂。③不增殖细胞：这类细胞进入 G_1 期后，失去分裂能力，终身处于 G_1 期，最后分化、衰老直至死亡。如高度分化的神经细胞、成熟的红细胞及肌细胞等，它们是在机体中执行特殊的功能的细胞。

（2）S 期：即 DNA 合成期，是从 DNA 合成开始到 DNA 合成结束的时期。此期主要是 DNA 复制，组蛋白、非组蛋白的合成。在 DNA 复制完成时，细胞中 DNA 含量增加 1 倍，每条丝状的染色质具有 2 个 DNA 分子，即已由 2 条染色单体构成。一般情况下，只要 DNA 合成一开始，细胞的增殖活动就会进行下去，直到形成 2 个子细胞。

（3）G_2 期：即 DNA 合成后期，是从 DNA 复制结束到有丝分裂开始的时期。此期主要合成与细胞分裂有关的 RNA 与蛋白质，如纺锤丝微管蛋白、蛋白激酶、染色体凝集因子等，为细胞分裂期做准备。

间期细胞经过 G_1、S、G_2 期，已做好进行有丝分裂所需的物质准备，遗传物质 DNA 分子已复制倍增，即染色质已倍增，这时细胞增殖便由间期进入有丝分裂期。

2. 分裂期　M 期是从 G_2 期结束开始到有丝分裂完成为止的这一时期。这一时期确保母细胞核染色体能精确均等地分配给 2 个子细胞，使分裂后的细胞保持遗传上的一致性。

二、有丝分裂

有丝分裂（mitosis）是真核细胞增殖的主要方式，主要特征是形成纺锤体等有丝分裂器，染色质螺旋折叠成光镜下可见的染色体，通过有丝分裂将已复制的染色体及其携带的 DNA 分子平均分配给 2 个子细胞，使子细胞和母细胞在遗传组成的数量和质量上保持一致，以保证遗传的连续性和稳定性。

有丝分裂是一个复杂的、连续的动态变化过程。为了便于叙述，根据光镜下所见的形态学特征，将有丝分裂期分为前期、中期、后期和末期 4 个时期（图 2-12）。

重点提示

有丝分裂各时期染色体的行为变化。

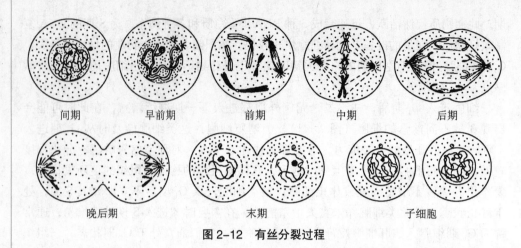

间期　　　早前期　　　前期　　　中期　　　后期

晚后期　　　　　　　末期　　　　　　　子细胞

图 2-12　有丝分裂过程

（一）前期

前期是指从染色体开始凝集到核膜消失为止的时期。主要特点是核内染色质螺旋折叠，逐渐缩短变粗，形成具有一定形态结构的染色体。每条染色体包含 2 条染色单体并由着丝粒相连。这种由着丝粒相连的两条染色单体互称为姐妹染色单体。核膜解体、核仁消失。复制的中心粒沿核的边缘向细胞两极移动，在两个中心粒之间形成由纺锤丝组成的纺锤体。

（二）中期

中期是指从核膜消失开始到有丝分裂器完全形成为止的时期。主要特点是染色体高度螺旋化，每条染色体的着丝粒两侧都与来自细胞两极的纺锤丝相连，纺锤丝牵引着染色体向细胞中央移动形成赤道面。中期染色体在光镜下观察最清晰，最易分辨，形态最典型。

（三）后期

后期是指从着丝粒分离到染色单体移向细胞两极的时期。主要特点是染色体着丝粒纵裂，在两侧纺锤丝的牵引下，两条姐妹染色单体分别向细胞两极移动并集中，使细胞两极具有相同形态结构、数目的染色体。晚后期细胞向两极拉伸，中间的细胞质缩窄，细胞膜内陷。

（四）末期

末期是指从染色体到达细胞两极开始，直至形成 2 个子细胞的时期。主要特点是集中在细胞两极的染色体解螺旋成染色质，纺锤体消失，核膜形成、核仁重建，形成 2 个新的细胞核。同时，细胞膜横缢将细胞质分割成两等分，形成 2 个子细胞，完成细胞周期的整个过程。

重点提示　▶▶

减数分裂的概念、各时期染色体的行为变化。

三、减数分裂

减数分裂（meiosis）是生殖细胞（又称配子）发生过程中的一种特殊的分裂方式。在减数分裂过程中，染色体只复制 1 次，细胞连续分裂 2 次，1 个细胞最后产生 4 个细胞，每个细胞中染色体数目只有原来的一半，故称为减数分裂。减数分裂是由 2 次分裂组成的，分别称为减数第一次分裂（减数分裂Ⅰ）和减数第二次分裂（减数分裂Ⅱ），它们又都划分为前期、中期、后期、末期（图2-13）。为便于描述和区别，一般将减数第一次分裂的4个时期称为前期Ⅰ、中期Ⅰ、后期Ⅰ和末期Ⅰ，将减数第二次分裂的4个时期称为前期Ⅱ、中期Ⅱ、后期Ⅱ和末期Ⅱ。在性母细胞进行减数分裂之前有一个间期，主要进行DNA复制和蛋白质合成，为减数分裂做准备。

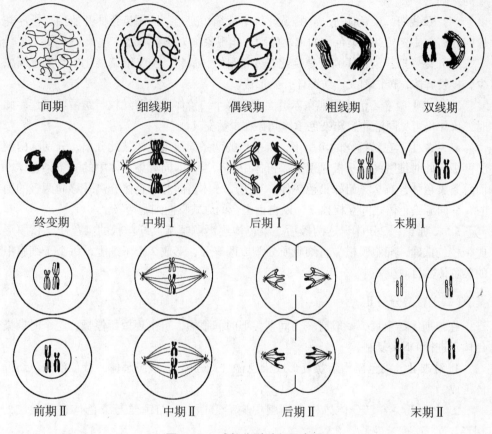

间期　　细线期　　偶线期　　粗线期　　双线期

终变期　　中期Ⅰ　　后期Ⅰ　　末期Ⅰ

前期Ⅱ　　中期Ⅱ　　后期Ⅱ　　末期Ⅱ

图 2-13　减数分裂过程示意图

重点提示

同源染色体、联会的概念。

（一）减数分裂Ⅰ

1. 间期Ⅰ　与有丝分裂的间期相似，DNA进行合成，每条染色体复制，并为细胞分裂做准备。

2. 前期Ⅰ　此期比有丝分裂的前期历时长而且复杂，根据其形态变化的特点，可分为5个不同的时期。

（1）细线期（leptotene stage）：细胞核中的染色质已螺旋化成细而长的线状染色体，每条染色体含有2条姐妹染色单体，但在光镜下看不清楚。

（2）偶线期：同源染色体相互靠拢，在相同的位点上准确配对，这种现象称为联会（synapsis）。联会的结果使性母细胞形成23个二价体（bivalent）。同源染色体（homologous chromosomes）是指大小、形态相同，结构基本相似，一条来自父方，另一条来自母方的一对染色体。

（3）粗线期：染色体进一步螺旋化，明显缩短变粗。构成二价体的每条同源染色体各自纵裂成 2 条姐妹染色单体，同源染色体在此时实际上是由 4 条染色单体构成，称为四分体（tetrad）。同源染色体的染色单体之间互称为非姐妹染色单体。此时，二价体内侧的同源非姐妹染色单体之间发生了部分片段的交换，在光镜下可观察到交叉现象，这是同源染色体之间产生基因重组的基础，也是生物遗传多样性产生的基础。

（4）双线期：染色体进一步螺旋化，继续缩短变粗。同源染色体开始相互排斥并趋向分离，使交叉点向染色体的末端移动，此现象称为交叉端化。

（5）终变期：染色体高度螺旋化，变得最短、最粗，交叉继续端化但数量逐渐减少，核膜解体，核仁消失，纺锤体开始形成。

3. 中期Ⅰ 各二价体排列在赤道面上，每个二价体通过着丝粒与纺锤丝相连。此时二价体仍可见同源非姐妹染色单体间存在少数交叉。

4. 后期Ⅰ 在纺锤丝的牵引下，二价体的两条同源染色体彼此分离，分别移向细胞两极。此时细胞的每一极只得到二价体中的一半，即同源染色体中的一条染色体，而每条染色体含有 2 条姐妹染色单体，称为二分体。同源染色体分离并移向两极的同时，非同源染色体之间互相独立，以自由组合的方式移向细胞两极。

5. 末期Ⅰ 二分体到达两极后，染色体逐渐解螺旋成纤丝状的染色质，核膜形成，核仁重建，细胞膜横缢将细胞质分割成两等分，形成 2 个子细胞，每个子细胞中的染色体数目减少一半。

（二）减数分裂Ⅱ

在末期Ⅰ结束后，一般有一个间期，但时间很短，可出现短暂停顿。这个时期染色体不进行 DNA 复制。

1. 前期Ⅱ 染色质重新螺旋形成染色体（二分体），核膜解体、核仁消失，纺锤体形成。

2. 中期Ⅱ 各二分体排列在细胞中央赤道面上，纺锤丝与染色体在着丝粒处相连。

3. 后期Ⅱ 各二分体的着丝粒纵裂，姐妹染色单体分离形成单分体（monad），并在纺锤丝牵引下分别移向细胞两极。

4. 末期Ⅱ 染色体到达两极，解螺旋伸展形成染色质，核膜形成，核仁重建，形成两个新的细胞核。同时，细胞膜横缢将细胞质分割成两等分，形成 2 个子细胞。

至此，减数分裂结束，1 个母细胞分裂为 4 个子细胞，各子细胞的染色体数目和 DNA 的含量只有母细胞的一半。减数分裂过程中，因染色体的行为异常，如染色体不分离或丢失等，可产生异常的生殖细胞，受精后会形成有异常染色体数目的个体，导致染色体病的发生。

（三）减数分裂的生物学意义

1. 保证人类染色体数目在遗传中的恒定 经过减数分裂产生的精子或卵子都是单倍体（n=23），通过受精作用精卵结合形成受精卵又恢复为二倍体（2n=46），从而使后代获得双亲的遗传物质，这是维持物种遗传特性的重要条件，保证了人类亲代、子代之间的遗传物质和遗传性状的相对稳定。

2. 在细胞学上证实了遗传学三大定律 减数分裂过程中，同源染色体分离是分离定律的细胞学基础；非同源染色体自由组合进入一个生殖细胞是自由组合定律的细胞学基础；同源染色体中非姐妹染色单体的交换是连锁与互换定律的细胞学基础。

3. 生物个体多样性的细胞学基础 减数分裂中，同源染色体之间发生了局部物质交换，以及在分离时的非同源染色体之间的自由组合，导致基因重组，使生殖细胞具有多样性，这是生物变异的物质基础，是生物进化的需要。

四、配子发生

配子发生（gametogenesis）是指精子和卵子形成的过程，它们一般经过增殖、生长、成熟几个时期，精子还要经过变形期（图2-14）。

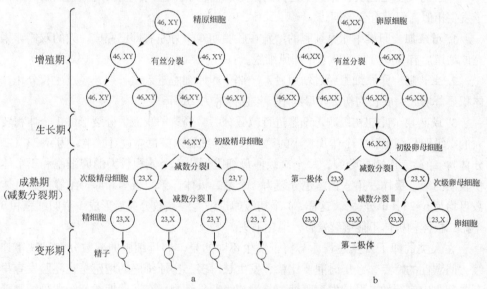

图2-14 人精子和卵子的发生过程
a. 精子的发生；b. 卵子的发生

（一）精子的发生

精子是在男性睾丸的曲细精管上皮中发生的，在6～7周龄的男性胚胎中已出现睾丸，但一直到男性青春期之前，睾丸中的精原细胞只大量进行有丝分裂，而不产生精子。到青春期后，在雄激素的诱导下，精原细胞开始陆续分化成初级精母细胞，经过减数分裂产生精子。人类精子的发生过程可分增殖期、生长期、成熟期和变形期4个阶段。人类精子的发生，即完成上述一个周期，约需70天。

1. 增殖期 男性在性成熟后，精原细胞经有丝分裂不断进行增殖，细胞数量显著增加，染色体数为二倍体（2n=46）。

2. 生长期 精原细胞在此阶段生长，体积有所增大，成长为初级精母细胞，染色体数仍为2n=46。

3. 成熟期 成熟期也称为减数分裂期。初级精母细胞开始第一次减数分裂，形成 2 个次级精母细胞（n=23，二分体）。每个次级精母细胞很快进行第二次减数分裂，共形成 4 个精细胞（n=23，单分体）。经过减数分裂过程，1 个初级精母细胞（2n）形成 4 个精细胞（n），每个精细胞都含有 23 条染色体。其中 2 个精细胞含有 X 染色体，另外 2 个精细胞含有 Y 染色体。经过减数分裂后的精细胞，由于只含有 1 个染色体组的染色体，所以称为单倍体。

4. 变形期 精细胞在此期发生形态改变，甩掉多余的细胞质，细胞核染色质极度浓缩，核变长并移向细胞一侧，构成精子头部。高尔基复合体形成顶体泡，逐渐增大，凹陷成双层帽状覆盖在核的头部，成为顶体。精细胞变长，形成尾部，最终变成蝌蚪状可游动的成熟精子。

（二）卵子的发生

卵子的发生是在女性卵巢中进行的，其过程包括增殖期、生长期和成熟期，与精子发生相似，但没有变形期。

1. 增殖期 卵巢中卵原细胞的增殖在胚胎期 6 个月左右即已完成，人的双侧卵巢完成增殖后有 400 万～500 万个卵原细胞。

2. 生长期 卵原细胞经过增殖后，一部分卵原细胞进入生长期，经过生长分化，体积显著增大，成长为初级卵母细胞，染色体数为 2n=46。

3. 成熟期 此期初级卵母细胞进行减数分裂。经第一次减数分裂形成 1 个体积较大的次级卵母细胞和 1 个体积较小的第一极体，细胞内染色体数目减半，为 n=23（二分体），经第二次减数分裂，每个次级卵母细胞形成 1 个体积较大的卵细胞和 1 个体积较小的第二极体，第一极体也分裂为 2 个第二极体。第二极体和卵母细胞的染色体数目均为 n=23（单分体）。这样，1 个初级卵母细胞经减数分裂后形成 1 个卵细胞和 3 个第二极体，极体不能继续发育，退化消失。

在人类的卵子发生过程，与精子发生不同的是，卵母细胞的减数分裂呈现不连续、间歇性的特点，经历时间要比精子发生长得多。卵原细胞的增殖是在胚胎发育早期的卵巢中进行的，胚胎发育晚期生长为初级卵母细胞。在胚胎期的初级卵母细胞开始减数分裂，但只能进行到减数分裂前期Ⅰ的双线期即停止。出生后，大部分初级卵母细胞都退化，只有 400 个左右停留在减数分裂前期Ⅰ的初级卵母细胞得到继续发育，从出生到青春期前，初级卵母细胞处于静止状态。到青春期性成熟后，每月只有 1 个初级卵母细胞完成第一次减数分裂，形成 1 个次级卵母细胞和 1 个第一极体。每月一次的排卵是排出 1 个次级卵母细胞和第一极体。在输卵管内，如果遇到精子则受精，次级卵母细胞完成第二次减数分裂，形成卵细胞，第一极体形成 2 个第二极体。如果未受精，次级卵母细胞和第二极体则退化消失。

从女婴出生到青春期，卵巢中的初级卵母细胞始终停留在减数分裂前期Ⅰ，部分初级卵母细胞停留时间较长，可达 50 年之久。随着妇女年龄增长，这些初级卵母细胞经历更多环境因素的影响，可能造成减数分裂的异常，如染色体不分离或丢失，导致生殖细胞中染色体数目异常，受精后发育成染色体异常的后代，故高龄产妇生育染色体病患儿的风险增高。

五、受精与性别决定

（一）受精

精子与卵子结合成受精卵的过程称为受精（fertilization）。受精卵的形成标志着新的个体产生。通过受精作用遗传物质进行重新组合，受精卵既含有精子带来的父源遗传物质，也含有卵子带来的母源遗传物质。同时，在受精的一瞬间，决定了新个体的性别。

（二）人类性别决定的机制

人类性别决定的机制目前被广泛接受的是性染色体学说。人类的体细胞中有 23 对染色体，其中 22 对为常染色体，每对都是一对同源染色体，另一对是大小形态不同的性染色体。常染色体的组成男女一样，而性染色体的组成男女有别，女性为 XX，男性为 XY。性染色体是与性别决定有直接关系的染色体。在精子发生过程中，男性可以产生数量相等的，含有 X 染色体的 X 型精子和含有 Y 染色体的 Y 型精子。而在卵子发生的过程中，女性只能产生一种含有 X 染色体的卵子。受精时，如果 X 型精子与卵子结合，则形成性染色体组成为 XX 的受精卵，可发育成女性；当 Y 型精子与卵子结合，则形成性染色体组成为 XY 的受精卵，可发育成男性。在自然情况下，卵子与 X 型精子结合还是与 Y 型精子结合是随机的，因此，人类男女的性别比例应大致保持平衡（1：1）。

由于女性产生的卵子都相同，因而子女的性别是由父亲决定的，即决定于参与受精的精子所含的性染色体是 X 还是 Y。实际上 X 染色体和 Y 染色体在性别决定中所起的作用是不同的，关键是 Y 染色体。Y 染色体的短臂上有一个睾丸决定基因，其产物为 H-Y 抗原，即组织相容性 Y 抗原。男性胚胎细胞中因含有 H-Y 抗原，便可促使原始性腺发育成睾丸。女性胚胎细胞中无 H-Y 抗原，原始性腺就发育成卵巢。因此，受精卵中无论有几条 X 染色体，只要存在 Y 染色体就发育成男性，不含 Y 染色体就发育成女性。

（吴星禄）

课后练习

一、单选题

1. 常染色质是指间期细胞核中（　　）

　A. 螺旋化程度高，有转录活性的染色质

　B. 螺旋化程度低，有转录活性的染色质

　C. 螺旋化程度高，无转录活性的染色质

　D. 螺旋化程度低，无转录活性的染色质

　E. 螺旋化程度低，很少有转录活性的染色质

2. 染色质和染色体是（　　）

　A. 同一物质在细胞的不同时期的两种不同的存在形式

B. 不同物质在细胞的不同时期的两种不同的存在形式

C. 同一物质在细胞的同一时期的不同表现形式

D. 不同物质在细胞的同一时期的不同表现形式

E. 两者的组成和结构完全不同

3. 一个正常男性核型中，具有随体的染色体是（　　）

A. 近端着丝粒染色体　　　　　　　　B. 中央着丝粒染色体

C. 亚中着丝粒染色体　　　　　　　　D. 近端着丝粒染色体（除 Y 染色体外）

E. Y 染色体

4. 经检查发现，某个体的体细胞核中有 2 个 X 小体，表明该个体的体细胞中有（　　）条 X 染色体。

A. 1　　　　　B. 2　　　　　C. 3　　　　　D. 4　　　　　E. 5

5. 根据人类染色体命名的国际体制（ISCN），人类 C 组染色体数目为（　　）

A. 7 对　　　　　　　　B. 6 对　　　　　　　　C. 7 对 +X 染色体

D. 6 对 +X 染色体　　　　E. 以上都不是

6. 按照 ISCN 的标准系统，1 号染色体，长臂，2 区，3 带，1 亚带应表示为（　　）

A. 1p23.1　　　　B. 1q23.1　　　　C. 1p2.31　　　　D. 1q3.31　　　　E. 1p231

7. 细胞增殖周期中，最短的期是（　　）

A. G_1 期　　　　B. S 期　　　　C. G_2 期　　　　D. M 期　　　　E. G_0 期

8. 有丝分裂和减数分裂的相同点是（　　）

A. 都有同源染色体联会　　　　　　　B. 都有同源染色体分离

C. 都有 DNA 复制　　　　　　　　　D. 都可出现同源染色体之间的交叉

E. 细胞中的染色体数目都不变

9. 生殖细胞发生过程中四分体出现在减数分裂前期 I 的（　　）

A. 细线期　　B. 偶线期　　C. 粗线期　　D. 双线期　　E. 终变期

10. 生殖细胞发生过程中单分体出现在减数分裂（　　）

A. 前期 II　　B. 中期 II　　C. 后期 I　　D. 后期 II　　E. 末期 I

11. 下列人类细胞中具有 23 条染色体的细胞是（　　）

A. 精原细胞　　　　　　　B. 体细胞　　　　　　C. 初级卵母细胞

D. 次级卵母细胞　　　　　E. 受精卵

12. 直到受精前，次级卵母细胞处于（　　）

A. 第一次减数分裂中期　　　　　　B. 第一次减数分裂后期

C. 第一次减数分裂末期　　　　　　D. 第二次减数分裂中期

E. 第二次减数分裂后期

二、思考题

1. 简述 DNA、染色质和染色体三者之间的关系。

2. 简述莱昂假说及 X 染色质检查的临床意义。

3. 列表比较有丝分裂和减数分裂的区别。

第三章　遗传的分子基础

📖 **学习目标**

1. 掌握核酸的组成及种类，结构基因的组成，遗传密码的特性，中心法则，基因突变的类型、诱因。

2. 熟悉 DNA 和 RNA 的结构与功能，RNA 的类型，基因突变的特性、机制。

3. 了解基因的种类、基本特性、功能及表达调控，碱基置换的类型，DNA 损伤的修复。

1928 年，英国细菌学家 Griffith 发现肺炎链球菌的转化现象。1944 年，Avery 等实验证实，引起细菌转化的物质是 DNA。1952 年，Hershey 等研究噬菌体感染大肠埃希菌，再次证明 DNA 是遗传物质。1953 年，Waston 和 Crick 提出了 DNA 双螺旋结构模型，为研究 DNA 结构与功能的关系奠定了基础。目前认为，生物的遗传物质是 DNA（少数生物为 RNA），遗传信息就编码在 DNA 的核苷酸序列中。

第一节　遗传物质的本质

核酸（主要是 DNA）是遗传物质，核酸的化学组成及结构特点决定了它的生物学功能。DNA 具有复制、转录、翻译、调控、重组、突变等遗传学功能，通过指导蛋白质的合成，控制生物的遗传性状。

一、核酸的化学组成

核酸在酸、碱和酶的作用下水解，生成核苷酸，故核苷酸是核酸的基本组成单位。核苷酸继续水解可生成磷酸、戊糖和碱基，这 3 种成分是核酸的基本组成成分（图 3-1）。

重点提示

核酸的化学组成及种类。

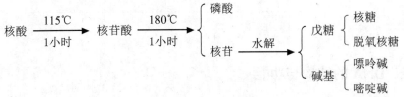

图 3-1　核酸的组成

核酸分为脱氧核糖核酸（deoxyribonucleic acid，DNA）和核糖核酸（ribonucleic acid，RNA）2 类。DNA 存在于细胞核和线粒体内，是遗传信息的载体；RNA 存在于细胞质、细胞核和线粒体内，参与遗传信息的传递与表达，也可作为某些病毒遗传信息的载体。

1. 碱基 核酸分子中的碱基有嘌呤碱和嘧啶碱 2 类，它们是嘌呤和嘧啶的衍生物。嘌呤碱主要有腺嘌呤（adenine，A）和鸟嘌呤（guanine，G），嘧啶碱主要有胞嘧啶（cytosine，C）、尿嘧啶（uracil，U）和胸腺嘧啶（thymine，T）。RNA 中含有 A、G、C、U，DNA 中含有 A、G、C、T。

2. 戊糖 核酸中的戊糖有核糖和脱氧核糖 2 类。RNA 中含有核糖，DNA 中含有脱氧核糖。

3. 核苷 戊糖和碱基以糖苷键连接形成核苷。根据戊糖的组成不同，核苷又可分为核糖核苷和脱氧核糖核苷。

4. 核苷酸 核苷与磷酸以磷酸酯键相连形成核苷酸。组成 DNA 的核苷酸一共有 4 种，即脱氧腺苷酸（dAMP）、脱氧鸟苷酸（dGMP）、脱氧胞苷酸（dCMP）及脱氧胸苷酸（dTMP）；而组成 RNA 的核苷酸则为另外 4 种，它们是腺苷酸（AMP）、鸟苷酸（GMP）、胞苷酸（CMP）和尿苷酸（UMP）。

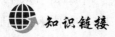 **知识链接**

来自旧绷带的发现——核酸的由来

1868 年前后，年轻的瑞士科学家米歇尔（J. F. Miescher）以其独特的眼光，从医院垃圾堆里的旧绷带上分离脓细胞，进行详细的化学分析，从中发现了细胞核里的主角——核酸。

当时，米歇尔十分想搞清楚体内英勇的战将白细胞们是由什么组成的。他先把细胞核收集起来，首先想确定细胞核的主要物质是不是蛋白质。米歇尔将蛋白酶加入到提取的细胞核物质中，等待细胞核物质的消失。结果发现，这些蛋白酶对细胞核物质束手无策。这说明，细胞核里主要成分不是蛋白质，那究竟是些什么物质呢？经过进一步研究发现，细胞核里充满了磷和氮的复合物。

米歇尔的导师，德国化学家霍佩·赛勒（Hoppe-Seyler）对学生的发现显得不太放心，便亲自用酵母做实验，结果证实米歇尔的发现是对的。由于这种物质是在细胞核中发现的，他们当时把这种物质命名为"核素"。后来证明其酸性很强，从而改名"核酸"。核酸的发现，现已被称为二十世纪的重大科学事件。

二、DNA 的结构与功能

（一）DNA 的结构

DNA 分子是由许许多多脱氧核苷酸聚合而成的，相邻的脱氧核苷酸之间通过 3′，5′- 磷酸二酯键连接起来，即一个脱氧核苷酸上的磷酸，既与自身脱氧核糖上的 5′ 碳原子以酯键相连，又与另一个脱氧核糖 3′ 碳原子以酯键相连，形成一个磷酸二酯键，把两个脱氧核苷酸连在一起。这样，通过 3′，5′- 磷酸二酯键把许许多多个脱氧核糖核苷酸串联起来，形成一条多脱氧核苷酸链（图 3-2）。DNA 是以脱氧核苷酸的排列顺序来储存遗传信息的，因此，脱氧核苷酸的排列顺序是 DNA 结构的核心。

1953 年，Watson 和 Crick 根据 DNA 的 X 射线衍射图谱等研究提出了 DNA 分子的双螺旋结构模型（图 3-2）。该模型阐述了 DNA 分子的空间结构，其主要内容如下：① DNA 由 2 条走向相反的多脱氧核苷酸链构成，一条链的方向为 3′→5′，另一条链的方向为 5′→3′，两条链平行围绕同一中心轴构成右手螺旋结构。② DNA 分子中的脱氧核糖和磷酸交替排列在双螺旋结构外侧，形成 DNA 分子的基本骨架；含氮碱基在双螺旋内侧，两条链上对应的碱基以氢键相连，其中 G 与 C 通过 3 个氢键配对（G ≡ C），A 与 T 通过两个氢键配对（A = T）。DNA 分子中的这种碱基互补配对关系称为碱基互补规律。③ DNA 分子每螺旋 1 周包含 10 个碱基对，螺距为 3.4nm，双螺旋的直径为 2nm。④在 DNA 分子的双螺旋结构中，氢键是维持其结构稳定的重要化学键。

DNA 双螺旋多为线形，也有环形的（如线粒体 DNA、细胞质粒 DNA 等）。

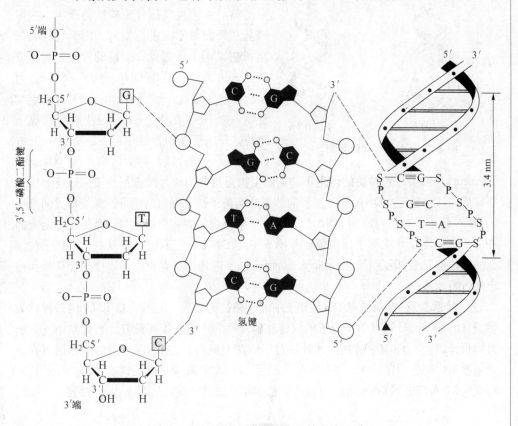

图 3-2　DNA 双螺旋结构及碱基互补配对

（二）DNA 的功能

DNA 是生物的遗传物质，具有储存、复制和转录遗传信息等功能。

1. 储存遗传信息　DNA 分子的脱氧核苷酸序列中蕴藏了丰富的遗传信息。虽然 DNA 分子只有 4 种脱氧核苷酸（即 4 种含氮碱基），但由于 DNA 分子量巨大（人类基因组中含有约 30 亿个碱基对），且核苷酸的排列顺序是随机的，从而使其排列组

亲代DNA

复制中

复制后

子代DNA　　　　子代DNA

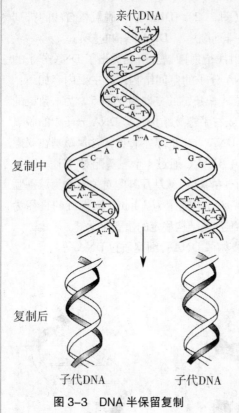

图 3-3　DNA 半保留复制

合类型数目成为难以想象的天文数字。假如某一段 DNA 分子的核苷酸有 1000 对，则有 4^{1000} 种不同排列组合类型，提示 DNA 分子可储存极其丰富的遗传信息。

2. 复制遗传信息　DNA 以亲代 DNA 分子为模板，在酶的作用下互补合成子代 DNA 分子的过程称为 DNA 复制（replication）。其主要步骤如下：首先，DNA 分子在解旋酶的作用下，使碱基之间的氢键断裂，使螺旋的双链发生解旋，形成两条平行的单链。然后，在 DNA 聚合酶的作用下，分别以解开的单链（此时称为母链）为模板，以周围环境中游离的 4 种脱氧核苷三磷酸为原料，按照碱基互补配对原则进行复制。由于核苷酸只能加在 3′ 端上，因此，子链的合成只能沿着 5′ → 3′ 方向进行。以 DNA 的 3′ → 5′ 母链为模板合成子链时，子链可沿 5′ → 3′ 方向连续复制；以 DNA 的 5′ → 3′ 母链为模板合成子链时，却需要在引物的作用下，沿 5′ → 3′ 方向先合成一些片段，称为冈崎片段（Okazaki fragment）。然后在各种酶的作用下，切除引物再将各冈崎片段进行连接，最终形成一条完整的核苷酸链。DNA 分子复制的结果是两条子链分别与两条母链螺旋形成两个子代 DNA 分子。在新合成的 DNA 分子中，一条链是原来的母链，另一条链是新合成的子链，这种复制方式称半保留复制（图 3-3）。DNA 分子通过自我复制，可将亲代细胞的遗传信息全部复制给子代细胞，从而保证了遗传信息在世代传递中的连续性和稳定性。

3. 转录合成 RNA　以 DNA 分子中的一条链为模板，互补合成 RNA 的过程称为转录（transcription）。DNA 分子的双链在解旋酶的作用下逐步解开，再以其中一条链为模板，以周围环境中游离的 4 种核苷三磷酸为原料，在 RNA 聚合酶的作用下合成一条 RNA 单链（图 3-4）。在 RNA 合成后，DNA 重新恢复成双螺旋结构。经过转录形成的RNA将根据DNA传递的遗传信息指导合成蛋白质，从而表达相应的遗传性状。

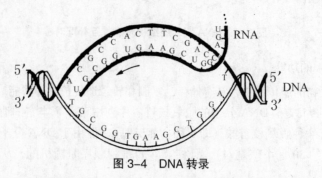

图 3-4　DNA 转录

重点·考点·笔记

重点提示

RNA的类型；tRNA的结构。

三、RNA的结构与功能

RNA主要存在于细胞质中，是由DNA转录形成的，多为单链结构。RNA主要参与蛋白质的合成，与遗传信息的表达有关。根据结构和功能的不同，可将RNA分为信使RNA、转运RNA和核糖体RNA三种类型。

（一）信使RNA

信使RNA，又称mRNA，占RNA总量的1%～5%，是三种RNA中含量最少的。其形态多为伸展的线形单链，其功能是从细胞核内的DNA分子上转录遗传信息，将其带至细胞质中的核糖体上，进而指导蛋白质的生物合成。mRNA的主要功能是作为蛋白质合成的模板，指导蛋白质的生物合成。

（二）转运RNA

转运RNA，又称tRNA，是已知分子量最小的一种RNA，占RNA总量的5%～15%。该分子为单链结构，但有局部区段折叠成假双链结构，使整个分子呈“三叶草”形（图3–5）。tRNA转运氨基酸具有非常严格的选择性，即在蛋白质的生物合成过程中，每一种tRNA只能特异地识别和转运一种氨基酸。tRNA的主要功能是在蛋白质的生物合成过程中转运活化的氨基酸。

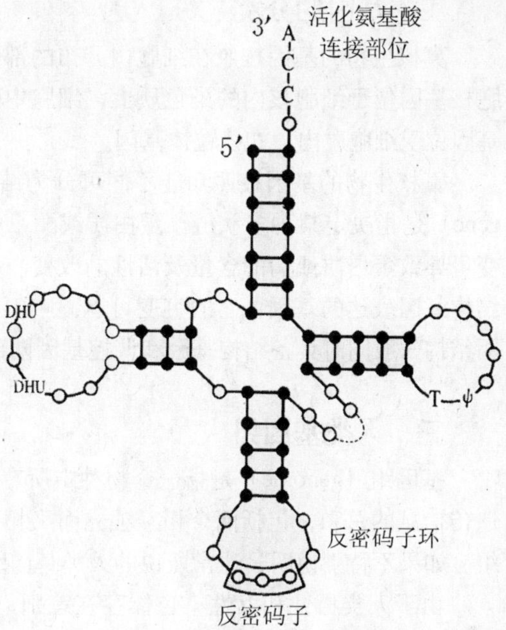

图3–5　tRNA分子结构

（三）核糖体RNA

核糖体RNA，又称rRNA，分子多为线形单链，局部可呈双螺旋状，约占RNA总量的82%，是三种RNA中含量最多的。rRNA是构成核糖体的重要成分，而核糖体又是细胞中蛋白质合成的重要基地。单独存在时，rRNA不能执行其他功能，但其可与多种蛋白质结合形成核糖体，成为蛋白质生物合成的“装配机”。

第二节　基因

基因（gene）是1909年由丹麦遗传学家约翰逊（W. Johansen）提出来的，表示遗传的独立单位，相当于孟德尔在豌豆实验中提出的遗传因子。基因不仅是遗传物质在上下代之间传递的基本单位，也是一个功能上的独立单位。

一、基因的概念与特性

重点提示

基因的概念和基本特性。

现代遗传学认为，基因是DNA分子上具有特定遗传效应的DNA片段，是遗传物质结构和功能的基本单位。基因表达的产物是RNA或蛋白质，通过基因表达可控制蛋白质或酶的合成，从而决定生物的性状。

　　基因具备 3 个基本特性。①可自我复制：基因的复制可随着 DNA 的复制而复制，通过自我复制使遗传物质的含量保持稳定，使得遗传的连续性得以保证。②决定性状：基因通过转录和翻译决定多肽链的氨基酸排列顺序，从而决定蛋白质或酶的合成，最终决定生物的性状。③可发生突变：由于体内外的某些不确定因素的影响，基因有时会发生分子结构的改变，从而产生新的基因，导致生物性状的改变。新的突变基因一旦形成，可以通过自身复制在随后的细胞分裂中保留下来。

二、基因的分类

　　真核生物的基因按照在细胞内分布的部位不同分为细胞核基因和细胞质基因。细胞核基因位于细胞核内的染色质上，细胞中的绝大多数基因属于细胞核基因；细胞质基因位于细胞质内，如线粒体基因。

　　真核生物的基因按照功能不同可分为结构基因和调控基因。结构基因（structural gene）是指决定某种多肽链（蛋白质或酶）的种类和排列顺序的基因。结构基因的突变可导致蛋白质或酶的含量及活性的改变。调控基因（regulatory）是指可调节、控制结构基因表达的基因，它的突变可以影响 1 个或多个结构基因的表达功能。完整的基因结构一般同时具备结构基因和调控基因两部分。

三、人类基因组

重点提示 ▶

基因组的概念；
人类基因组 DNA
碱基序列的类型。

　　基因组（genome）是指一个物种中所有基因的整体组成，即该物种所含有的全部遗传信息的总和，包括两个相互独立而又相互关联的基因组：核基因组和线粒体基因组。如果不特别说明，通常所说的人类基因组是指核基因组。

　　由于人类男性和女性染色体存在差别，因此，人类细胞核基因组包括 1 ~ 22 号常染色体和 X、Y 两条性染色体的全部遗传信息。

　　根据基因组 DNA 的碱基排列顺序重复出现的程度不同，可将基因组 DNA 碱基序列分为单一序列和重复序列（图 3-6）。

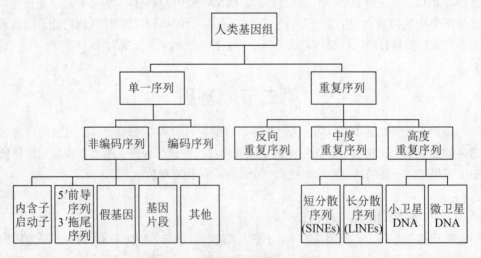

图 3-6　人类细胞核基因组各种序列

（一）单一序列

单一序列（unique sequence）又称非重复序列或单拷贝序列，在一个基因组中只出现 1 次或很少几次。单一序列包括编码蛋白质结构基因的编码区序列和基因间隔序列。单一序列常被中度重复序列或高度重复序列所隔开。单一序列的结构基因通常在进化中高度保守，其基因序列的改变常常导致遗传性疾病的发生。

（二）重复序列

重复序列（repetitive sequence）是指在基因组中多次重复出现的 DNA 序列。重复序列在基因和基因以外的序列中都存在。重复序列主要有以下几类。

1. 反向重复序列 由 2 个相同序列互补拷贝在同一 DNA 链上反向排列而成，分为 2 种形式：一种是互补拷贝间有长约 1.6kb 的序列间隔，这种结构在变性后再复性时，互补拷贝形成链内碱基配对，间隔部分膨出，形成发夹式结构；另一种是互补拷贝间无间隔序列，而且是串联，称为回文结构。

2. 中度重复序列 一般指在基因组中出现 10 份至数百份拷贝的 DNA 序列，通常为非编码序列。中度重复序列的长度约为 300bp。依据重复序列的长度，中度重复序列又可分为短分散元件和长分散元件 2 种类型。中度重复序列可见于结构基因之间、基因簇内、内含子和卫星 DNA 序列等。

3. 高度重复序列 一个基因组中出现几百份甚至几百万份拷贝的 DNA 序列称为高度重复序列。高度重复序列可出现在 rRNA 基因或某些 tRNA 中，更多的则为很短的非编码序列的重复。研究表明，高度重复序列大多数集中在异染色质区，其功能可能参与维持染色体结构，间隔结构基因，在减数分裂时与染色体配对有关。

（三）多基因家族

多基因家族（multigene family）是指一个祖先基因经过重复和变异所产生的一组基因，它们来源相同、结构相似，但其功能可不一。多基因家族是真核生物基因组最显著的特征之一。按照基因的终产物，多基因家族分为 2 类：一类编码 RNA，包括 snRNA 基因、tRNA 基因、rRNA 基因等；另一类编码蛋白质，包括组蛋白基因、干扰素基因、珠蛋白基因及生长激素基因等。

假基因（pseudogene）是指多基因家族中与某些结构基因相似但不能表达基因产物的基因，常用 ψ 表示。原来可能是有功能的基因，后来在进化过程中由于基因缺失、倒位、点突变等原因而失去活性，不能表达产物，变成了无功能的基因，但仍然保留在基因组结构中。如在干扰素、肌动蛋白、组蛋白、β－珠蛋白及人的 tRNA 和 rRNA 基因家族中都有假基因。

四、基因的结构

编码蛋白质的基因称为结构基因。原核生物编码蛋白质的结构基因是连续的，也称连续基因；而真核生物（包括人类）结构基因的核苷酸序列由编码区和非编码区 2 部分组成（图 3-7）。编码序列在 DNA 分子中是不连续的，被非编码序列隔开，形成了镶嵌排列的断裂形式，称为断裂基因（split gene）。

重点提示

断裂基因的概念；结构基因的组成。

重点·考点·笔记

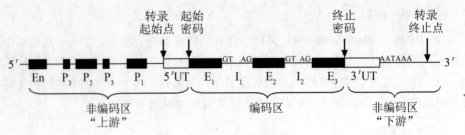

图 3-7 真核生物基因结构

En：增强子；P：启动子（P₁：TATA框；P₂：CAAT框；P₃：GC框）；E：外显子；I：内含子

（一）编码区

重点提示 ▶

外显子与内含子的概念；GT-AG法则。

编码区是指能够转录相应的 mRNA，并且指导多肽链合成的区段。真核生物的断裂基因中，编码序列常被非编码序列所分隔。其中，具有编码功能的 DNA 序列称为外显子（exon，E），而两个外显子之间无编码功能的非编码序列称为内含子（intron，I）。不同结构基因所含外显子和内含子数目各异。例如，人的血红蛋白 β - 珠蛋白基因有 3 个外显子和 2 个内含子，人的假肥大性肌营养不良（DMD）有 75 个外显子和 74 个内含子。结构基因在转录时，内含子也被转录，但在初级加工时可被切除，将外显子转录形成的 RNA 片段连接，再经过一系列加工后，成为真正具有生物活性的、成熟的 mRNA。

真核生物断裂基因中，每个外显子和内含子的连接处都是高度保守的一致序列，称为外显子 - 内含子接头，即在每个内含子的 5′ 端开始的两个核苷酸都是 GT，3′ 端末尾的两个核苷酸都是 AG，这种接头方式称为"GT-AG 法则"。若出现在核内不均一 RNA 中，则称为"GU-AG 法则"，这是 hnRNA 的剪接信号。

（二）非编码区

非编码区是指在第一个外显子和最后一个外显子的外侧存在的一段不被转录成 mRNA 的 DNA 序列，也称侧翼序列（flanking sequence）。非编码区虽不能编码氨基酸，但有一系列对基因表达具有调控作用的 DNA 序列，称为调控序列（regulator sequence）。调控序列不被转录，但对基因的有效转录起到调控作用，又称为顺式作用元件，包括启动子、增强子和终止子等，

1. **启动子（promoter）** 是指结构基因中能与 RNA 聚合酶结合并启动和促进转录的特异的 DNA 序列。常见的启动子有 3 种：① TATA 框（TATA box），位于转录起始点 −19 ～ −27bp 处，由 TATA/TA/T 7 个碱基组成；② CAAT 框（CAAT box），位于转录起始点 −70 ～ −80bp 处，由 GGC/TCAATCT 9 个碱基组成；③ GC 框（GC box），位于 CAAT 框两侧，由 GGCGGG 6 个碱基组成，起到增强转录效率的作用。需要强调的是，并非所有真核生物都同时含有上述 3 种结构框序列。

2. **增强子（enhancer）** 是指有增强启动子启动转录的作用，提高基因转录活性的 DNA 序列。增强子一般位于转录起始点的上游或下游 3000bp 处或更远处，其发挥作用的方向可以是 3′ → 5′ 方向，也可以是 5′ → 3′ 方向。例如，人的 β - 珠蛋白基因的增强子是由两个相同顺序的 72bp 串联重复顺序组成，一般位于转录起始点上游 −1400bp 处或下游 3300bp 处，当其被激活时，能使转录活性增强 200 倍。

3. 终止子（terminator） 是提供转录终止信号的一段 DNA 序列，位于基因 3′ 非编码区下游，由 AATAAA 和一段反向重复序列组成，AATAAA 是多聚腺苷酸（polyA）的附加信号，反向重复序列是 RNA 聚合酶停止工作的信号。

五、基因的功能

（一）遗传信息的储存

基因是 DNA 分子上具有遗传效应的特定片段，其遗传信息就储存在 DNA 分子链上 4 种脱氧核苷酸的排列顺序中。这些遗传信息通过转录传递给 mRNA，mRNA 上的密码子排列顺序再决定多肽链合成中的氨基酸起始、终止、种类、排列顺序等。

（二）遗传信息的复制

遗传信息的复制可伴随 DNA 的复制而实现。DNA 的复制又称为 DNA 半保留复制，通过复制可将遗传信息进行扩增和传递。在遗传信息复制的过程中，DNA 聚合酶等多种酶参与其中以确保基因复制的完成。

（三）遗传信息的表达

DNA 分子中所储存的遗传信息通过转录传递给 mRNA，再经翻译形成具有生物活性的蛋白质或酶，进而决定生物性状的过程，称为遗传信息的表达，也称为基因表达（gene expression）。转录和翻译是基因表达的两个功能过程，它们紧密联系，分别在细胞核和细胞质中进行。

1. 转录 转录是指以 DNA 分子的一条链为模板，在 RNA 聚合酶的作用下互补合成 RNA 的过程。转录主要在细胞核中进行，转录后形成的 RNA 进入细胞质控制蛋白质的合成。在 RNA 合成过程中，作为合成模板的一条链，称为模板链，又称反编码链，另一条链称为编码链。转录合成的原始产物称为核内不均一 RNA（heterogeneous nuclear RNA，hnRNA），它需要经过戴帽、加尾、剪接等加工修饰过程才能成为成熟的 RNA（图 3-8）。

（1）**戴帽**（capping）：是指在 mRNA 分子的 5′ 端的第一个核苷酸上连接一个甲基化的帽子，即 7- 甲基鸟苷酸帽（m7GpppN）。这种戴帽结构可使 RNA 不再连接核苷酸，也可保护 5′ 端不受磷酸酶、核酸酶等水解消化。

（2）**加尾**（tailing）：是指在 mRNA 分子的 3′ 端连接 100 ~ 200 个腺苷酸，形成多聚腺苷酸（polyA）尾。这条尾巴可起到维护 mRNA 3′ 端稳定的作用，同时还可促使 mRNA 经细胞核进入细胞质。

（3）**剪接**（splicing）：是指在酶的催化作用下，按照 GU-AG 法则将 hnRNA 中的内含子切去，然后将各个外显子转录的序列按顺序拼接成连续编码的 mRNA 的过程。

戴帽、加尾、剪接都是在细胞核中进行，mRNA 分子中的一些碱基还要经甲基化等修饰；tRNA、rRNA 也要经加工、修饰，才能具有生物活性。

2. 翻译（translation） 是指以 mRNA 为模板指导合成蛋白质的过程，也就是将 DNA 转录到 mRNA 的遗传信息"解读"成为多肽链的各种氨基酸及排列顺序的过程。蛋白质翻译合成是一个复杂的过程，需要 mRNA、tRNA、rRNA、核糖体、酶和蛋白质辅助因子等的共同参与，此外还需要相应的原料和能量。

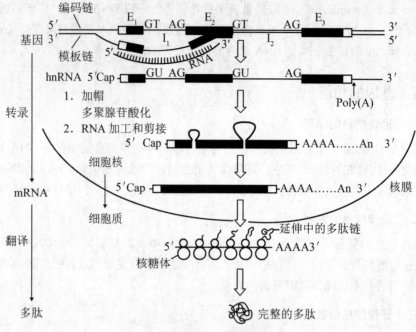

图 3-8 真核生物基因表达流程

（1）遗传密码：从 DNA 转录到 mRNA 上的遗传信息是以遗传密码的形式储存的。mRNA 分子上，每 3 个相邻的碱基构成一个三联体，决定一种氨基酸，称为密码子。每个密码子对应一个氨基酸，mRNA 含有 A、G、C、U 4 种碱基，可以组成 $4^3=64$ 种密码子，所有 64 种密码子总称为遗传密码（genetic code），所有生物的遗传密码几乎是通用的。1967 年，科学家编制出遗传密码表（表 3-1）。在 64 种密码子中，具有编码功能的密码子有 61 种，AUG 既可编码甲硫氨酸，也是蛋白质合成的起始信号。而 UAA、UAG、UGA 是终止密码，不编码任何氨基酸。

表 3-1 遗传密码表

第一碱基 （5′端）	第二碱基				第三碱基 （3′端）
	U	C	A	G	
U	UUU 苯丙氨酸	UCU 丝氨酸	UAU 酪氨酸	UGU 半胱氨酸	U
	UUC 苯丙氨酸	UCC 丝氨酸	UAC 酪氨酸	UGC 半胱氨酸	C
	UUA 亮氨酸	UCA 丝氨酸	UAA 终止信号	UGA 终止信号	A
	UUG 亮氨酸	UCG 丝氨酸	UAG 终止信号	UGG 色氨酸	G
C	CUU 亮氨酸	CCU 脯氨酸	CAU 组氨酸	CGU 精氨酸	U
	CUC 亮氨酸	CCC 脯氨酸	CAC 组氨酸	CGC 精氨酸	C
	CUA 亮氨酸	CCA 脯氨酸	CAA 谷氨酰胺	CGA 精氨酸	A
	CUG 亮氨酸	CCG 脯氨酸	CAG 谷氨酰胺	CGG 精氨酸	G
A	AUU 异亮氨酸	ACU 苏氨酸	AAU 天冬酰胺	AGU 丝氨酸	U
	AUC 异亮氨酸	ACC 苏氨酸	AAC 天冬酰胺	AGC 丝氨酸	C
	AUA 异亮氨酸	ACA 苏氨酸	AAA 赖氨酸	AGA 精氨酸	A
	AUG *甲硫氨酸	ACG 苏氨酸	AAG 赖氨酸	AGG 精氨酸	G

第一碱基	第二碱基				第三碱基
(5′端)	U	C	A	G	(3′端)
	GUU 缬氨酸	GCU 丙氨酸	GAU 天冬氨酸	GGU 甘氨酸	U
G	GUC 缬氨酸	GCC 丙氨酸	GAC 天冬酰胺	GGC 甘氨酸	C
	GUA 缬氨酸	GCA 丙氨酸	GAA 谷氨酸	GGA 甘氨酸	A
	GUG 缬氨酸	GCG 丙氨酸	GAG 谷氨酸	GGG 甘氨酸	G

*注：AUG 既为甲硫氨酸的密码子，又为起始密码。

研究表明，遗传密码具有以下特性。①通用性：遗传密码是生物界从病毒、原核生物到真核生物都通用的。这说明多姿多彩的生物具有同源性。但也有少数例外，如 AUG 在真核生物细胞中编码甲硫氨酸（蛋氨酸），但在原核生物细胞中则编码的是甲酰甲硫氨酸。②兼并性：密码子有 64 种，其中 UAA、UAG、UGA 是终止密码，不编码氨基酸，因此具有编码功能的密码子有 61 种，但组成蛋白质的氨基酸一共只有 20 种，这就决定了编码某种氨基酸的密码子不止 1 种。例如，ACU、ACC、ACA、ACG 均可编码苏氨酸。③方向性：遗传密码是从 mRNA 的 5′ 开始向 3′ 逐个进行阅读，不重复、无标点。④摇摆性：mRNA 上的密码子与 tRNA 上的反密码子配对辨认时，第一、第二位碱基严格遵守碱基互补配对原则，而第三位碱基较为灵活，时常出现不严格碱基互补，称为遗传密码的摇摆性。

（2）翻译过程：翻译是在 mRNA、tRNA 和 rRNA 三者协同作用下合成多肽链的过程，主要在细胞核中进行，这一过程可分为氨基酸的活化，肽链合成的起始、延长和终止。①氨基酸的活化。氨基酸在氨酰 –tRNA 合成酶和 ATP 的作用下被激活，并与相应的 tRNA 结合成氨酰 –tRNA 复合物。②肽链合成的起始。释放起始因子，使得核糖体的 30S 小亚基结合到 mRNA 分子的起始密码 AUG 上。然后甲硫氨酰 –tRNA 进入复合体，tRNA 分子上的反密码子再与 mRNA 分子上的起始密码 AUG 互补结合。最终，核糖体的 60S 大亚基与 30S 小亚基结合，形成完整的核糖体。此时，甲硫氨酰 –tRNA 占据了核糖体大亚基的供体部位（P 位），空着的 A 位准备接受下一个甲硫氨酰 –tRNA。③肽链的延长。在转肽酶的催化作用下，P 位上的甲硫氨酰 –tRNA 所携带的氨酰基移至 A 位，与 A 位上的氨酰基脱水缩合形成二肽，空载的 tRNA 随即离开 P 位。在移位酶和 GTP 供能的情况下，核糖体沿着 mRNA 5′ → 3′ 方向移动 1 个密码子，即氨酰 –tRNA 从 A 位移至 P 位。由此，空载的 A 位又能接受 1 个新的氨酰 –tRNA，不断重复此过程，使得肽链不断增长。在合成的多肽链中，氨基酸的种类、数目和排列顺序完全由 mRNA 上的密码子决定。④肽链的终止。核糖体沿着 mRNA 5′ → 3′ 方向不断移动，当 A 位上出现终止密码子（UAA、UAG、UGA）时，不再有任何氨酰 –tRNA 进入 A 位，此时释放因子（RF）结合上去并发挥作用，使肽酰 –tRNA 酯键断裂，核糖体释放出多肽链和 tRNA，并与 mRNA 分离，进一步解离成两个亚基，肽链合成完毕。

蛋白质的合成速度很快，通常 1 个 mRNA 分子可同时结合多个核糖体，形成多聚核糖体（polyribosome）。由此，以同一 mRNA 分子为模板，多个核糖体同时进行翻译，按照不同进度形成多条相同的多肽链，从而大大提高了翻译的效率。

新合成的多肽链需要进一步修饰、加工才具有生物学功能。翻译后修饰包括某些氨基酸的磷酸化、糖基化、羟基化、乙酰化等，以及辅基的结合过程。加工主要是肽链的剪接和聚合。

3. 中心法则 遗传信息由 DNA 流向 RNA，再由 RNA 流向蛋白质，这一过程就是遗传信息传递的中心法则。这一法则阐明了 DNA、RNA 与蛋白质三者之间的关系。在遗传信息传递的中心法则被发现后，科学家们又发现了以 RNA 为模板、合成 DNA 的逆转录现象，从而丰富和发展了中心法则的内容（图 3-9）。

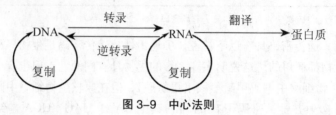

图 3-9　中心法则

六、基因的表达调控

人体的所有细胞都含有完整的基因组，但只有部分基因可以进行表达。不同的基因是在不同的时期或条件下进行表达的，同一个基因在不同的细胞类型中也可能有不同的表达。如果基因在不恰当的时期或条件下表达或者表达水平异常都可能导致疾病。因此，认识基因的表达调控，对于探寻人类生命活动的本质及疾病发生的机制十分重要。根据基因的表达调控在同一时间中发生的先后顺序，将其分为转录前水平的调控、转录水平的调控、转录后水平的调控、翻译水平的调控及翻译后水平的调控。

（一）转录前水平的调控

真核生物转录前水平的调控主要是指在 DNA 转录成 mRNA 前，对基因组上的遗传信息进行修饰调控的过程，主要包括染色质丢失、基因扩增、基因重排、染色体 DNA 的修饰和异染色质化等现象。上述这些变化可改变 DNA 序列和染色质结构，从而影响基因的表达。

（二）转录水平的调控

转录水平的调控是真核生物基因表达调控的最重要环节，主要是通过顺式作用元件（cis-acting element）与反式作用因子（trans-acting factor）共同作用决定的。转录起始调控的实质是 DNA- 蛋白质、蛋白质 - 蛋白质间的相互作用及对 RNA 聚合酶活性的影响，从而使基因表达水平提高或使基因表达水平降低。顺式作用元件是指同一DNA 分子中具有转录调节功能的特异 DNA 序列，如启动子、增强子、沉默子等。反式作用因子是指参与基因表达调控的某些蛋白因子，包括转录因子和基因调节蛋白，它们通过与顺式作用元件特异性结合来调节基因转录的起始。

（三）转录后水平的调控

转录后水平的调控是真核生物基因表达调控的又一个重要方面，是指对转录产物进行一系列修饰、加工的过程，主要包括转录的提前终止、hnRNA 的剪接加工、RNA出核及胞质内定位的调控、RNA 编辑、mRNA 的稳定性、小 RNA 对基因表达抑制的调控等多个环节。转录后水平的调控可以使遗传信息有更加多样的选择性。

（四）翻译水平的调控

真核细胞翻译水平的调控，目前发现的一些调节点主要在起始阶段和延长阶段，尤其是起始阶段。如对起始因子活性的调节、Met–tRNA^{Met} 与小亚基结合的调节、mRNA 与小亚基结合的调节等。其中通过磷酸化作用改变起始因子活性这一点备受关注。mRNA 与小亚基结合的调节对某些 mRNA 翻译控制也具有重要意义。近年来，小分子 RNA 对基因表达调控的影响成为新的研究热点。

（五）翻译后水平的调控

许多蛋白质合成后就具有生物功能，但更多的蛋白质需要进一步加工修饰才有活性。翻译后的加工修饰主要有磷酸化、乙酰化、甲基化、糖基化、泛素化等，以及 2 条以上肽链间的连接和进一步折叠形成特定的空间构象等。在蛋白质加工修饰过程中，涉及一系列的调控机制，这实际上是翻译后水平的调控。例如，人类 α－、β－珠蛋白链与血红素结合并以特定方式聚合成血红蛋白的过程，人类胰岛素原加工成有活性的胰岛素的过程等，均属于翻译后水平的调控。

第三节　基因突变

人类的遗传物质通常具有很高的稳定性，但在一定内、外因素的影响下，遗传物质可能会发生改变。人类遗传物质发生的可遗传变异称为突变（mutation）。突变分为 2 类：染色体畸变和基因突变。

一、基因突变的概念与特性

（一）基因突变的概念

基因突变（gene mutation）是指基因在分子结构上发生的碱基对组成和排列顺序的改变。基因突变能导致遗传信息发生改变，从而使生物体在表型上发生改变。由于基因突变是发生在基因的某一位点上，因此又称为点突变。若基因突变发生在体细胞中，称为体细胞突变，体细胞突变一般不会把突变基因传递给后代。如果基因突变发生在生殖细胞中，则可能对突变生物体无明显影响，但却可通过受精卵将突变基因传递给后代，或可在后代个体上表达相应的遗传性状。

重点提示

基因突变的概念和特性。

（二）基因突变的特性

1. 多向性 同一基因可发生多次独立的突变，形成多个新的等位基因，例如，A 基因可以突变为等位基因 a_1、a_2、a_3……控制人类 ABO 血型的复等位基因 I^A、I^B 和 i 就是由同一基因突变而来的。

2. 可逆性 基因突变的方向是可逆的，野生型基因 A 可以正向突变成突变型基因 a，突变型基因 a 也可回复突变为原来的野生型基因 A。人类发生返祖现象，实际上就是由于基因发生了回复突变引起的。一般情况下，回复突变率总是显著低于正向突变率。

3. 稀有性 在自然状态下，生物发生突变的频率往往是很低的，也就是说，基因突变是一个非频发的稀有事件。人类基因的自发突变率为 $1 \times 10^{-6} \sim 1 \times 10^{-4}$，即在 1 万到 100 万个配子中可能有 1 个基因发生突变。

4. 随机性 对于任何物种、个体、细胞乃至基因而言，突变的发生是随机的。但不同的物种、个体、细胞或基因，其各自发生基因突变的频率可不完全相同。此外，基因突变在发生时间上也是随机的。

5. 有害性 基因突变大多不利于生物个体的生长发育，也就是说，大多数基因突变对生物体是有害的。因为在长期的进化过程中，生物与环境条件形成了高度的协调关系，而基因突变可能会破坏这种协调关系，从而产生不利影响。因此，基因突变对于生物的生存往往是有害的。人类单基因遗传病大多数是由基因突变造成的。

6. 重复性 对于任何一个基因位点来说，其突变会以一定的频率反复发生。在同一生物中，相同的基因突变可以在不同的个体间重复出现。例如，人类白化病基因可以在人群中不同的个体中重复表现。

二、基因突变的诱因

科学实验证明，基因突变的发生与许多诱发因素有关。凡是能够诱发基因突变的因素称为诱变剂。根据诱变剂性质不同将其分为 3 类：物理因素、化学因素和生物因素。

（一）物理因素

物理因素包括电离辐射、电磁辐射等类型。α 射线、β 射线、γ 射线、X 射线等属于电离辐射，而紫外线属于非电离辐射。无论是电离辐射还是非电离辐射都可能导致 DNA 损伤，从而发生基因突变。

（二）化学因素

在人类的生存环境中，能够诱发基因突变的化学物质有很多，如某些药物、食品添加剂等，还有一些存在于大气和水中的污染物或化学工业物质等，常见的有亚硝酸盐、碱基类似物、吖啶类染料等。

（三）生物因素

能引发基因突变的生物因素主要是指病毒。常见的对生物体影响较大的病毒有麻疹病毒、风疹病毒、流感病毒、腺病毒等。真菌和细菌虽不能直接引起基因突变，但它们所产生的代谢产物具有一定的诱变作用，如黄曲霉素（黄曲霉菌产生）对若干种实验动物具有致突变作用，被认为是引起肝癌等疾病的一种致癌物质。

三、基因突变的机制

DNA 分子中碱基对序列的变化是基因突变的基础。根据 DNA 分子中的碱基对变化情况不同，可将基因突变分为碱基置换、移码突变、整码突变、动态突变等。

（一）碱基置换

碱基置换（base substitution）是指 DNA 分子中一种碱基被另一种不同的碱基所取代。碱基置换分为 2 种形式：转换与颠换（图 3-10）。如果一种嘌呤碱取代另一种嘌吟碱或一种嘧啶碱取代另一种嘧啶碱，称为转换（transition）。如果一种嘌呤碱取代另一种嘧啶碱或一种嘧啶碱取代另一种嘌呤碱称为颠换（transversion）。自发突变中转换多于颠换。碱基置换会导致蛋白质一级结构氨基酸组成的改变而影响蛋白质或酶的生物功能。

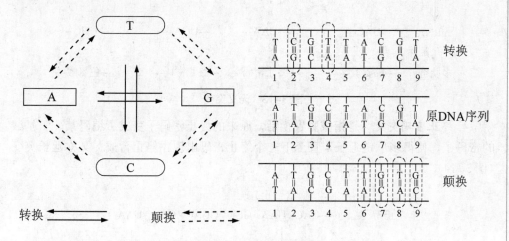

图 3-10 碱基转换和颠换

碱基置换一般可产生同义突变、错义突变、无义突变、终止密码突变 4 种不同的结果：

1. 同义突变 是指碱基置换后，某一密码子变成另一种密码子，但其编码的氨基酸并没有发生改变，也不影响蛋白质的功能。这是因为遗传密码具有兼并性（图 3-11）。

DNA	---GCA---	$\xleftarrow[\text{G}\rightarrow\text{A}]{\text{转换}}$	---GCG---	$\xrightarrow[\text{G}\rightarrow\text{C}]{\text{颠换}}$	---GCC---
↓转录					
mRNA	---CGU---		---CGC---		---CGG---
↓翻译					
多肽链	---精氨酸---		---精氨酸---		---精氨酸---

图 3-11 同义突变

2. 错义突变 是指碱基置换后，某一密码子变成另一密码子，所编码的氨基酸变成另一种氨基酸，结果多肽链中的氨基酸种类发生改变，从而产生异常的蛋白质（图 3-12）。

DNA	---GTG---	$\xleftarrow[\text{A}\rightarrow\text{G}]{\text{转换}}$	---ATG---	$\xrightarrow[\text{T}\rightarrow\text{A}]{\text{颠换}}$	---AAG---
↓转录					
mRNA	---CUC---		---UAC---		---UUG---
↓翻译					
多肽链	---组氨酸---		---酪氨酸---		---苯丙氨酸---

图 3-12 错义突变

重点·考点·笔记

3. 无义突变 是指碱基置换后，某一编码氨基酸的密码子变成了终止密码，从而使得多肽链合成提前终止，产生无活性的蛋白质（图 3-13）。

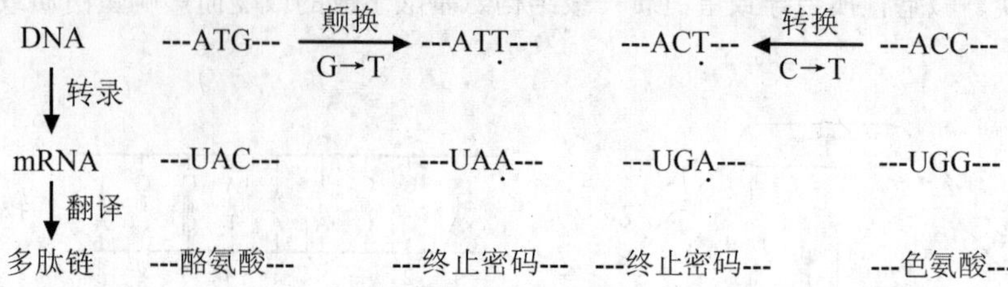

DNA
---ATG---
颠换
G→T
---ATT---
---ACT---
转换
C→T
---ACC---
转录
mRNA
---UAC---
---UAA---
---UGA---
---UGG---
翻译
多肽链
---酪氨酸---
---终止密码---
---终止密码---
---色氨酸---

图 3-13　无义突变

4. 终止密码突变 是指碱基置换后，原来的终止密码子变成了编码某一氨基酸的密码子，使得多肽链延长，直至下一个终止密码出现才停止合成，又称延长突变（图 3-14）。

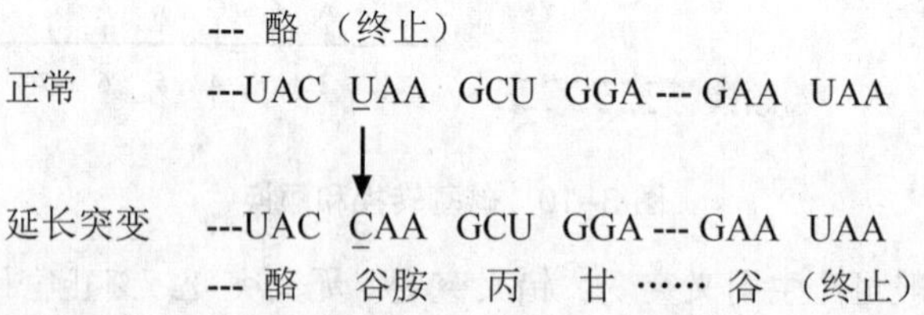

--- 酪 （终止）
正常
---UAC UAA GCU GGA --- GAA UAA
延长突变
---UAC CAA GCU GGA --- GAA UAA
--- 酪 谷胺 丙 甘 …… 谷 （终止）

图 3-14　延长突变

（二）移码突变

重点提示

移码突变、整码突变、动态突变的概念。

移码突变（frame shift mutation）是指基因的碱基序列中插入或丢失 1 个或几个碱基对（非 3 或 3 的倍数），在读码时，由于原来的密码子发生移位，导致插入或丢失碱基部位及以后的密码子都发生移位性改变，从而导致最终翻译出的氨基酸种类和序列也发生了相应改变（图 3-15）。

DNA
转录
mRNA
翻译
多肽
正常
AATCGACCTAGAACA
TTAGCTGGATCTTGT
UUAGCUGGAUCUUGU
亮-丙-甘-丝-半胱-···
正常DNA
插入一对
碱基
AATCCGACCTAGAACA
TTAGGCTGGATCTTGT
UUAGGCUGGAUCUUGU
G
C
G
亮-甘-色-异亮-亮-···
正常DNA
缺失一对
碱基
AAT GACCTAGAACA
TTA CTGGATCTTGT
UUACUGGAUCUUGU
C
G
亮-亮-天冬-亮- ···

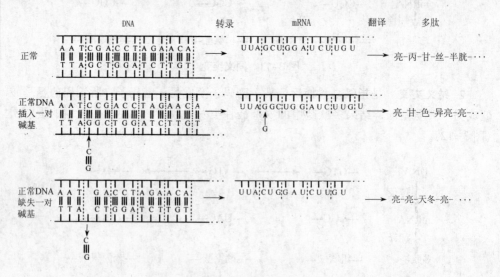

图 3-15　移码突变

（三）整码突变

在基因的碱基序列中插入或丢失 1 个或几个密码子，则合成的多肽链将增加或减少 1 个或几个氨基酸，但变化点前后氨基酸顺序不变，称为整码突变（codon mutation）（图 3-16）。

整码插入　---UAC UGU ACG GCU CUA AAU GGU UCA
　　　　　--- 酪　半胱　苏　丙　亮　天酰　甘　丝

正常　　　---UAC ACG GCU CUA AAU GGU UCA
　　　　　--- 酪　苏　丙　亮　天酰　甘　丝

整码缺失　---UAC ACG CUA AAU GGU UCA
　　　　　--- 酪　苏　亮　天酰　甘　丝
　　　　　　　　　GCU

图 3-16　整码突变

（四）动态突变

串联重复的三核苷酸序列随着世代交替的传递而呈现逐代递增的累加突变效应，这种突变方式称为动态突变（dynamic mutation）。很长一段时间以来，人们一直以为单基因病主要是由遗传物质发生点突变所引起的。20 世纪 80 年代，人类研究精神遗传病史时发现，脆性 X 染色体综合征患者的 DNA 复制方式不能用半保留复制进行解释，其 X 染色体 q27.3 有脆性部位。在包括脆性部位的限制性片段中，正常人的（CGG）$_n$ 重复拷贝数为 6 ～ 60 个，而患者可达 60 ～ 200 个。这类由动态突变所引起的疾病，统称为三核苷酸重复扩增病。

四、基因突变的表型效应

基因突变可对生物体造成不同程度的影响，根据其影响程度，可将基因突变的表型效应分为以下几种情况。

（一）对机体不产生明显的效应

结构基因内发生同义突变，虽然基因发生了改变，但突变后基因编码的蛋白质与突变前基因编码的蛋白质相同，这种不影响蛋白质（酶）合成的突变，也称中性突变。这种变异后果轻微，机体不产生明显的效应。

（二）造成正常人体的遗传学差异

这种差异一般对人体并无影响。例如蛋白质的多态现象：ABO 血型、血清蛋白类型、HLA 抗原类型及各种同工酶型。但在一些特殊情况下也会发生严重后果，如不同血型之间输血，不同 HLA 抗原类型之间的器官移植会产生排异反应。

（三）产生有利于机体生存的积极效应

例如，非洲人血红蛋白的 HbS 突变基因杂合子比正常的 HbA 纯合子更具抗恶性疟疾的能力，有利于个体生存。

（四）产生遗传易感性

遗传易感性是指在人类遗传病中，由遗传决定的易于罹患某种（某类）疾病的倾向性。恶性肿瘤、动脉粥样硬化、冠心病、糖尿病、精神分裂症、高血压等许多严重影响人类寿命的疾病都存在遗传易感性。

（五）引起遗传病

基因突变大多对生物体都是有害的。若基因突变发生在体细胞，可导致体细胞遗传病，但不会遗传给后代，如恶性肿瘤。若基因突变发生在生殖细胞，可引起分子病和遗传性代谢缺陷，并可按遗传规律传递给后代。另外，严重的致死突变将造成死胎、自然流产或出生后夭折等。

（江新华）

课后练习

一、单选题

1. DNA 分子中脱氧核苷酸之间连接的化学键是（　　）

　　A. 离子键　　　B. 氢键　　　C. 磷酸二酯键　　　D. 糖苷键　　　E. 高能磷酸键

2. mRNA 成熟过程应剪切掉（　　）

　　A. 侧翼序列　　　　　　B. 内含子对应序列　　　　　　C. 外显子对应序列

　　D. 前导序列　　　　　　E. 尾部序列

3. 在蛋白质合成过程中，mRNA 的主要功能是（　　）

　　A. 串联核糖体　　　　　B. 激活 tRNA　　　　　　　　C. 合成模板

　　D. 识别氨基酸　　　　　E. 延伸肽链

4. 人类基因组主要包括（　　）

　　A. 核基因组和线粒体基因组

　　B. 细胞核中全部遗传信息

　　C. 细胞质中全部遗传信息

　　D. 核 DNA 及其转录而成的 mRNA

　　E. 全部 mRNA 序列和蛋白质的氨基酸序列

5. 普遍存在于真核基因中 RNA 剪接的识别信号是（　　）

　　A. GC-AT 法则　　　　B. AG-GT 法则　　　　　　C. GT-AG 法则

　　D. GT-AC 法则　　　　E. TA-CG 法则

6. 断裂基因的转录过程是（　　）

　　A. 基因→hnRNA→剪接、加尾→mRNA

　　B. 基因→hnRNA→剪接、戴帽→mRNA

　　C. 基因→hnRNA→戴帽、加尾→mRNA

　　D. 基因→hnRNA→剪接、戴帽、加尾→mRNA

　　E. 基因→mRNA

7. 遗传密码表中的遗传密码是以下列何种分子的 5′ → 3′ 方向的碱基三联体表示（　　　）

    A. DNA   B. RNA   C. tRNA   D. mRNA   E. rRNA

8. 遗传信息的流动方向和主要过程是（　　　）

    A. DNA → tRNA →蛋白质   B. RNA → DNA →蛋白质

    C. DNA → RNA →蛋白质   D. DNA → mRNA →蛋白质

    E. tRNA → DNA →蛋白质

9. 基因突变是指（　　　）

    A. 染色体数目的变化   B. 染色体结构的变化

    C. 蛋白质结构的变化   D. 碱基对组成或排列顺序的改变

    E. 染色体上基因发生重组

10. 某基因表达的多肽链中，发现一个氨基酸的异常，该基因突变方式是（　　　）

    A. 移码突变   B. 整码突变   C. 无义突变

    D. 同义突变   E. 错义突变

11. 基因中插入或丢失一个或两个碱基会引起（　　　）

    A. 基因的全部密码子改变   B. 变化点所在的密码子改变

    C. 变化点以后的密码子改变   D. 变化点前的密码子改变

    E. 变化点前后的几个密码子改变

12. 基因突变中，嘌呤取代嘧啶或嘧啶取代嘌呤称为（　　　）

    A. 转换   B. 交换   C. 变换   D. 颠换   E. 互换

二、思考题

1. 简述染色体、基因、DNA 之间的关系。

2. 简述基因表达的过程？

3. 什么是基因突变？它可分为哪些类型？基因突变有哪些后果？

第四章 单基因遗传与单基因遗传病

学习目标

1. 掌握遗传三大定律的内容和细胞学基础；常用的系谱符号、单基因遗传病的遗传方式、系谱特点和发病风险估计。

2. 熟悉遗传性代谢缺陷和分子病的发病机制；Bayes 定理在遗传病再发风险率评估中的应用。

3. 了解常见的几种单基因遗传病，遗传性代谢缺陷病和分子病的临床症状。

案例引入

患儿，女，孕 35 周臀位行剖宫产。产后 20 分钟因头大、前额突出、四肢短而进一步检查。母亲否认孕早期感染史，否认遗传病史。查体：体重 2700g，头围 34.5cm，身长 42 cm，上臂 6 cm，前臂 6.8 cm，大腿 7.0 cm，小腿 7.6 cm，顶臀长 33 cm，顶臀长 / 身长为 78.6%，前额突出，胸廓扁平较短，腹部相对较长且大，双下肢皮肤皱褶。X 线检查：四肢长骨相对粗短，双侧肱骨远端膨大、增宽，喇叭口样改变，髂骨骨骺呈波浪状。头颅彩超显示：双侧侧脑室略显增宽。生长激素、甲状腺激素均正常。

讨论分析：

（1）患者最可能的诊断是什么？

（2）该病有何遗传特点？

（3）患儿同胞再发风险如何评估？

解析路径导航：

（1）患儿出生时查体和影像学检查结果显示患儿身高低于正常值，35 周早产儿头围达到正常足月产儿头围，提示头颅大。四肢长骨短粗，双下肢皮肤褶皱明显，均提示为软骨发育不全。

（2）软骨发育不全是一种常染色体显性遗传病，男女患病机会均等；患者子女有 1/2 的发病风险，能看到连续传递。但由于该病的生育适合度下降，大约 7/8 的患者携带的致病基因为新生突变。因此，该病患者通常为散发病例，询问家族史后绘制的系谱图一般看不到常染色体显性遗传的系谱特点。本例中患儿父母正常，该患者为家系中的唯一患者。

（3）患儿同胞是否患病取决于患儿的父母是否患病。本例患儿父母均正常，那么，患儿同胞患病的概率很低。但不排除父（母）可能为生殖腺嵌合的情况，所以，患儿母亲再生育，再发风险较群体发病率高。若患儿父母之一患病，患儿同胞患病概率为 1/2。

单基因遗传是指受 1 对等位基因控制的生物性状的遗传。由于单基因遗传受孟德尔定律制约，所以又称为孟德尔遗传。由单基因控制的疾病称为单基因遗传病（single-gene disorder），简称单基因病，主要由基因突变所致。

第一节　遗传的基本定律

现代遗传学的奠基人孟德尔（G. J. Mendel）经过 8 年的豌豆杂交实验，于 1865 年发表了《植物杂交实验》的论文，提出了生物性状是通过遗传因子（现代遗传学称为基因）传递的，并揭示了遗传的分离定律和自由组合定律。1910 年，美国摩尔根（T. H. Morgan）用果蝇做实验材料，研究生物性状的遗传方式，总结出了连锁与互换定律。分离定律、自由组合定律、连锁与互换定律并称遗传三大定律，它们不仅适用于分析动植物的遗传现象，也适用于解释人类遗传现象并分析遗传病。

一、遗传学常用术语及符号

（一）常用术语

1. **性状**　生物体所表现的形态特征和生理特征称为性状，如花的颜色、人的身高等。

2. **相对性状**　同种生物同一性状的不同表现类型称为相对性状，如人眼的虹膜有褐色和蓝色等。

3. **显性性状**　具有相对性状的亲本杂交后，子一代所表现出的亲本性状称为显性性状。

4. **隐性性状**　具有相对性状的亲本杂交后，子一代未表现出的亲本性状称为隐性性状。

5. **等位基因**　同源染色体的相同位置上，控制相对性状的一对基因称为等位基因（alleles）。

6. **显性基因**　在杂合状态中，能够表现其表型效应的基因称为显性基因，一般以大写字母表示，如 A、B 或 C 等。

7. **隐性基因**　在杂合状态中，不表现其表型效应的基因称为隐性基因，一般以小写字母表示，如 a、b 或 c 等。

8. **基因型**　控制生物性状的基因组合类型称为基因型，通常用英文字母表示。

9. **表现型**　生物体表现出来的性状称为表现型，通常用文字说明，如豌豆的高茎和矮茎。

10. **纯合体**　基因座上有 2 个相同的等位基因，如 AA 或 aa，这种个体或细胞称为纯合体，又称纯合子。

11. 杂合体 基因座上有 2 个不同的等位基因，如 Aa，这种个体或细胞称为杂合体，又称杂合子。

（二）常用符号

遗传学常用符号见表 4-1。

表 4-1 遗传学常用符号

符号	含义	符号	含义
P	亲本	×	杂交
F_1	子一代	F_2	子二代
⊗	自交	G	配子
♂	雄性个体	♀	雌性个体

二、分离定律

孟德尔选用了豌豆作为实验材料，选择 7 对容易区分的相对性状进行了 8 年的豌豆杂交实验，并对实验结果进行了科学的统计学分析。他根据豌豆的 1 对相对性状的实验结果，提出了遗传的第一定律——分离定律（law of segregation）：在生物的体细胞中，控制同一性状的基因成对存在，互不影响，在形成生殖细胞时，成对的基因彼此分离，分别进入不同的配子中去。减数分裂研究表明，在生殖细胞形成的减数分裂过程中同源染色体彼此分离，分别进入不同的生殖细胞，这是分离定律的细胞学基础。

下面以先天性肌强直症为例，说明孟德尔分离定律的原理在医学上的应用（图 4-1）。患者、正常人同源染色体上的等位基因经减数分裂分别进入不同的配子中。通过受精作用形成子代的基因型，并表现出相应的表现型。

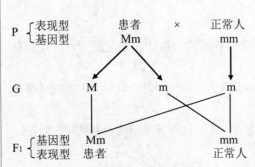

图 4-1 先天性肌强直症杂合体患者与正常人婚配

三、自由组合定律

孟德尔在研究了 1 对相对性状的遗传规律后，又接连进行了 2 对、3 对甚至更多对相对性状杂交的遗传实验，得出了遗传的第二定律——自由组合定律（law of independent assortment）：当具有 2 对（或更多对）相对性状的亲本进行杂交，在子一代产生配子时，等位基因彼此分离，非等位基因自由组合，以均等的机会组合到不同的配子中去。减数分裂时同源染色体的分离，非同源染色体的自由组合是自由组合定律的细胞学基础（图 4-2）。

在医学遗传学中，可以根据基因的自由组合定律来分析家系中 2 种遗传病（决定疾病的基因分别位于不同的同源染色体上）同时发生的情况，并且推断出后代的基因型和表现型及它们出现的概率，为遗传病的预测和诊断提供理论依据。

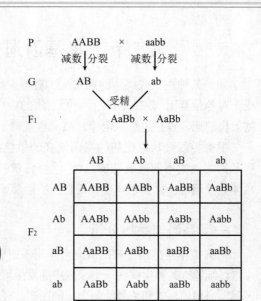

由于非同源染色体随机分离，非等位基因自由组合，产生了4种数目相等的配子。

图 4-2　减数分裂与基因自由组合定律的关系

四、连锁与互换定律

摩尔根和他的学生利用果蝇进行的杂交实验，揭示了位于同源染色体上不同座位的 2 对以上等位基因的遗传规律，即遗传的第三定律——连锁与互换定律（law of linkage and crossing over）。生物在形成成熟生殖细胞时，位于一条染色体上的基因彼此连锁在一起作为一个整体进行传递的现象称为连锁定律；生物在形成成熟生殖细胞时，同源染色体上的不同对等位基因之间可以发生交换称为互换定律。减数分裂中，同源染色体的联会和交换是互换定律的细胞学基础。摩尔根还创立了基因论，提出了基因位于染色体上，呈直线排列的经典理论，于 1933 年获得诺贝尔生理学或医学奖。

连锁和互换是生物界的普遍现象，也是造成生物多样性的重要原因之一。一般而言，两对等位基因相距越远，发生互换的可能性越大，即互换率越高；反之，相距越近，互换率越低。因此，互换率可用来反映同一染色体上两个基因之间的相对距离。基因重组率为 1% 时两个基因间的距离记作 1 厘摩（centimorgan，cM）。

在医学实践中，人们可以利用基因的连锁与互换定律，来推测某种遗传病在胎儿中发生的可能性。例如，指甲髌骨综合征的患者主要症状是指甲发育不良，髌骨缺少或发育不良。这种病是常染色体显性遗传病，致病基因位点（用 NP 表示）与 ABO 血型的基因位点（I^A、I^B 或 i）连锁位于 9 号染色体上。NP 基因与 I^A 基因往往连锁（重组率为 10%），而 np 基因与 I^B 基因或 i 基因连锁。由此可以推测出，患者的后代只要是 A 型或 AB 型血型（含 I^A 基因），一般将患指甲髌骨综合征，不患病的可能性只有 10%。因此，患者在妊娠时，应及时检验胎儿的血型，如果发现胎儿的血型是 A 型或 AB 型，最好采取流产措施，以避免生出指甲髌骨综合征患儿。

重点提示

连锁与互换定律的内容和细胞学基础。

第二节　单基因遗传病的遗传方式

如果某种性状或疾病的遗传受 1 对等位基因控制，其遗传方式称为单基因遗传。受 1 对等位基因（主基因）影响而发生的疾病称为单基因遗传病，简称单基因病。单基因病的遗传符合孟德尔定律，故又称孟德尔式遗传。

根据控制性状或疾病的基因所在的染色体不同（常染色体或性染色体），以及致病基因的性质不同（显性或隐性），可将单基因遗传病分为 5 种主要遗传方式：常染色体显性遗传、常染色体隐性遗传、X 连锁显性遗传、X 连锁隐性遗传和 Y 连锁遗传。

一、系谱与系谱分析

对人类单基因遗传病的研究常采用系谱分析法。系谱（pedigree）是指从先证者入手，详细调查某种疾病在一个家族中的发生情况后，将患者与家族各成员的相互关系按国际上通用的格式和符号绘制而成的图谱。先证者是指家族中第一个被医生或遗传研究者发现的罹患某种遗传病的患者或者具有某种性状的成员。系谱中不仅包括具有某种性状或患病的个体，也包括家庭中所有的健康成员，绘制系谱时常用的一些符号见图 4-3。

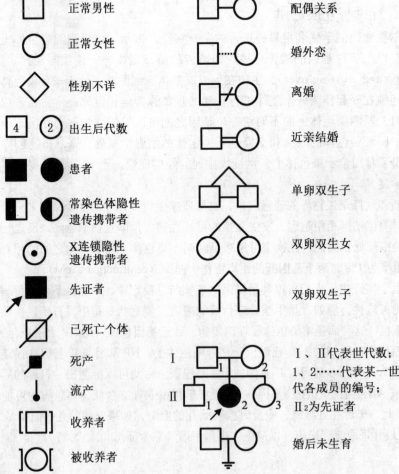

图 4-3　常用的系谱符号

在对某一种遗传病或性状进行系谱分析时，仅仅依据 1 个家系的系谱资料无法明确该病或性状的遗传方式，需要将多个具有相同遗传病或性状的家系的系谱进行综合分析，才能比较准确而可靠地做出推断。

二、常染色体显性遗传

由常染色体（1 ~ 22 号）上显性基因控制的某种性状或遗传病的遗传方式称为常染色体显性遗传（autosomal dominant inheritance，AD）。由常染色体上显性基因控制的遗传病称为常染色体显性遗传病。目前已被人们认识的常染色体显性遗传病有近5000 种，临床上常见的有短指（趾）症、多指（趾）畸形、视网膜母细胞瘤、软骨发育不全、家族性腺瘤性息肉病、过敏性鼻炎、Marfan 综合征、Wilson 病、Huntington舞蹈病、肌强直性营养不良、周期性麻痹、胱氨酸尿症、遗传性球形细胞增多症、先天性白内障、多囊肾、遗传性神经性耳聋等。

在常染色体显性遗传中，通常用 A 表示显性致病基因，用 a 表示其相应的隐性正常基因，则杂合体 Aa 就应该表现出相应的显性性状。由于各种复杂因素的影响，杂合体可能出现不同的表现型。因此，可将常染色体显性遗传分为完全显性遗传、不完全显性遗传、共显性遗传、不规则显性遗传和延迟显性遗传等类型。

（一）完全显性遗传

杂合体（Aa）表现型和显性纯合体（AA）表现型完全相同的常染色体显性遗传方式称为完全显性遗传（complete dominant inheritance）。常见的完全显性遗传病有短指（趾）症、并指 I 型、遗传性结肠癌、多囊肾、多发性神经纤维瘤等。

人类的致病基因最初都是由正常基因突变而来的，突变频率很低，大多为0.01 ~ 0.001，因此，对于常染色体显性遗传来说，患者基因型多为杂合体（Aa），很少见到纯合体患者（AA）。

短指（趾）症是一种典型的常染色体完全显性遗传病，该病因患者指骨（或趾骨）短小或缺如，致使手指（或足趾）变短。假设决定短指（趾）的基因为显性基因 A，正常指（趾）为隐性基因 a，则短指（趾）症患者的基因型为 AA 或者 Aa。显性基因 A 在杂合状态下是完全显性的，因而在临床上基因型 AA 和 Aa 的患者表现型完全一致。临床上绝大多数短指（趾）症患者的基因型为Aa，基因型 aa 的个体表现为正常指。如果患者Aa 与正常人 aa 婚配，所生子女中约有 1/2 的个体是患者（图 4-4），即这对夫妇每生一个孩子，都有 1/2 的可能性是短指（趾）症患儿。

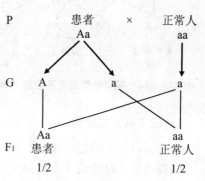

图 4-4　短指（趾）症患者（杂合体）与正常人婚配

图 4-5 是一个短指症家族的系谱，可见常染色体显性遗传病的系谱特征：①由于致病基因位于常染色体上，因此，致病基因的遗传和性别没有关系，即男女患病的机会均等；②系谱中可以看到连续传递，即通常连续几代都可以看到患者；③患者的双

亲中必有一个为患者，但绝大多数为杂合体，患者同胞中有 1/2 的可能性为患者，患者子女中有 1/2 的可能性为患者；④双亲无病时，子女一般不会患病（除非发生新的基因突变）。

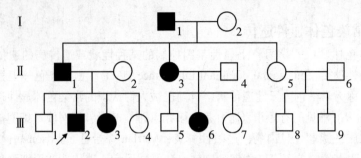

图 4-5　一个短指症的系谱

（二）不完全显性遗传

杂合体（Aa）的表现型介于显性纯合体（AA）和隐性纯合体（aa）表现型之间的常染色体显性遗传方式称为不完全显性遗传（incomplete dominance inheritance）。即在杂合体（Aa）中，隐性基因 a 的作用也有一定程度的表达，对显性基因 A 的表达有削弱作用，因此，不完全显性遗传病杂合体 Aa 为轻型患者，显性纯合体 AA 为重型患者。常见的不完全显性遗传病有软骨发育不全、β－地中海贫血等。

软骨发育不全是一种不完全显性遗传病，本病纯合体（AA）患者病情严重，多在胎儿期或新生儿期死亡，而杂合体（Aa）患者主要表现为：头颅大、四肢短小、鼻梁塌陷、下颌突出、前额宽大、膝内翻、肘伸展受限、腰椎前突、腹部隆起、臀部后突，智力一般不受影响。如果两个轻型患者婚配，后代有 1/4 的概率是正常人，1/2 的概率是轻型患者，1/4 的概率为重型患者（图 4-6）。

```
P    轻型患者    ×    轻型患者
      Aa              Aa

G    A    a          A    a

F₁   AA      Aa   Aa      aa
    重型患者   轻型患者    正常人
     1/4      1/2       1/4
```

图 4-6　两个轻型软骨发育不全患者婚配

（三）共显性遗传

一对等位基因之间没有显性和隐性的区别，在杂合状态下，两种基因的作用都完全表现出来，这种遗传方式称为共显性遗传（codominance inheritance）。常见的共显性遗传有：AB 血型、MN 血型和组织相容性抗原等。

人类的 ABO 血型系统中，AB 血型属于共显性遗传。ABO 血型的基因位于 9q34，是由一组复等位基因（I^A、I^B、i）组成。所谓复等位基因（multiple alleles）是指一对基因座上在群体中有 3 种或 3 种以上的等位基因，但每个个体只具有其中的任何 2 个基因。I^A 决定红细胞表面有抗原 A，I^B 决定红细胞表面有抗原 B，i 决定红细胞表面既没有抗原 A 也没有抗原 B，而有 H 物质。I^A 和 I^B 对 i 是显性基因，而 I^A 和 I^B 为共显性（表 4-2）。

表 4-2　人类 ABO 血型的特点

血型	红细胞抗原	血清中的天然抗体	基因型
A	A	抗 B	I^AI^A，I^Ai
B	B	抗 A	I^BI^B，I^Bi
AB	A、B	—	I^AI^B
O	—	抗 A、抗 B	ii

依据孟德尔的分离定律，已知双亲的血型，便可推测出子女可能的血型和不可能的血型；已知双亲之一和孩子的血型，就可推测出另一个双亲可能的血型或不可能的血型（表 4-3）。

表 4-3　双亲和子女之间血型遗传的关系

双亲的血型	子女可能出现的血型	子女不可能出现的血型
A×A	A，O	B，AB
A×B	A，B，AB，O	—
A×AB	A，B，AB	O
A×O	A，O	B，AB
B×B	B，O	A，AB
B×AB	A，B，AB	O
B×O	B，O	A，AB
AB×AB	A，B，AB	O
AB×O	A，B	AB，O
O×O	O	A，B，AB

（四）不规则显性遗传

在有些常染色体显性遗传病中，杂合体的显性基因由于受到某种遗传因素或环境因素的影响并不发病，或即使发病但表现程度有所差异，称为不规则显性遗传（irregular dominance inheritance）或外显不全（incomplete penetrance）。常见的不规则显性遗传病有多指（趾）症、成骨发育不全、神经纤维瘤 I 型、Marfan 综合征等。

在不规则显性遗传中，带有显性基因的某些个体，本身虽然不表现出显性性状，但他们却可以生出具有该性状的后代。多指（趾）症是一个不规则显性遗传的典型例子，患者主要症状是指（趾）数增多，增加的指（趾）可以有完整的全指（趾）发育，也可以是只有软组织形成的赘生物。其中多指症是手及上肢先天畸形中最常见的一类，发生率约为 0.1%。图 4-7 是一个多指症家族的系谱图，先证者 II_2 为多指症患者，其一个儿子（III_1）和一个女儿（III_2）均是多指症患者，又因为 II_2 的父母表现型均正常，所以 II_2 定是杂合体患者，但是 II_2 的致病基因到底是来自父亲还是来自母亲？分析系谱特点可知 II_2 致病基因来自父亲，这可从 II_2 的伯父为多指症患者得到旁证。I_3 带有的致病基因 A 由于某因素影响未能得到表达，没有发病，但其致病基因 A 有 1/2 的可能性传递给后代，致使下一代在适宜的条件下又可表现出多指症状。

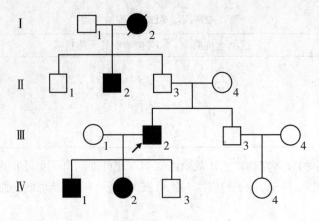

图 4-7　一个多指症的系谱

（五）延迟显性遗传

某些显性遗传病的杂合体（Aa）在生命的早期，因致病基因不表达或者表达后引起的损伤（退行性或积累性）尚不足引起明显的临床表现，只在延迟到一定的年龄后才表现出疾病，这种遗传方式称延迟显性遗传（delayed dominance inheritance）。常见的延迟显性遗传病有家族性腺瘤性息肉病、Huntington 舞蹈病、脊髓小脑共济失调 I 型等。

遗传性脊髓小脑共济失调（spinocerebellar ataxia，SCA）是一种延迟显性遗传病，致病基因位于 6p21-p25。杂合体（Aa）在 30 岁以前一般无临床症状，35～40 岁以后才逐渐发病，且病情有明显进展而被确认为患者。患者表现为平衡障碍，进行性肢体协调运动障碍，步态不稳，构音障碍，眼球运动障碍等，并可伴有复杂的神经系统损害，如锥体系、锥体外系、视觉、听觉、脊髓、周围神经损害，亦可伴大脑皮质功能损害，如认知功能障碍和（或）精神行为异常等。所以，从遗传病预防的角度来看，必须加强遗传咨询和婚育的优生指导，提醒患者子女及早预防本病。图 4-8 是一个遗传性脊髓小脑共济失调 I 型的系谱，I_1、II_3、II_5、III_3、III_4、III_8、III_9、III_{10} 和 IV_1 已发病，他们的基因型均为 Aa。值得注意的是 IV_2 和 IV_3 虽未发病，但他们有可能为杂合体，也许还未到发病年龄。

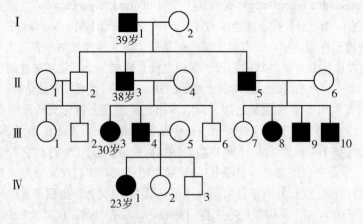

图 4-8　一个遗传性脊髓小脑共济失调 I 型的系谱

三、常染色体隐性遗传

由常染色体（1～22 号）上隐性基因控制的某种性状或遗传病的遗传方式称为常染色体隐性遗传（autosomal recessive inheritance，AR）。由常染色体上隐性基因控制的遗传病称为常染色体隐性遗传病。临床上常见的常染色体隐性遗传病有白化病、苯丙酮尿症、先天聋哑、先天性肌弛缓、高度近视、半乳糖血症、囊性纤维化等。

> **重点提示**
>
> 常染色体隐性遗传的概念；AR 病的系谱特点。

常染色体隐性遗传病通常用 a 表示隐性致病基因，用 A 表示其相应的显性正常基因，当个体处于杂合体（Aa）状态时，由于显性基因（A）的存在，致病基因（a）的作用不能表现，因此，杂合体不发病。这种表现型正常但是携带有致病基因的杂合体称为携带者。只有当隐性基因处于纯合状态（aa）时，其控制的性状才能表现出来。因此，临床上所见到的常染色体隐性遗传病患者，往往是 2 个携带者婚配的子女。2 个携带者婚配，每个子女都有 1/4 的概率是患者，其余 3/4 的概率是表现型正常的个体，在这些表现型正常的个体中，有 2/3 的概率为致病基因携带者（图 4-9）。

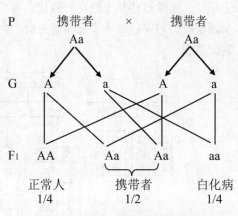

图 4-9　两个常染色体隐性遗传病携带者婚配

（一）常染色体隐性遗传病的系谱特点

白化病（albinism）是一种常见的常染色体隐性遗传病，患者先天性缺乏酪氨酸酶或酪氨酸酶功能减弱，黑色素合成发生障碍而导致的遗传性白斑病。临床表现为视力低下，眼睛畏光，皮肤对光线高度敏感，日晒后容易有晒斑和各种光感性皮炎，而晒后皮肤不变黑，有些患者有屈光不正、斜视和眼球震颤等症状。

图 4-10 是一个白化病的系谱，从此系谱中反映出常染色体隐性遗传病的系谱特点：①由于致病基因位于常染色体上，所以致病基因的遗传和性别没有关系，即男女患病的机会均等。②系谱中往往看不到连续传递的现象，患者分布是散发的，有时整个系谱中只有先证者一个患者。③患者的双亲往往表现正常，但均是致病基因的携带

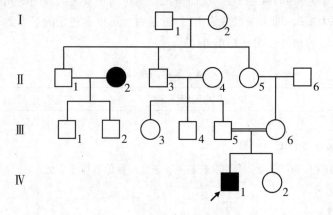

图 4-10　一个白化病的系谱

者；患者的同胞有 1/4 的发病风险，且在表现型正常的同胞中有 2/3 的概率是携带者；患者的子女一般不发病，但一定都是携带者。④近亲婚配时，子女中隐性遗传病的发病风险比非近亲婚配高得多，这是由于近亲之间可能从共同的祖先得来某一相同的致病基因所致。

（二）近亲婚配的危害

我国于 1981 年起实施的婚姻法已明确规定：直系血亲及三代以内的旁系血亲禁止结婚。医学遗传学上通常将四代内有共同祖先的一些个体称为近亲（图 4-11）。近亲婚配时，相同的致病基因相遇的机会大大增加，隐性基因相遇时，会在子女身上表现出患病。

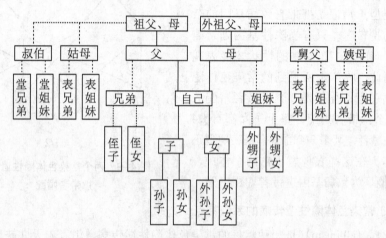

图 4-11　近亲关系示意图

血缘关系的远近程度可以用亲缘系数来表示。亲缘系数（relationship coefficient）是指两个人（A 和 B）在某一特定的基因位点上具有一个相同基因的概率。以同胞兄妹为例，假设哥哥的 a 基因从父亲那里获得的可能性为 1/2，而父亲的 a 基因也有 1/2 可能性传递给妹妹，因此，兄妹二人从父亲那里都获得 a 基因的概率为 $1/2 \times 1/2 = 1/4$。同理，兄妹二人从母亲那里都获得 a 基因的概率为 $1/2 \times 1/2 = 1/4$。兄妹二人具有相同的 a 基因既可能来自父亲，也可能来自母亲，因此，兄妹二人从父母那里都获得 a 基因的概率为 $1/4+1/4 = 1/2$。从而得出，父母与子女之间或同胞兄弟姐妹之间基因相同的概率为 1/2，即亲缘系数为 1/2。近亲婚配可以通过婚配双方的亲缘系数，估计他们遗传基础的相似程度（表 4-4）。

表 4-4　亲级与亲缘系数

与先证者的亲缘关系	亲缘系数
一卵双生	1
一级亲属（父母与子女、同胞）	1/2
二级亲属（祖父母与孙子女、外祖父母与外孙子女、叔伯姑与侄子女、舅姨与外甥子女）	1/4
三级亲属（堂兄妹、表兄妹）	1/8

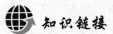 知识链接

科学家的悲剧人生

达尔文是19世纪伟大的生物学家，也是进化论的奠基人。1839年1月，30岁的达尔文与他舅舅的女儿爱玛结婚。他们婚后15年中共生下6男4女10个孩子，大女儿安妮聪明可爱，但却一直多病，10岁就夭折了；四女儿也因多病，很早就死去；二女儿埃蒂、儿子威廉和伦纳德终生不育；三女儿伊莎丽因身体不好终生未婚；其他四个儿子身体也都不好，长年多病，儿女的不幸使达尔文夫妇一生都感到焦虑不安。

美国著名遗传学家摩尔根也有一场不该发生的婚姻悲剧。他与漂亮的表妹玛丽十分相爱，但他因在研究印第安人的婚配习俗中了解到血缘过近影响子女健康，一直不敢与表妹结婚，但33岁时因没能摆脱爱情的吸引力，终于成亲。婚后生出2个女儿都是痴呆，过早地离开了人世；唯一的儿子也有明显的智力残疾，夫妇之后再也没有生育。摩尔根为此十分悲痛，深悔自己的"失足"。

四、X连锁显性遗传

控制某种性状或遗传病的基因位于X染色体上，且这种基因呈显性，这种遗传方式称为X连锁显性遗传（X-linked dominant inheritance，XD）。由X染色体上的显性致病基因引起的疾病称为X连锁显性遗传病。临床上常见的X连锁显性遗传病有抗维生素D性佝偻病、色素失调症、口面指综合征、遗传性肾炎等。

在X连锁显性遗传病中，假设显性致病基因为A，隐性正常基因为a，则女性基因型有X^AX^A（患者）、X^AX^a（患者）、X^aX^a（正常人），男性基因型有X^AY（患者）、X^aY（正常人）。常见的婚配类型为男性患者（X^AY）与正常女性（X^aX^a）婚配，其女儿全部是患者，儿子全部正常（图4-12）。

重点提示

X连锁显性遗传的概念；XD病的系谱特点。

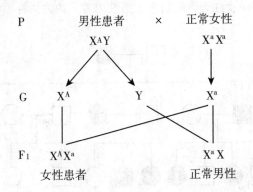

图4-12　XD男性患者与正常女性婚配

若 X 连锁显性遗传病女性患者（X^AX^a）与正常男性（X^aY）婚配，其子女各有1/2 的概率患病，1/2 的概率正常（图 4–13）。

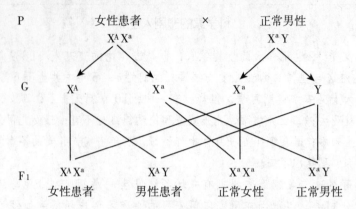

图 4–13　XD 女性患者与正常男性婚配

男性只有 1 条 X 染色体，其 X 染色体上的基因在 Y 染色体上缺少与之对应的等位基因，因此，男性 X 染色体上的基因是不成对存在的，只有成对基因中的一个，称为半合子（hemizygote），其 X 染色体上的基因无论是显性还是隐性都可表现出相应的性状或疾病。男性的 X 染色体及其连锁的基因只能从母亲传来，又只能传给女儿，不可能从男性传给男性，故称为交叉遗传（criss–cross inheritance）。

抗维生素 D 性佝偻病（Vitamin D–resistant rickets）又称低磷酸盐血症性佝偻病，是一种常见的 X 连锁显性遗传病，于 1937 年首次报道。与一般佝偻病不同，该病发病原因是肾小管对磷的重吸收和小肠对钙磷的吸收障碍，造成尿磷酸盐增加，血磷降低，使患者的骨质钙化不全。患者多于 1 岁左右发病，可出现 O 型腿，严重的有进行性骨骼发育畸形、骨痛、多发性骨折、行走困难、生长发育迟缓等症状和体征。临床发现，该病女性患者病情较男性轻些，且女性患者多为杂合体，少数只有低磷酸盐血症，而无佝偻病的骨骼变化，由此可推测女性杂合体患者的正常 X 染色体的基因还表达出一定的作用。治疗这种佝偻病时，采用普通剂量的维生素 D 和晒太阳疗效不佳，必须联合使用大剂量维生素 D 和磷酸盐才能起到较好的治疗效果。

图 4–14 是一个抗维生素 D 性佝偻病的系谱，该系谱反映出 X 连锁显性遗传病的系谱特点：①群体中女性患者数目多于男性患者，约为男性患者的 2 倍，但女性患

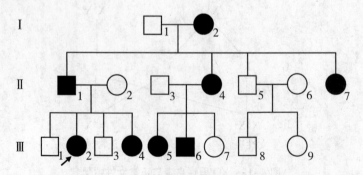

图 4–14　一个抗维生素 D 性佝偻病的系谱

者病情通常较轻。②患者的双亲必有一方是该病患者，系谱中常可看到连续遗传的现象。③男性患者的女儿全部患病，儿子全部正常，由交叉遗传可知，男性患者的母亲一般为患者。④女性患者（杂合体）的子女中各有 1/2 的发病概率。

五、X 连锁隐性遗传

控制某种性状或遗传病的基因位于 X 染色体上，且这种基因呈隐性，这种遗传方式称为 X 连锁隐性遗传（X-linked recessive inheritance，XR）。

由 X 染色体上的隐性致病基因引起的疾病称为 X 连锁隐性遗传病。临床上常见的 X 连锁隐性遗传病有红绿色盲、假肥大性肌营养不良、葡萄糖 -6- 磷酸脱氢酶缺乏症、甲型血友病等。

在 X 连锁隐性遗传病中，假设显性正常基因为 A，隐性致病基因为 a，则女性基因型有 X^AX^A（正常人）、X^AX^a（携带者）、X^aX^a（患者），男性基因型有 X^AY（正常人）、X^aY（患者）。正常女性有 2 条 X 染色体，只有当致病基因纯合时才表现出患病，杂合体表现型正常；而男性只有 1 条 X 染色体，Y 染色体上缺少相应的等位基因，发生突变就会患病，因此，人群中男性 X 连锁隐性遗传病患者远多于女性患者，女性患者的发病率仅是男性患者发病率的平方。

X 连锁隐性遗传病常见的婚配类型为男性患者（X^aY）与正常女性（X^AX^A）之间婚配，后代所有子女的表型都正常，但由于交叉遗传，所有女儿均为携带者（图 4-15）。

若 X 连锁隐性遗传病女性患者（X^aX^a）与正常男性（X^AY）之间婚配，其女儿表型正常，但都是携带者，儿子全部是患者（图 4-16）。

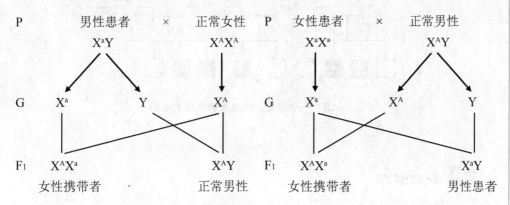

图 4-15　XR 男性患者与正常女性婚配　图 4-16　XR 女性患者与正常男性婚配

若 X 连锁隐性遗传病女性携带者（X^AX^a）与正常男性（X^AY）之间婚配，其儿子有 1/2 的发病概率，女儿不发病，但有 1/2 的概率为携带者（图 4-17）。

假肥大性肌营养不良是一种常见的 X 连锁隐性遗传病，该病是由编码抗肌萎缩蛋白的基因突变致病，该基因位于 X 染色体，全长 2.4Mb，是目前已知人类最大的外显子。发病率约为 1/3500，多于 4～5 岁发病，最初表现为行走笨拙，易于跌倒，不能奔跑及登楼，站立式脊椎前凸，腹部挺出，步行缓慢，呈特殊的"鸭子"步态，仰卧后起立时非常吃力，需要先翻身，再辅以双手攀援两膝，缓慢向上起立。后期双侧腓肠肌假性肥大，肌纤维肿胀，散布于正常纤维之间，肌核增大、增多。

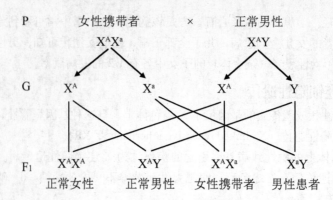

图 4-17　XR 女性携带者与正常男性婚配

　　图 4-18 是一个假肥大性肌营养不良的系谱，该系谱反映出 X 连锁隐性遗传病的系谱特点：①系谱中男性患者数量远多于女性患者，往往只看到男性患者。②系谱中患者的分布往往是散发的，看不到连续传递。③双亲无病时，女儿不会发病，儿子有 1/2 的发病概率，且致病基因来自携带者的母亲。④如果女儿是患者，其父亲一定是患者，而母亲是携带者。该女儿的儿子一定患病，即表现为交叉遗传现象。⑤男性患者的外祖父、舅父、兄弟、姨表兄弟、外甥、外孙等可能是患者，其他亲属不患病。

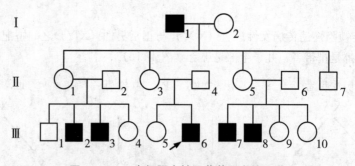

图 4-18　一个假肥大性肌营养不良的系谱

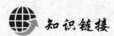

皇室病

　　在 19 世纪及 20 世纪初，欧洲的许多皇室里出现了一种奇怪的疾病，患者稍有碰伤便出血不止，往往短命夭折。当时的医学界对此毫无办法，后来经研究证实这是一种遗传——血友病。

　　1840 年 2 月，21 岁的维多利亚女王和她的表哥阿尔伯特结婚，婚后生下了四男五女，当时谁也没想到，这场婚姻会给她的家庭生活带来巨大的不幸。由于维多利亚本人是血友病基因携带者，女王把这种致病基因遗传给了她的 3 个子女。幼子利奥波德亲王是血友病患者，次女艾丽斯公主和幼女贝亚特丽丝公主是血友病基因携带者。公主们表面上健康美丽，她们先后嫁到了西班牙、俄国和欧洲的其他皇室，使这一可怕的疾病在欧洲皇室中蔓延，所生的小王子及其后代不少患上了血友病，把欧洲许多皇室都搅得惶恐不安，当时称为"皇室病"。

为弄清该疾病的确切性质，科学家从俄国 Romanov 家族的遗骸中提取了 DNA 样本，其中包括维多利亚患血友病的曾孙 Alexei 王储的 DNA 样本。研究证实皇家血友病是 X 染色体上编码凝血因子Ⅸ的基因突变所致，它归属 B 型血友病，为 X 连锁隐性遗传。

六、Y 连锁遗传

控制某种性状或遗传病的基因位于 Y 染色体上，随 Y 染色体进行传递，称为 Y 连锁遗传（Y-linked inheritance）。由于 Y 染色体存在于男性，只有男性才出现相应的性状或遗传病，这种遗传方式又称全男性遗传。迄今报道的 Y 连锁遗传病及异常性状仅 10 余种，如外耳道多毛症、箭猪病、H-Y 抗原基因、Y 染色体性别决定区 *SRY* 基因及无精子因子 *AZF* 基因等。

图 4-19 是一个外耳道多毛症的系谱，系谱中连续三代患者全为男性，所有女性均无此性状。Y 染色体上具有外耳道多毛基因的男性到了青春期，外耳道可长出 2～3 厘米的丛状黑色硬毛，通常可伸到外耳道之外。

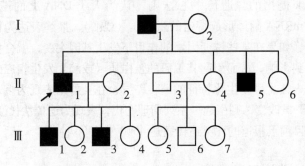

图 4-19　一个外耳道多毛症的系谱

案例引入

患儿，男，3 岁，近 1 年内视力下降明显，其父母为近亲结婚。全身皮肤呈现粉白色，头发、睫毛和眉毛均呈现灰白色。日晒后皮肤可见雀斑样色素沉着。左眼视力 4.0，右眼视力 4.0，不能矫正。双眼球水平震颤，运动不受限。双上眼睑下垂，虹膜发育不良，呈现浅灰白色，瞳孔区呈红色反光。眼底检查视盘界欠清，视网膜和脉络膜广泛色素性缺失，脉络膜血管可见，后极部可见水肿，未见黄斑及中心凹。

讨论分析：

（1）该患者最可能的诊断是什么？

（2）如何对先证者同胞、后代进行风险评估？

（3）该病有无有效治疗方法？

解析路径导航：

（1）根据先证者父母为近亲结婚，结合患者皮肤表现、眼科检查的异常表现、视网膜和脉络膜造影检查结果，该患者初步诊断为眼皮肤白化病。

（2）眼皮肤白化病为常染色体隐性遗传病，先证者父母均为致病基因携带者，故先证者同胞是纯合性正常基因型的可能性为 25%，基因型为杂合子携带者的可能性为 50%，患病风险为 25%，男女发病机会均等。

先证者与正常人婚配，如正常人为纯合性正常基因型，则其子女均为表现正常的杂合子携带者，不会患病；如与正常表型但为杂合子携带者的人婚配，则子女 50% 的可能性为杂合子携带者，50% 的可能性为患者。

（3）目前尚无有效治疗手段。主要是避免强光照射，暴露部位涂抹遮光剂，防止皮肤老化及晒后可能导致的病变。加强眼睛保护。定期体检，防止恶性皮肤肿瘤的发生。

第三节　遗传性代谢缺陷和分子病

1958 年 Crick 提出的"遗传中心法则"认为人类 DNA 上的遗传信息转录到 mRNA，再通过 mRNA 翻译形成特定的蛋白质（或酶），最终表达为特定的生理、生化特征或者性状。如果在某些诱变因素的作用下发生基因突变，就会使遗传信息的转换和表达过程受到影响，从而引起其编码的蛋白质（或酶）发生相应的改变。轻微无害的改变会造成人体生理、生化特征的遗传差异，在人群中表现为多态现象。然而蛋白质（或酶）的严重改变，则引起一系列病理变化，表现为遗传性代谢缺陷或分子病，即生化遗传病。目前已报道的此类遗传病达 4000 ～ 6000 种。

一、遗传性代谢缺陷

遗传性代谢缺陷也称先天性代谢缺陷（inborn error of metabolism）或遗传性酶病，是指由于基因突变而造成酶蛋白分子结构或数量异常所引起的疾病。

（一）遗传性代谢缺陷的发病机制

从分子水平理解，遗传性代谢缺陷的发病机制可能有 2 种：一是由于编码蛋白的结构基因发生突变，引起酶蛋白结构异常或缺失；二是基因的调控系统异常，导致合成的酶量过少或过多，引起代谢紊乱。已知绝大多数遗传性代谢缺陷为常染色体隐性遗传，也有少数为 X 连锁隐性遗传。

人体代谢是由许多代谢反应相互交织形成的平衡体系，每步反应都需要酶参与调节。如果遗传基因发生突变，则会引起酶量或活性异常，进而影响相应的生化过程，导致一系列连锁反应的异常，造成代谢紊乱，最终致病。具体机制包括代谢终产物缺乏、代谢中间产物积累、代谢底物积累、代谢副产物积累、代谢产物增加和反馈抑制减弱。

（二）常见遗传性代谢缺陷

根据酶蛋白缺陷对机体代谢的影响，可将遗传性代谢缺陷分为糖代谢缺陷、脂代谢缺陷、氨基酸代谢缺陷、核酸代谢缺陷等。下面选择一些较常见的、典型的病例加以介绍。

1. 糖代谢缺陷　参与糖代谢的酶发生遗传性缺陷，导致体内的糖代谢异常而产生糖代谢缺陷病。临床上常见的糖代谢缺陷病主要有半乳糖血症、糖原贮积症、葡萄糖 -6- 磷酸脱氢酶缺乏症、黏多糖贮积症等。

（1）半乳糖血症（galactosemia）：半乳糖血症是由于酶缺陷导致底物和中间产物累积而引起的疾病。本病为常染色体隐性遗传病，可分为Ⅰ（经典）型、Ⅱ型和Ⅲ型 3 种类型（表 4-5）。经典型半乳糖血症是由于半乳糖 -1- 磷酸尿苷酰转移酶基因缺陷使该酶缺乏，导致半乳糖、半乳糖 -1- 磷酸在体内堆积。半乳糖 -1- 磷酸对细胞有毒害，主要侵犯肝、肾、脑及晶状体。主要临床表现为患儿对乳糖不耐受，婴儿哺乳后呕吐、腹泻，进而出现白内障、黄疸、肝硬化、腹腔积液、智力发育不全等症状。发病率约为 1/50 000。

表 4-5　半乳糖血症 3 种亚型的临床症状

	半乳糖血症Ⅰ型	半乳糖血症Ⅱ型	半乳糖血症Ⅲ型
半乳糖尿	有	有	
白内障	有	有	
黄疸	有	不常有	
肝大	有	不常有	无明显临床症状或类似
智力障碍	有	不常有	经典型半乳糖血症
蛋白尿	有	无	
氨基酸尿	有	无	
其他	拒食并呕吐、倦怠、腹泻、生长障碍、肌张力低	假性脑瘤	

临床上可通过新生儿筛查发现半乳糖血症患者，一旦发现及早采取预防措施并严格控制半乳糖的摄入，则可使患者的症状得以较好的控制。

（2）糖原贮积症（glycogen storage disease，GSD）：是一类由于在糖原合成或分解过程中酶缺陷所致的先天遗传性疾病。由于糖原广泛存在于各种组织的细胞内，尤以肝、肌肉、心脏中的含量最多，因此，糖原贮积症主要累及肝或肌肉，有的也伴有心脏、肾和神经系统的损害。根据所缺乏的酶不同，可将糖原贮积症分为 13 种类型，其中Ⅰ型最为常见。

糖原贮积症Ⅰ型，又称 von Gierke 病或肝肾型糖原贮积症，该病由 von Gierke 在 1929 年首次报道。患者肝、肾和肠组织完全缺乏葡萄糖 -6- 磷酸酶，该致病基因定位于 17q21，主要临床表现为低血糖、肝肾增大等，严重时会发生乳酸性酸中毒。患者喂养困难，生长发育迟缓，伴高脂血症、高乳酸血症、酮尿症和高尿酸血症。

2. 脂代谢缺陷 是指参与脂类分解代谢过程的特异性酶缺陷，导致脂类的中间产物在血管、内脏、脑部积累而引起的疾病，总称脂类累积症。脂类结构复杂，种类多，特异性酶缺乏所致脂类累积症也有多种。以下简介神经鞘脂累积症的代表性疾病。

（1）戈谢病（Gaucher disease）：又称葡萄糖脑苷脂沉积症，是一种常染色体隐性遗传的溶酶体贮积症，是 Gaucher 于 1882 年首例报道，致病基因定位于 1q21，已报道的基因突变有 375 种。患者因缺乏葡萄糖脑苷脂酶，不能将葡萄糖脑苷脂分解为葡萄糖和神经酰胺，使葡萄糖脑苷脂在肝、脾、骨骼和中枢神经系统的单核－巨噬细胞中积累而致病。

根据戈谢病发病的急缓、内脏受累程度及有无神经系统症状将其分为 3 种类型：慢性型（非神经型、成人型、Ⅰ型）、急性型（Ⅱ型、神经型）和亚急性型（Ⅲ型、神经型）。同时根据临床表现亚急性型又分为Ⅲa、Ⅲb、Ⅲc。由于葡萄糖脑苷脂酶缺乏的程度不同，临床表现会较大的差异。主要表现：①生长发育落后于同龄人，甚至倒退；②肝脾进行性增大，尤以脾大更明显，出现脾功能亢进、门脉高压；③骨和关节受累，可见病理性骨折；④皮肤表现为鱼鳞样改变，暴露部位皮肤可见棕黄色斑；⑤中枢神经系统受侵犯出现意识改变、语言障碍、行走困难、惊厥发作等；⑥肺部受累有咳嗽、呼吸困难、肺动脉高压；⑦眼部受累表现为眼球运动失调、水平注视困难、斜视等。

（2）Tay-Sachs 病：又称神经节苷脂贮积症（Gangliosidosis），是一种常染色体隐性遗传的与神经鞘脂代谢相关的疾病，致病基因定位于 15q23，已报道的基因突变有 134 种。患者因缺乏脂粒酶己糖脱氨酶 A 导致皮质和小脑的神经细胞及神经轴索内神经节苷脂 GM_2 积聚、沉淀而致病。

该病患者的主要临床表现为生长发育迟缓；视网膜神经纤维变性使黄斑区血管脉络暴露，眼底镜检查可见有诊断意义的桃红色斑点；病理检查中枢神经系统可见气球状神经细胞；在出生后 6 个月内还可有严重的智能及精神运动发育紊乱、易激惹、失明、强直性痉挛、惊厥，最终出现去大脑强直，并在 3 岁左右死亡。Tay-Sachs 病在 Ashkenazi 犹太人发病率最高。目前尚无有效的治疗方法，但采用基因诊断和产前诊断可使其发生率有所下降，同时，细胞培养和羊水细胞培养后进行酶学检查也作为辅助诊断方法，因此，当前主要的预防措施仍是产前诊断。

3. 氨基酸代谢缺陷 是指氨基酸分解代谢过程中遗传性酶缺乏所引起的氨基酸代谢缺陷。临床上常见的氨基酸代谢病有白化病、苯丙酮尿症、尿黑酸尿症等。

（1）白化病（albinism）：是一种常染色体隐性遗传的黑色素缺乏所导致的疾病，涉及的部位包括眼睛、皮肤及其附属器官等。依据患者的临床表现不同可分为综合征白化病和非综合征白化病 2 种类型，其中非综合征白化病包括眼皮肤白化病和眼白化病。该病在人群中的发病率为（5～10）/10 万，可发生于各个种族，无性别差异。

眼皮肤白化病（oculocutaneous albinism，OCA）是一种常染色体隐性遗传的因眼睛、皮肤等部位黑色素缺乏所导致的非综合性遗传病。该病基因座呈遗传异质性，已发现的 OCA 类型有 OCA Ⅰ、OCA Ⅱ、OCA Ⅲ等类型。各分型的群体发病率均不高，约 1/20 000，但不同地区或不同人种之间存在一定的差异。

重点·考点·笔记

OCA Ⅰ 主要是由于酪氨酸酶基因（*TYR*）突变而致病，定位于 11q14-q21。临床特点为患者出生时具有明显的色素减少，皮肤呈现乳白色，伴有白毛。虹膜呈浅蓝色，皮肤可终身保持乳白色，随着年龄增长也可有些颜色。患者对日光照射敏感，日晒后出现红斑，很少发生雀斑样痣等色素性皮损。

OCA Ⅱ 主要是由于 *OCA Ⅱ* 基因突变而致病，定位于 15q11-q13。该基因突变可使酪氨酸酶合成受阻，酶的活性明显降低。临床特点是色素从无到有，且随年龄增长而变化，视觉敏感度同样可明显改观。同时伴有色素痣、雀斑等。

OCA Ⅲ 主要是由于编码酪氨酸相关蛋白 1 基因（*TYRP-1*）突变而致病，定位于 9 号染色体上。该型常见于黑种人群，临床特点为浅褐色毛发、皮肤，蓝色或褐色虹膜，伴有眼球震颤和视力减退，体内合成的色素为褐色。

（2）苯丙酮酸尿症（phenylketonuria，PKU）：是一种由苯丙氨酸羟化酶（或辅因子）遗传性缺陷所引起的常染色体隐性遗传病。临床上常见的为经典型苯丙酮酸尿症，其次为恶性苯丙酮酸尿症。

经典型和辅因子缺乏引起的 PKU 患者均有高苯丙氨酸血症，但有高苯丙氨酸血症者不一定引起 PKU，故 PKU 应与其他高苯丙氨酸血症者进行鉴别。避免近亲结婚，开展新生儿筛查，以早期发现，尽早治疗。对有本病家族史的孕妇，必须采用 DNA 分析或检测羊水中蝶呤等方法，对其胎儿进行产前诊断。

4. 核酸代谢缺陷　核酸代谢有关的酶遗传性缺陷，引起核酸代谢紊乱，称为核酸代谢缺陷。常见的核酸代谢缺陷有自毁容貌综合征、着色性干皮病和痛风症等。

自毁容貌综合征又称次黄嘌呤 – 鸟嘌呤磷酸核糖转移酶缺陷症、Lesch-Nyhan 综合征，是由人体内嘌呤代谢中的酶遗传性缺陷所致的嘌呤代谢病。该病最早报道于 1964 年，患者因次黄嘌呤 – 鸟嘌呤磷酸核糖转移酶遗传性缺陷，使嘌呤代谢中的一种反馈抑制作用消失或减弱，引起嘌呤合成加快，导致尿酸生成增加而致病。主要临床特征为高尿酸血症、尿酸尿和尿道结石、痛风和痛风性关节炎，伴有智力障碍，舞蹈样动作和强迫性自残行为。该病遗传方式是 X 连锁隐性遗传，致病基因定位于 Xq26-q27，可进行基因水平的产前诊断。

二、分子病

分子病（molecular disease）是指由于基因突变导致的蛋白质分子结构或合成量异常所引起的疾病。随着研究的不断深入，迄今已发现许多分子病，如血红蛋白病、血浆蛋白病、结构蛋白病、胶原蛋白病、免疫球蛋白病、受体蛋白病和膜转运载体蛋白病等，其中血红蛋白病是人类研究最早、也是认识最为清楚的一种运输性蛋白病。

重点提示
分子病的概念。

（一）血红蛋白病

血红蛋白病（hemoglobinopathy）是指珠蛋白分子结构异常或合成量异常所引起的疾病。该病曾经被世界卫生组织（WHO）列为严重危害人类健康的疾病之一，目前全人类约有 2 亿多人携带血红蛋白病致病基因，在我国多见于南方。血红蛋白病分异常血红蛋白病和地中海贫血 2 类。

1. 异常血红蛋白病（abnormal hemoglobinopathy）　又称异常血红蛋白综合征，是一类由于珠蛋白基因突变导致珠蛋白结构异常的分子病。目前全世界已发现的异常血红蛋白有近 1000 种，其中近一半异常血红蛋白可造成人体不同程度的功能障碍，导致异常血红蛋白病，常见的有镰形细胞贫血症、血红蛋白 M 病、不稳定血红蛋白病、氧亲和力异常的血红蛋白病等。

镰形细胞贫血症 (sickle cell anemia) 是由 β－珠蛋白基因缺陷所引起的一种疾病，呈现常染色体隐性遗传。患者 β－珠蛋白基因的第 6 位密码子由正常的 GAG 变成了 GTG（A → T），使其编码的 β－珠蛋白 N 端第 6 位氨基酸由正常的谷氨酸（Glu）变成了缬氨酸（Val），形成 HbS（血红蛋白 S），在缺氧情况下 HbS 聚合形成长棒状聚合物，使红细胞镰变。由于红细胞镰变引起血液黏度增高，导致红细胞堆积，堵塞微循环，引起局部缺血、缺氧甚至坏死，产生剧痛。因血管堵塞的部位不同可导致不同器官的病变，如肺、肾、脑、心等器官的损伤。又因为镰变细胞的变形性降低，易在脾和肝滞留破坏，故出现溶血性贫血症状。纯合子症状严重，为镰状红细胞贫血。杂合子一般不表现临床症状，为镰状细胞性状，但偶有表现为轻度贫血症状。

2. 地中海贫血（thalassemia） 是由于某种珠蛋白基因突变或缺失，使相应的珠蛋白链合成障碍，导致类 α 链和类 β 链合成不平衡，结果相对"过剩"的珠蛋白链自身聚集。一方面它们影响正常的携氧功能；另一方面它们会沉降在红细胞膜上，使膜的变形能力降低、脆性增加。当这些红细胞通过狭窄的毛细血管时，易受挤压而破裂，引发溶血性贫血。地中海贫血分为 α－地中海贫血和 β－地中海贫血 2 种类型。临床上根据患者溶血性贫血的严重程度，将 β－地中海贫血分为重型、中间型和轻型 3 种类型。

（1）α－地中海贫血：致病基因定位于 16 号染色体，因 α－珠蛋白基因缺失或者异常导致 α－珠蛋白链的合成受阻而引起的溶血性贫血。在中国，该病常见于南方。大多数 α－地中海贫血属于缺失型，因 α－珠蛋白基因缺失所致。而 α 基因缺失可能是因为减数分裂过程中，16 号染色体类 α 基因发生错误配对和不等价交换，导致其中的一条染色体的 α 基因片段增加，而另一条染色体的 α 基因片段缺失。

（2）β－地中海贫血：致病基因定位于 11 号染色体，因 β－珠蛋白基因缺失或者突变导致 β－珠蛋白链的合成受阻而引起的溶血性贫血。目前发现的绝大多数 β－地中海贫血是因 β－珠蛋白基因突变所致。β－珠蛋白基因突变可能发生在编码序列，也可能发生在非编码序列。其中重型 β－地中海贫血患者 β－链合成受到抑制或者合成量极少，导致 α 链合成过多，最终引发严重溶血现象。患儿出生后几个月便出现贫血症状，同时伴有肝脾大，腹部凸起，骨质疏松。

（二）血浆蛋白病

血浆蛋白是存在于血液中的多种功能蛋白的总称。血浆蛋白在体内起着凝血、止血、免疫防御和物质运输等重要作用。人类血浆蛋白基因突变会导致相应的血浆蛋白病（plasma protein disease）。

血友病（hemophilia）是一组凝血因子缺乏症，表现为遗传性的凝血障碍。血友病包括 A、B、C 三型，其中以血友病 A 较为常见。

血友病 A 又称甲型血友病或抗血友病球蛋白（AHG）缺乏症，是血浆中凝血因子Ⅷ缺乏所致的 X 连锁隐性遗传病，因过去曾在欧洲某些皇族中遗传，故又称"皇室病"。该病以凝血障碍为特征，表现为特殊的出血倾向：轻微创伤后流血不止或反复自发性的缓慢持续出血，出血部位广泛，可涉及皮肤、黏膜、肌肉、关节腔等各组织、器官，可形成血肿。

目前，该病可通过测定 AHG 水平检出杂合体，可应用分子生物学技术进行产前诊断，可使用 AHG 制剂进行替代治疗，此病的基因治疗研究正在进行之中。

（三）受体蛋白病

受体是存在于细胞膜、细胞质或细胞核里的一类能接受和传递外界信息的特殊蛋白质。信号分子与相应的受体结合后，会引起细胞一系列反应，影响机体组织的生理过程。受体蛋白基因突变会引起受体蛋白结构或数量异常而导致受体蛋白病。

家族性高胆固醇血症（familial hypercholesterolemia，FH）是一种受体蛋白病，是常见的高脂蛋白血症之一。FH 患者的血浆中，胆固醇和三酰甘油含量特异性增高，其中以低密度脂蛋白和胆固醇增高最为明显。增高的胆固醇可沉积在血管壁上造成动脉粥样硬化，引发冠心病；沉积在皮肤、肌腱等组织，则形成黄色瘤。

FH 是由于患者低密度脂蛋白受体蛋白（LDLR）遗传性缺陷所致。LDLR 基因位于 19p13，长度 45kb，由 18 个外显子组成。已知的突变类型各种各样，包括缺失（主要）、错义突变、无义突变、移码突变及整码突变等。本病为常染色体显性遗传病，表现为不完全显性，显性纯合体受损较严重，青少年期甚至童年期便表现有心绞痛和心肌梗死症状，可能猝死。杂合体则发病较晚，病情较轻。

（四）膜转运载体蛋白病

细胞膜转运糖、氨基酸等物质必须借助膜转运蛋白的协助，通过易化扩散、主动转运等方式才能进出细胞膜。膜转运蛋白包括载体蛋白、通道蛋白、离子泵等。若基因缺陷使转运蛋白的质或量发生异常，则会影响某种物质的转运，继而发生相应的膜转运载体蛋白病。目前已知膜转运蛋白病有 10 多种，常见的有胱氨酸尿症、肝豆状核变性、囊性纤维样变及先天性葡萄糖、半乳糖吸收不良症等。

（五）胶原蛋白病

胶原蛋白病（inherited disorders of collagen）也称结缔组织遗传病，是一组胶原蛋白遗传性改变引起的疾病，如 Ehlers–Dahlos 综合征、Alport 综合征（遗传性肾炎）、Marfan 综合征、成骨不全等。

Ehlers–Danlos 综合征（EDS）是 I 型胶原基因突变和（或）胶原合成酶活性缺陷导致的疾病，临床分 10 个亚型。其特征是关节伸展过度，皮肤变薄、脆弱、弹性差，并有其他结缔组织受损的表现，可出现不同部位的憩室或腹股沟疝等。

第四节　单基因遗传病的再发风险估计

再发风险（recurrence risk）又称复发风险，是指患者所患遗传病在家系亲属中再次发生的风险，一般用百分率（%）或者比例（1/2，1/4……）来表示。用再发风险评估单基因病的前提是已知家系所患疾病的遗传方式。

一、基因型确定者的后代再发风险的估计

在单基因遗传中，基因型能够确定的个体再发风险的估计可根据致病基因的定位与性质，系谱特点，按照孟德尔遗传的基本规律进行推算。

（一）常染色体显性遗传病

通常情况下，常染色体显性遗传病患者子女的再发风险是 1/2；夫妇双方均为杂合体患者时，子女发病风险是 3/4；患者正常同胞的子女一般不会患该遗传病；正常个体后代无患病风险。在具体评估中常常遇到的问题有不规则显性遗传和新生突变。

1. 不规则显性遗传　一个突变基因在一个个体中有临床表达，在另一个个体中产生不可见影响。在常染色体显性遗传中，常用外显率说明基因表达与否。外显率是指一定基因型在特定的环境中形成相应表现型的比例，通常用百分率（%）来表示。例如，在 50 名杂合体（Aa）中，只有 40 名形成了与基因 A 相应的性状，另外 10 人未出现相应的性状。这时即认为基因 A 的外显率为 80%。如果在若干个具有致病基因的个体中，每一个体的致病基因都得到表达，此时外显率为 100%，称为完全外显；如果只有部分个体的基因得到表达，称为不完全外显（或外显不完全）；未外显的个体称为钝挫型。不完全外显的形成原因之一与年龄有关，但另一些外显不全的疾病与年龄或其他可检出因素无关，因此，当外显率低于 100% 时就会造成许多遗传病与孟德尔分离定律的预期不相符，计算再发风险时应该及时进行校正。

例如，视网膜母细胞瘤的外显率为 90%，子女再发风险为 $1/2 \times 90\% = 45\%$。一般认为常染色体显性遗传病患者的子女如果不发病，提示不带有致病基因，其后代也不发病。但如果该疾病外显不全，临床上没有表现的子女，可能仍带有致病基因，其后代仍有发病的可能，在进行遗传咨询时应充分考虑这一点。

2. 新生突变　对于一个完全外显的常染色体显性遗传病来说，如果在一个正常的家系中，突然出现一个新的患者，则该患者很可能是新的基因突变的结果，此患者的子代再发风险为 50%，但其弟弟、妹妹再发风险并不高于群体发病率。

（二）常染色体隐性遗传病

在常染色体隐性遗传病中，患者的基因型一定是隐性纯合体，其父母往往是表型正常的携带者，因此，该夫妇再生子女的发病风险是 1/4，正常个体是 3/4，且在表型正常的个体中有 2/3 是携带者。在小家系中患者呈散发型，大家系中可见到同时患病的同胞，患者的子女是否发病须分情况而定。①如患者配偶为完全正常的显性纯合体，则子女均是表型正常的带有隐性致病基因的携带者，即再发风险为 0。②如患者配偶为杂合体携带者，则子女的再发风险是 1/2。因杂合体在临床上不呈现疾病症状，所以很难与正常人区别，当杂合体频率较高时，而在遗传咨询时又没有考虑在内，则可能造成再发风险的推算错误。目前，大多数常染色体隐性遗传病杂合体还不能检出，只能通过家系分析来估算某个杂合体的概率。③如患者配偶为同类疾病患者，则其子女再发风险通常为 100%。

近亲婚配，罹患常染色体隐性遗传病的风险明显增加。例如，高度近视是常染色体隐性遗传病，图 4-20 是一个高度近视的系谱。III_1 和 III_2 是姑表兄妹婚配，婚后他

们生下患儿的概率为多大？如果Ⅱ₁、Ⅱ₅均为正常显性纯合子（AA）的话，那么Ⅲ₁和Ⅲ₂是携带者的概率各为 $2/3 \times 1/2 = 1/3$，他们结婚后生下患儿的概率是 $1/3 \times 1/3 \times 1/4 = 1/36$。假如高度近视群体中携带者的频率是 $1/70$，Ⅲ₁和Ⅲ₂都分别随机婚配，子女患病的概率是 $1/3 \times 1/70 \times 1/4 = 1/840$，比较上述的近亲婚配概率 $1/36$，可知近亲婚配子女发病率明显高于非近亲婚配。

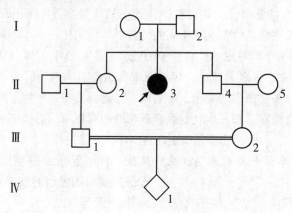

图 4-20　一个高度近视的系谱

（三）X 连锁显性遗传病

X 连锁显性遗传病较少见，发病率女性大于男性，但女性患者症状较轻。男性患者的女性后代再发风险为 1，男性后代再发风险为 0；女性患者的后代再发风险无论男女均为 1/2。

（四）X 连锁隐性遗传病

X 连锁隐性遗传病也较少见，发病率男性大于女性，男性患者的后代再发风险为 0，但女儿均是携带者；女性携带者的男性后代再发风险为 1/2，女性后代再发风险为 0（1/2 的概率是携带者）。

二、基因型不确定者的后代再发风险的估计

（一）家系遗传病因不明确但可以推断亲代基因型

对某些完全外显又无延迟显性遗传现象且遗传方式明确的单基因遗传病患者，因各种原因致病突变可能暂时无法确定，但可以推测已发病个体为显性致病基因杂合体或隐性致病基因纯合体，然后评估再发风险。

隐性致病基因携带者无法根据其表型进行基因型推断，但假如该个体家系材料比较充分，可以利用连锁分析进行间接基因诊断，通过风险染色体的传递情况判断是否携带致病基因，再进行再发风险的评估。

（二）家系遗传病因不明确且亲代基因型未知

如果夫妇双方或者一方的基因型根据系谱不能确定，而系谱中又提供其他信息，像正常子女数、实验室检查有关数据、年龄等。此时若要估计该夫妇未发病子女或再

重点提示

Bayes 定理在遗传病再发风险评估的应用。

次生育子女的再发风险，就要运用 Bayes 定律。Bayes 定律（Bayes theorem）又称逆概率定律，此定律可对遗传学基本原理所推定的再发风险值进行修正，使再发风险更接近实际情况。

运用 Bayes 定律评估再发风险时常用的概念如下。①前概率：根据孟德尔分离定律推算的某成员具有某基因型的理论概率。例如，AD 病患者子女为杂合体的概率为 1/2，此 1/2 即为前概率。②条件概率：就在某种假设条件下出现某种特定情况的概率。例如，假设夫妻双方都为 AR 病的携带者，他们生出一个不罹患 AR 病孩子的概率为 3/4；生出 3 个均不患 AR 病孩子的概率为 $3/4 \times 3/4 \times 3/4 = 27/64$。这里 3/4、27/64 均为条件概率。③联合概率：为前概率和条件概率说明的两个事件同时出现的概率，即前概率和条件概率的乘积。④后概率：是假设特定条件下的联合概率除以所有假设条件下联合概率总和，也就是联合概率的相对概率。后概率的计算考虑了特定条件所提供的信息，因此，比前概率更切合实际。

1. 根据外显率估计后代患 AD 病的风险 视网膜母细胞瘤的外显率为 90%，

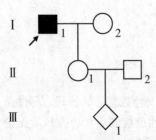

图 4-21 一个视网膜母细胞瘤的系谱

图 4-21 是一个视网膜母细胞瘤的系谱，II_1 和 II_2 婚后所生子女是否会患视网膜母细胞瘤？

由于 II_1 的基因型不能确定，需要按 Bayes 定律计算该夫妇所生子女患视网膜母细胞瘤的风险。由 I_1 为患者可知，II_1 基因型是 Aa 和 aa 的前概率都是 1/2，II_1 是 Aa 且不发病的条件概率是 $1-0.9 = 0.1$，II_1 是 aa 不发病的条件概率为 1。因此，可计算出 II_1 在两种假设情况下的联合概率和后概率（表 4-6）。II_1 是 Aa 的概率是 0.09，婚后生育患儿的概率为 $0.09 \times 0.9 \times 0.5 = 0.0405$。

表 4-6 Bayes 定律计算视网膜母细胞瘤系谱中 II_1 是杂合体的概率

概率	II_1 是杂合体	II_1 非杂合体
前概率	0.5	0.5
条件概率	$1 - 0.9 = 0.1$	1
联合概率	$0.5 \times 0.1 = 0.05$	$0.5 \times 1 = 0.5$
后概率	$0.05/(0.05 + 0.5) = 0.09$	$0.5/(0.05 + 0.50) = 0.91$

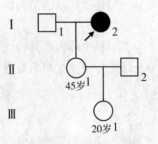

图 4-22 一个 Huntington 舞蹈病的系谱

2. 根据个体年龄估计延迟显性的发病风险 Huntington 舞蹈病为常染色体延迟显性遗传病，依调查可知杂合体个体在 20 岁前发病者约占 8%，43 岁发病者约占 64%。图 4-22 是一个 Huntington 舞蹈病的系谱，II_2 的母亲患 Huntington 舞蹈病，II_2 现年 45 岁，尚未发病。III_1 已 20 岁表型正常，是否会患此病？若患病，概率有多大？

众所周知，Huntington 舞蹈病为延迟显性遗传病，发病与年龄有关，因此，II_1 和 III_1 是否为杂合体不能确定，需要用 Bayes 定律计算 II_1、III_1 是杂合体的概率。因 I_2 是杂合体，依定律计算出 II_1 为 Aa 和 aa 的前概率均为 0.5，当 II_1 为 Aa 时，她 43 岁时未发病的条件概率为 $1-0.64$ = 0.36；当 II_1 为 aa 时，43 岁时未发病的条件概率为 1。由此可计算出两种假设条件下 II_1 基因型的联合概率和后概率（表 4-7）。

表 4-7 Bayes 定律计算 Huntington 舞蹈病系谱中 II_1 是杂合体的概率

概率	II_1 是杂合体	II_1 是非杂合体
前概率	0.5	0.5
条件概率	$1-0.64$ = 0.36	1
联合概率	0.5×0.36 = 0.18	0.5×1 = 0.5
后概率	$0.18/(0.18+0.5)$ = 0.26	$0.5/(0.18+0.50)$ = 0.74

因 II_1 是杂合体的概率为 0.26，所以，根据遗传规律 III_1 是 Aa 的前概率是 $1/2 \times 0.26$ = 0.13，III_1 是 aa 的前概率是 $1-0.13$ = 0.87。III_1 是 Aa 在 20 岁时尚未发病的条件概率是 $1-0.08$ = 0.92，III_1 是 aa 在 20 岁时尚未发病的条件概率是 1。由此，求出联合概率和后概率（表 4-8）。

表 4-8 Bayes 定律计算 Huntington 舞蹈病系谱中 III_1 是杂合体的概率

概率	III_1 是杂合体	III_1 是非杂合体
前概率	$1/2 \times 0.26$ = 0.13	$1-0.13$ = 0.87
条件概率	$1-0.08$ = 0.92	1
联合概率	0.13×0.92 = 0.12	1×0.87 = 0.87
后概率	$0.12/(0.12+0.87)$ = 0.12	$0.87/(0.12+0.87)$ = 0.88

从上述计算可知 III_1 是 Aa 的概率为 0.12，所以 III_1 目前发病的风险为 $0.12 \times 8\%$ = 0.96%，其 43 岁时发病的风险为 $0.12 \times 64\%$ = 7.68%。

3. 估计 AR 的发病风险 近亲婚配可明显提高后代中常染色体隐性遗传病的发病风险，全面观察近亲婚配所生子女的患病情况，可准确计算发病风险。如图 4-23 是一个先天性聋哑（AR）的系谱，一个先天聋哑患者（III_2）与他的姑表妹（III_3）婚后生了一个正常的女儿，如果再生孩子，患先天性聋哑的风险如何？

由于 III_2 为患者，故 II_1 和 II_2 必然都为携带者，II_3 为携带者的可能性为 1/2（因兄妹之间基因相同的可能性为 1/2），III_3 为携带者的前概率为 $1/2 \times 1/2$ = 1/4，III_3 不是携带者的前概率为 $1-1/4$ = 3/4。再从系谱中看，III_2 和 III_3 婚后已经生出一个正常的女儿。如果 III_3 为携带者，生出正常女儿的概率为 1/2；如果 III_3 不是携带者，生出正常女儿的概率为 1，依此

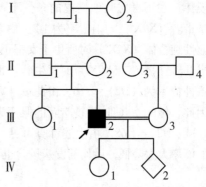

图 4-23 一个先天性聋哑（AR）的系谱

求出Ⅲ₃是携带者的后概率是 1/7（表 4–9）。

表 4–9　Bayes 定律计算先天性聋哑系谱中Ⅲ₃是携带者的概率

概率	Ⅲ₃是携带者	Ⅲ₃不是携带者
前概率	1/4	3/4
条件概率	1/2	1
联合概率	$1/4 \times 1/2 = 1/8$	$3/4 \times 1 = 3/4$
后概率	$\dfrac{1/8}{1/8+3/4} = 1/7$	$\dfrac{3/4}{1/8+3/4} = 6/7$

由于纯合子（aa）与携带者（Aa）婚后生出患者（aa）的风险为 1/2，所以Ⅲ₂和Ⅲ₃再生孩子是先天性聋哑的风险为 $1/2 \times 1/7 = 1/14$，随着连续出生健康孩子的增多，则Ⅲ₃是携带者的风险越来越小，但最终不能断言她不是携带者。如果Ⅲ₂和Ⅲ₃一旦生出患儿，即可确定Ⅲ₃就是携带者，此时Ⅲ₃生出患儿的风险就上升到 1/2。

4. 估计 XR 的发病风险　例如，血友病 A 是 X 连锁隐性遗传病，图 4–24 是一个血友病 A 的系谱，妇女Ⅲ₅的两个舅舅患此病，她的后代是否会患此病？

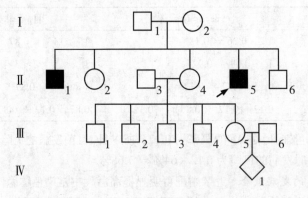

图 4–24　一个血友病 A 的系谱

根据系谱，Ⅰ₂肯定是携带者，Ⅱ₄可能是携带者也可能是显性纯合体。根据遗传规律，在不考虑其他情况的条件下，Ⅱ₄是显性纯合体（$X^A X^A$）的前概率为 1/2，是携带者（$X^A X^a$）的前概率为 1/2。由系谱已知，她已经生了 4 个正常的儿子，当Ⅱ₄是显性纯合体（$X^A X^a$）时所生子女都正常，因此，四个儿子均正常的条件概率为 $1^4=1$；当Ⅱ₄是携带者（$X^A X^a$）时每生一个正常男孩的概率为 1/2，因此，四个儿子均正常的条件概率为 $(1/2)^4=1/16$。由此可计算出Ⅱ₄是携带者的最后概率为 1/17（表 4–10）。因此，她的女儿Ⅲ₅是携带者的概率为 $1/17 \times 1/2 = 1/34$，将来生育儿子的发病风险为 $1/34 \times 1/2 = 1/68$。由上述计算可见，由于Ⅱ₄有 4 个正常的儿子，因此，她是携带者的概率大大降低，后代的发病风险也相应降低。

表 4-10　Bayes 定律计算血友病 A 系谱中 II_4 是携带者的概率

概率	II_4 是 X^AX^a	II_4 是 X^AX^A
前概率	1/2	1/2
条件概率	$(1/2)^4 = 1/16$	1
联合概率	$1/2 \times 1/16 = 1/32$	$1/2 \times 1 = 1/2$
后概率	$\dfrac{1/32}{1/32+1/2}=1/17$	$\dfrac{1/2}{1/32+1/2}=16/17$

第五节　影响单基因遗传病分析的因素

由于单基因遗传是由一对等位基因控制的，基因的遗传完全遵循孟德尔遗传定律。理论上，单基因遗传对应的表型应与其基因遗传规律相一致，通过系谱分析，找出该表型在家系图中的出现规律，就可以推断该单基因遗传的类型。但实际上，会有很多因素对单基因遗传病表型产生影响，干扰系谱分析，从而影响对单基因遗传病类型的判断，在应用时要对这些影响因素加以排除。对单基因遗传表型产生影响的主要有以下几个方面。

一、表现度

表现度（expressivity）是指具有同一基因型的不同个体，由于各自遗传背景的不同，其表型所表现的程度出现显著的差异。例如 G-6-PD（葡萄糖 -6- 磷酸脱氢酶）缺乏症（XR）患者就有几种不同类型。①暴发型：突然出现溶血的危象，深度昏迷、惊厥，处理不当可在 24 ~ 48 小时死亡；②轻型：头痛、恶心、呕吐、四肢疼痛、腹痛，短期内有血红蛋白尿和轻度贫血；③钝挫型：只有头痛、恶心、呕吐等症状，无血红蛋白尿，易被忽视。

重点提示
表现度的概念。

二、基因多效性

基因多效性（pleiotropy）是指一个基因可以决定或影响多个性状。在个体的发育过程中，很多生理生化过程都是互相联系、互相依赖的。基因的作用是通过控制新陈代谢的一系列生化反应而影响到个体发育的方式，从而决定性状的形成。因此，一个基因的改变可能直接影响其他生化过程的正常进行，从而引起其他性状发生相应改变。例如，Marfan 综合征是一种全身性结缔组织病，患者既有身材瘦高、四肢细长、手足关节松弛、指（趾）纤细呈蜘蛛指（趾）样等骨骼系统异常及晶状体异位、近视等症状，还有二尖瓣功能障碍、主动脉扩张、主动脉瘤等心血管系统畸形。

造成基因多效性的原因，可从两个方面进行分析，一是基因通过转录和翻译形成的产物（蛋白质或酶）直接间接控制或影响不同组织和器官的代谢功能，即所谓的初级效应，如镰形细胞贫血症由于存在异常血红蛋白（Hbs）引起红细胞形状异常，这是初级效应；二是在基因初级效应的基础上通过连锁反应引起的一系列次级效应，如镰状红细胞使血液黏滞度增加、局部血流停滞、各组织器官的血管梗死、组织坏死，导致各种临床表现，即是初级效应后引起的次级效应。

三、遗传异质性

遗传异质性（heterogeneity）是指表现型一致的个体或临床表现相同的同种疾病，是由不同的基因型产生的现象。因为遗传基础不同，所以在遗传方式、发病年龄、病程进展、受累程度、预后及复发风险等都可能不同，这种情况是相当普遍的。

先天性聋哑存在明显的遗传异质性，有 AR、AD 和 XR 三种遗传方式。属 AR 的又有 I 型、II 型，I 型估计有 35 个基因座，II 型有 6 个基因座；属 AD 的有 6 个基因座；属 XR 的有 4 个基因座。因此，常可见到两个先天性聋哑患者所生子女全部正常，这是由于父母聋哑基因不在同一基因座所致。如 DDee（聋哑）×ddEE（聋哑）→ DdEe（正常），父亲由致病基因 ee 致先天聋哑，母亲是由另一对致病基因 dd 致先天聋哑，故他们婚配后子代中不出现聋哑孩子是有可能的。

四、遗传早现

遗传早现（genetic anticipation）是指一些遗传病（通常为显性遗传病）在连续几代的遗传中，发病年龄提前而且病情严重程度增加。例如，Huntington 舞蹈症是一种 AD 病，一般在 35～40 岁才发病，早期表现为行走困难、站立不稳，语言不清；晚期则有下肢瘫痪。在图 4-8 的系谱中，I_1 39 岁发病，II_3 38 岁发病，III_3 30 岁发病，而 IV_1 23 岁就已瘫痪。在该病的许多家庭中，都可看到遗传早现的现象。研究表明，遗传早现与有关基因的 STR 序列（尤其是三核苷酸重复序列）动态突变有关。

五、从性遗传和限性遗传

常染色体基因所控制的性状，其表现型因受性别影响而在男女性中分布比例或表现程度上存在差别，这种遗传方式称为从性遗传（sex-influenced inheritance）。

遗传性早秃（hereditary alopecia）为常染色体显性遗传病，男性显著多于女性，女性仅表现为头发稀疏，很少全秃。杂合体（Aa）男性会出现早秃，相反，女性杂合体不出现早秃，只有纯合体（BB）才出现早秃。研究表明秃顶基因是否表达还受雄性激素的影响，如果杂合体（Aa）女性体内雄性激素水平升高也会秃顶。

一种遗传性状或遗传病的致病基因位于常染色体或性染色体上，其性质可以是显性或隐性，但由于性别导致的生理结构的限制，只在一种性别中得以表现，而在另一性别中完全不能表现，但这些基因都可以向后代传递，这种遗传方式称为限性遗传（sex-limited inheritance）。例如，子宫阴道积水由常染色体隐性基因决定，男性因生理结构的限制不能表现该性状，致病基因按孟德尔遗传方式向后代传递。

从上述从性遗传和限性遗传的特点可知，并非所有表现出性别差异的遗传性状或遗传病都是性连锁遗传，在常染色体遗传病中有时也可见到性别差异，应注意加以区别。

六、遗传印记

越来越多的研究显示，分别来自父方和母方的两条同源染色体（或一对等位基因），会表现出功能上的差异。因此，当他们其一发生改变时，会因为所改变的染色体的来源不同而使所形成的表型也有不同，这种现象称为遗传印记（genetic imprinting）或亲代印记。

由于印记效应，一些单基因遗传病的表现度和外显率也受到突变基因亲代来源的影响。例如，Huntington舞蹈病，如果母亲是患者，则其子女的发病年龄与母亲的发病年龄一样；然而如果父亲是患者，则其子女的发病年龄比父亲的发病年龄有所提前。

（杜晓敏　吴星禄）

课后练习

一、单选题

1. 下列哪一条不符合常染色体显性遗传的特征（　　）

 A. 男女患病机会均等

 B. 系谱中可看到连续遗传现象

 C. 患者都是纯合体（AA）发病，杂合体（Aa）都是携带者

 D. 患者的子女约有1/2的可能性为患者

 E. 双亲无病时，子女一般不会患病

2. 软骨发育不全是一种不完全显性遗传病，表现在（　　）

 A. 杂合体的表现型与显性纯合体完全一样

 B. 杂合体的表现型与隐性纯合体完全一样

 C. 杂合体的表现型介于显性纯合体与隐性纯合体之间

 D. 杂合体的表现型接近显性纯合体

 E. 杂合体的表现型接近隐性纯合体

3. 一对等位基因之间没有显性和隐性的区别，在杂合状态下，两种基因的作用都完全表现出来的遗传方式为（　　）

 A. 完全显性遗传　　　　B. 不完全显性遗传　　　　C. 共显性遗传

 D. 不规则显性遗传　　　E. 延迟显性遗传

4. 母亲为AB血型，父亲为B血型，女儿为A血型，如果再生育，孩子的血型仅可能有（　　）

 A. A型和B型　　　　　B. B型和AB型　　　　　C. A型、B型和AB型

 D. A型和AB型　　　　 E. A型、B型、AB型和O型

5. 在世代间呈散发性，不连续传递且无性别分布差异的遗传病为（　　）

 A. 常染色体显性遗传病　 B. 常染色体隐性遗传病　 C. X连锁显性遗传病

 D. X连锁隐性遗传病　　　E. Y连锁遗传病

6. 关于X连锁隐性遗传，下列哪一条说法是错误的（　　）

 A. 系谱中往往只看到男性患者

 B. 如果女儿是患者，其父亲一定是同病患者

 C. 双亲无病时，子女均不会患病

 D. 具有交叉遗传现象

E. 母亲有病，父亲正常，儿子都是患者，女儿都是携带者

7. 苯丙酮尿症患者体内缺乏（　　　）

　　A. 苯丙氨酸羟化酶　　　　B. 酪氨酸酶　　　　　　　C. 精氨酸酶

　　D. 半乳糖激酶　　　　　　E. 葡萄糖 –6– 磷酸酶

8. 李某为镰形细胞贫血症患者，经检测发现：β – 珠蛋白基因的第 6 位密码子由正常的 GAG 变成了 GTG（A → T），使其编码的 β – 珠蛋白 N 端第 6 位氨基酸由正常的谷氨酸（Glu）变成了（　　　）

　　A. 赖氨酸　　　B. 缬氨酸　　　C. 苯丙氨酸　　　D. 亮氨酸　　　E. 精氨酸

9. Huntington 舞蹈病为常染色体显性遗传病，如其外显率为 80%，一个杂合型患者与一正常人婚后生育患儿的概率为（　　　）

　　A. 20%　　　B. 40%　　　C. 60%　　　D. 80%　　　E. 100%

10. 一对夫妇表型正常，妻子的弟弟是白化病患者。如果白化病基因在人群中携带者的频率为 1/70，这对夫妇生下白化病患儿的概率是（　　　）

　　A. 1/4　　　B. 1/280　　　C. 1/140　　　D. 1/420　　　E. 1/840

11. 一对夫妇表型正常，婚后生了一白化病的女儿，这对夫妇的基因型是（　　　）

　　A. AA 和 Aa　　B. AA 和 AA　　C. Aa 和 Aa　　D. aa 和 Aa　　E. aa 和 aa

12. 眼白化病 I 型患者体内缺乏（　　　）

　　A. 苯丙氨酸羟化酶　　　　　　　B. 半乳糖激酶

　　C. 酪氨酸激酶　　　　　　　　　D. 葡萄糖 –6– 磷酸脱氢酶

　　E. 葡萄糖脑苷脂酶

二、思考题

1. 如何根据系谱区分常染色体显性遗传病和 X 连锁显性遗传病？

2. 家族性胆固醇血症是常染色体显性遗传病，一位患者的父母、爷爷和姥姥是患者，但是他的奶奶和姥爷未患病，问这位患者与一正常人结婚，所生子女是患者的可能性是多少？

3. 从遗传学角度解释以下情况：①双亲全为聋哑，但其后代正常；②双亲全正常，其后代出现聋哑；③双亲全为聋哑，其后代全为聋哑。

第五章　多基因遗传与多基因遗传病

学习目标

1. 掌握多基因遗传的特点，质量性状与数量性状遗传的特点。
2. 熟悉多基因遗传病的特点、复发风险的估计。
3. 了解常见多基因遗传病。

案例引入

患者，女，25岁，G1P0，孕27周，否认家族史及孕期服药史，血清检查缺陷风险系数为7.34，神经管筛查结论为高危。超声检查：胎儿小脑极小，呈香蕉型，突向枕骨大孔（图a）；椎弓向两侧张开，呈"U"形，表面为菲薄脊膜覆盖（图b）；脑室极度扩张，严重脑积水；脊髓脊膜膨出形成包块，表面显示皮肤及软组织缺损；冠状切面两条平行的椎弓骨化中心在裂开处异常增宽、膨大；条状神经位于脊髓脊膜膨出囊性包块内。

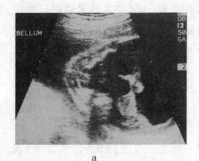
a

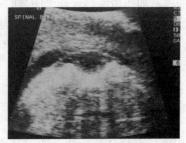
b

讨论分析：

（1）患者最可能的诊断什么？

（2）该病的遗传方式、发病原因是什么？

（3）下次妊娠时如何预防？

解析路径导航：

（1）胎儿椎弓向两侧张开，呈"U"形（图b），这是诊断脊柱裂最重要的声像图表现；胎儿小脑蚓部突向枕骨大孔，整个小脑也出现下陷，紧贴后颅窝底，呈香蕉型（图a），这是脊柱裂的另一重要特征。故诊断为开放性脊柱裂（神经管缺陷的一种）。

（2）该病的遗传方式为多基因遗传，发生原因复杂，是遗传因素与环境因素相互作用的结果。母亲孕早期维生素缺乏，特别是叶酸缺乏可能是导致神经管缺陷发生的主要原因。妊娠期肉、蛋、豆类缺乏，以及某些药物、射线、致畸因子等均可能引起脊柱裂。

（3）应用多种维生素可降低神经管缺陷的发生，建议妊娠前 3 个月及孕早期补充叶酸 0.4 ～ 0.8mg/d，或含叶酸的复合维生素。既往生育过神经管缺陷患儿的夫妇，每天补充叶酸 4mg。因此胎为患胎，下次妊娠建议行超声筛查，或介入性产前诊断，凡在有生机儿之前诊断为脊柱裂，建议终止妊娠。

人类一些常见的先天畸形和疾病如高血压、糖尿病、冠心病等，常表现有家族聚集现象，但系谱分析又不符合一般的常染色体显性、隐性或性连锁遗传方式，患者同胞发病率远低于 1/2 或 1/4，只有 1% ～ 10%。群体中这类疾病的发病率大多超过 0.1%，因此，被认为是常见病。研究表明，这些疾病的发生不是由一对等位基因决定的，而是由多对等位基因共同决定，因此，这类疾病称为多基因遗传病（polygenic disease）。同时，疾病的形成还受环境因素的影响，故也称为多因子病。

第一节　多基因遗传

在多基因遗传中，遗传性状或遗传病不是由一对等位基因决定的，而是由多对等位基因共同决定，每对等位基因彼此之间没有显性与隐性的区分，而是共显性。这些等位基因对遗传性状或遗传病的效应是微小的，故称为微效基因，但是多对的微效基因可以通过累加作用而形成一个明显的表型性状，称之为累加效应，所以这些基因又称为累加基因。多基因遗传性状或遗传病除受微效基因作用外，还受环境因素的影响，因此，把这种遗传方式称为多基因遗传（polygenic inheritance）。

一、质量性状和数量性状

（一）质量性状

单基因遗传的性状或疾病，如豌豆茎的高度、人的白化病、红绿色盲、多指、并指等。它们的遗传基础是一对基因，相对性状之间差别显著，常表现为有或无的变异，中间没有过渡类型，即性状的变异在一个群体中的分布是不连续的，这样的性状称为质量性状（discrete characters）。在完全显性遗传的情况下，性状在群体中的变异分布表现为 2 个峰。例如，并指属 AD，而且是完全显性，DD、Dd 两种基因型均表现为并指，dd 表现为正常人。如果将此性状在人群中的分布绘图，可绘出 2 个峰（图 5-1a）。在不完全显性遗传的情况下，性状在群体中的变异分布表现为 3 个峰。又如，正常人的苯丙氨酸羟化酶活性为 100%，决定于基因型 DD；苯丙酮尿症患者的酶活性为正常人的 0% ～ 5%，决定于基因型 dd；杂合体基因型 Dd 个体（携带者）的酶活性为正常人的 45% ～ 55%。如果把苯丙氨酸羟化酶活性在人群中的分布绘图，可绘出 3 个峰，可见三者之间的分布仍然是不连续的（图 5-1b）。

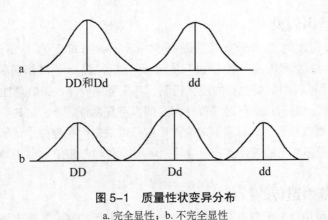

图 5-1　质量性状变异分布

a. 完全显性；b. 不完全显性

（二）数量性状

多基因遗传的性状与单基因遗传不同，性状的变异分布是连续的，不同变异个体之间只有数量上或程度上的差异，没有质的不同，这样的性状称为数量性状（quantitative characters）。人的身高、体重、肤色、血压和智力都属于数量性状。以人的身高为例，在一个随机取样的群体中测量，可以看到身高是由矮到高逐渐过渡的，即变异在群体中的分布是连续的。把身高变异分布绘成曲线，只有 1 个峰，大部分人接近平均身高，很矮（低于 140cm）和很高（高于 180cm）的个体只占少数，变异呈正态分布（图 5-2）。

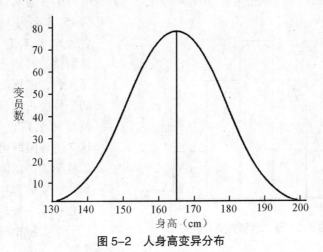

图 5-2　人身高变异分布

数量性状的变异特征是多基因遗传的基本特征，它与单基因遗传的质量性状有所不同。其区别见表 5-1。

表 5-1　质量性状与数量性状的比较

	质量性状	数量性状
遗传基础	由一对基因控制	由多对微效基因控制
性状变异表现	变异呈不连续分布	变异呈连续分布
环境的影响	对环境不敏感	对环境敏感
研究水平	侧重于家系研究	侧重于群体研究

二、多基因假说

1909 年，瑞典的遗传学家尼尔逊·埃尔（Nilsson-Ehle）以小麦种子为实验材料，对小麦种皮的颜色这一性状进行大量研究后，提出了多基因假说（polygene hypothesis），用以说明数量性状的遗传机制。其主要内容是：①数量性状的遗传基础是 2 对或 2 对以上基因。②每对等位基因之间没有显隐性之分，是共显性的。③每对等位基因属于微效基因，具有累加效应。④这些微效基因是遵循孟德尔定律遗传的。⑤数量性状除受多基因的遗传基础影响外，环境因素对它也有一定的影响。

三、多基因遗传的特点

数量性状是由许多数目不详、作用微小的微效基因控制，其遗传基础比质量性状的遗传基础要复杂得多。那么，它是如何进行的呢？现以人类的肤色为例来解释数量性状的遗传机制。假设人类的肤色由 AA′、BB′、CC′ 三对等位基因（非连锁）决定。A、B、C 表示黑色基因且作用相等，A′、B′、C′ 表示白色基因且作用相等，A 与 A′、B 与 B′、C 与 C′ 之间均为共显性。基因型为 AABBCC 者则为纯黑肤色，基因型为 A′A′B′B′C′C′ 者则为纯白肤色。若这两种基因型的个体婚配，子 1 代基因型均为 AA′BB′CC′，理论上均为中黑肤色，但由于受环境因素的影响，子 1 代的肤色仍会有差异。若子 1 代个体间婚配，由于其基因型均为 AA′BB′CC′，根据分离和自由组合定律，均可产生 8 种不同类型的配子（ABC、A′BC、AB′C、ABC′、A′B′C、AB′C′、A′BC′、A′B′C′），配子之间随机结合，子 2 代中可有 64 种基因组合（其分布为 0′ 者为 1，1′ 者为 6，2′ 者为 15，3′ 者为 20，4′ 者为 15，5′ 者为 6，6′ 者为 1），形成 27 种基因型。大部分个体仍具有中黑肤色，纯黑肤色和纯白肤色的个体所占比例很少，变异的范围更为广泛（表 5-2）。将这 7 组基因型组合频数分布绘成柱形图，以横坐标为组合类型，纵坐标为频数，各柱形顶端连接成一线，即可得到趋势近于正态分布的曲线（图 5-3）。

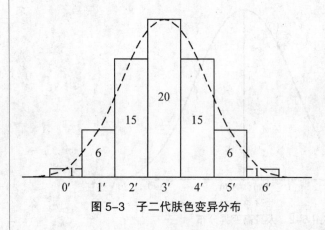

图 5-3 子二代肤色变异分布

表 5-2 子一代婚配产生的子二代基因组合

配子	ABC	A′BC	AB′C	ABC′	A′B′C	AB′C′	A′BC′	A′B′C′
ABC	AABBCC	AA′BBCC	AABB′CC	AABBCC′	AA′BB′CC	AABB′CC′	AA′BBCC′	AA′BB′CC′
A′BC	AA′BBCC	A′A′BBCC	AA′BB′CC	AA′BBCC′	A′A′BB′CC	AA′BB′CC′	A′A′BBCC′	A′A′BB′CC′
AB′C	AABB′CC	AA′BB′CC	AAB′B′CC	AABB′CC′	AA′B′B′CC	AAB′B′CC′	AA′BB′CC′	AA′B′B′CC′
ABC′	AABBCC′	AA′BBCC′	AABB′CC′	AABBC′C′	AA′BB′CC′	AABB′C′C′	AA′BBC′C′	AA′BB′C′C′
A′B′C	AA′BB′CC	A′A′BB′CC	AA′B′B′CC	AA′BB′CC′	A′A′B′B′CC	AA′B′B′CC′	A′A′BB′CC′	A′A′B′B′CC′
AB′C′	AABB′CC′	AA′BB′CC′	AAB′B′CC′	AABB′C′C′	AA′B′B′CC′	AAB′B′C′C′	AA′BB′C′C′	AA′B′B′C′C′
A′BC′	AA′BBCC′	A′A′BBCC′	AA′BB′CC′	AA′BBC′C′	A′A′BB′CC′	AA′BB′C′C′	A′A′BBC′C′	A′A′BB′C′C′
A′B′C′	AA′BB′CC′	A′A′BB′CC′	AA′B′B′CC′	AA′BB′C′C′	A′A′B′B′CC′	AA′B′B′C′C′	A′A′BB′C′C′	A′A′B′B′C′C′

从上面的例子可看出，多基因遗传具有几个特点：① 2 个纯合的极端个体杂交，子 1 代大部分为中间类型，但由于受环境的影响，会出现一定的变异个体；② 2 个中间类型子 1 代的个体杂交，子 2 代大部分为中间类型，但其变异范围要比子 1 代广泛，也可出现极端类型的个体。除环境因素的影响外，基因的分离和自由组合对变异的产生具有重要作用；③在一个随机杂交的群体中，变异范围更加广泛且变异呈连续性分布，但大多数个体接近中间类型，极端变异的个体很少；④对多基因遗传有直接影响作用的环境因素还有光、温度、湿度和营养等。

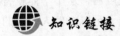 知识链接

印度狼孩的故事

1920 年 10 月，一位印度传教士辛格（Singh, J. A. L.）在印度加尔各答的丛林中发现 2 个狼哺育的女孩。大的女孩约 8 岁，小的 1 岁半左右。据推测，她们必是在半岁左右时被母狼带到洞里去的。辛格给她们起了名字，大的叫卡玛拉（Kamala）、小的叫阿玛拉（Amala）。刚被发现时，她们只懂得 6 个月婴儿所懂得的事。当她们被领进孤儿院时，一切生活习惯都同野兽一样，不会用双脚站立，只能用四肢走路。2 年后才会直立，6 年后才艰难地学会独立行走，但快跑时还得四肢并用。在 2 年后，才会发 2 个单词，4 年内只学会 6 个词，听懂几句简单的话，7 年时才学会 45 个词并勉强地学几句话。遗憾的是，阿玛拉进院不到 1 年，便死了。卡玛拉一直活到 17 岁。但她直到死还没有真正学会说话，智力只相当于三四岁的孩子。

印度狼孩的故事，证明了人类的知识和才能并非生来就有的，虽然受多基因的遗传基础影响，但是环境因素起决定性的作用。

第二节　多基因遗传病

多基因遗传病是一类发病率较高、发病较为复杂的疾病，发病率大多超过 0.1%。这些疾病可分 2 类：一类是遗传因素和环境因素共同影响形成的先天畸形，如唇腭裂、先天性心脏病、无脑儿、先天性畸形足等；另一类是多基因遗传的常见病和慢性病，如冠心病、高血压、糖尿病、哮喘等。这些疾病无论是在分析和研究其病因、发病机制时，还是在疾病再发风险评估时，都要考虑到遗传因素和环境因素两方面的影响。

一、易患性和阈值

1. 易患性　多基因遗传病的发生是遗传基础和环境因素共同决定的，其中由遗传基础决定的个体患病风险称为易感性（susceptibility），而一个个体在遗传基础和环境因素共同作用下患某种多基因遗传病的风险称为易患性（liability）。易患性是多基因

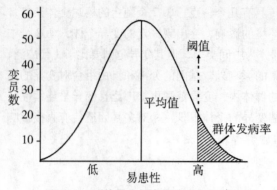

图 5-4　群体易患性变异分布与阈值

遗传病使用的一个特殊概念，易患性高患病的可能性就大；易患性低患病的可能性就小。易患性与多基因遗传性状一样，在群体中易患性变异呈正态分布（图 5-4），大多数个体的易患性接近群体的平均值，易患性很高或很低的个体都很少。

2. 阈值　当一个个体的易患性达到一定的限度后，这个个体就将患病，这个达到了足以能使人发病的易患性的最低限度就称为阈值（threshold）。实际上，在一定的环境条件下，阈值代表了发病所必需的、最低的易患基因的数量。因此，阈值可以将一个易患性连续变异的群体划分成 2 部分：一部分是正常人，另一部分是患病个体（图 5-4）。

一个群体易患性平均值的高低，可以从易患性的平均值与阈值间的距离大小来衡量。两者距离越近，其群体易患性的平均值越高，阈值越低，则群体发病率也越高。例如，当两者相距 2 个标准差时，群体发病率就达到 2.3%；反之，两者距离越远，其群体易患性平均值越低，阈值越高，则群体发病率越低。例如，当两者相距 3 个标准差时，群体发病率为 0.13%（图 5-5）。

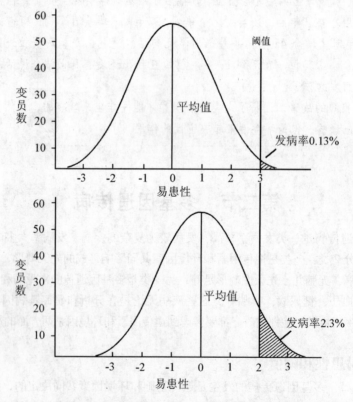

图 5-5　易患性阈值、平均值距离与发病率的关系

二、遗传率

在多基因遗传病中，易患性的高低受遗传基础和环境因素的双重影响，其中遗传基础所起作用的大小称为遗传率（heritability），又称为遗传度。遗传率一般用百分率（%）来表示。如果某种多基因遗传病完全由遗传基础决定，其遗传率就是100%，当然这种情况很少见。在多基因遗传病中，遗传率可高达70%～80%，这表明其遗传基础起着重要作用，而环境因素的影响较小，如唇裂伴或不伴腭裂、先天性髋关节脱位、先天性幽门狭窄、先天性巨结肠、精神分裂症、1型糖尿病和支气管哮喘等；遗传率为30%～40%或更低，表明环境因素在决定发病上更为重要，遗传因素的作用不显著，如先天性心脏病、消化性溃疡等。一些常见多基因遗传病群体发病率和遗传率见表5-3。

表5-3　一些常见多基因遗传病群体发病率和遗传率

疾病	群体发病率（%）	患者一级亲属发病率（%）	男：女	遗传率（%）
唇裂伴或不伴腭裂	0.17	4	1.6	76
腭裂	0.04	2	0.7	76
先天性髋关节脱位	0.1～0.2	4	0.2	70
先天性幽门狭窄	0.3	男性先证者2 女性先证者10	5.0	75
先天性畸形足	0.1	3	2.0	68
先天性巨结肠	0.02	男性先证者2 女性先证者8	4.0	80
脊柱裂	0.3	4	0.8	60
无脑儿	0.5	4	0.5	60
先天性心脏病（各型）	0.5	2.8	—	35
精神分裂症	0.5～1.0	10～15	1	80
1型糖尿病	0.2	2～5	1	75
原发性高血压	4～8	15～30	1	62
冠心病	2.5	7	1.5	65
支气管哮喘	1～2	12	0.8	80
消化性溃疡	4	8	1	37
强直性脊柱炎	0.2	男性先证者7 女性先证者2	0.2	70

三、多基因遗传病的特点

多基因遗传病与单基因遗传病相比，有明显不同的遗传特点，主要表现在以下几方面：

1. 多基因遗传病的群体发病率一般高于0.1%。

2. 多基因遗传病有家族聚集现象，患者亲属的发病率远高于群体发病率，但又低于1/2或1/4，不符合任何一种单基因遗传病的遗传方式。

3. 近亲婚配时，子女患病风险增高，但不如常染色体隐性遗传病显著，这与多基因的累加效应有关。

4. 随亲属级别的降低，患者亲属发病风险迅速下降，并向群体发病率靠拢，在群体发病率低的病种中，这种特征尤为明显。

5. 发病率有明显的种族或民族差异，这表明不同种族或民族的基因库是不同的。

四、多基因遗传病再发风险估计

由于多基因遗传病涉及多种遗传和环境因素，发病机制复杂，故很难像分析单基因遗传病那样，准确推算出发病风险。一般来说，估计多基因遗传病患者亲属的再发风险，应综合考虑下列因素。

（一）遗传率与群体发病率

多基因遗传病中，群体易患性和患者一级亲属的易患性均呈正态分布。但是，两者超过阈值而发病的部分，在数量上有所不同。患者一级亲属的发病率比群体发病率要高得多。当群体发病率为 0.1% ~ 1%，遗传率为 70% ~ 80% 时，可利用 Edward 公式：$f = \sqrt{P}$，计算患者一级亲属的发病率。式中 f 代表患者一级亲属发病率，P 代表群体发病率。例如，唇裂伴或不伴腭裂发病率为 0.17%，遗传率为 76%，患者一级亲属发病率为 $f = \sqrt{0.0017} \approx 4\%$。

当群体发病率和遗传率不在上述范围，患者一级亲属的发病率用图 5-6 查找。

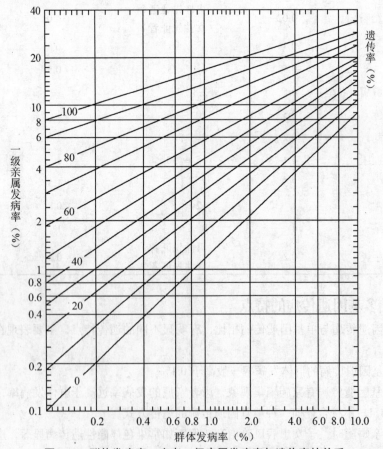

图 5-6 群体发病率、患者一级亲属发病率与遗传率的关系

例如，脊柱裂的群体发病率为 0.3%，遗传率为 60%，从图中可查出，患者一级亲属发病率为 4%。如果用 Edward 公式计算，患者一级亲属发病率为 5.5%，与实际发病率相比，风险偏大。

（二）家庭中已患病人数

一般来说，一个家庭中已患病人数越多，该病的再发风险就越大，这是微效基因的累加效应所致。例如，一对夫妇表型正常，生第一个子女患唇裂伴或不伴腭裂的风险与群体发病率相同，是 0.17%；如果他们已生了一个唇裂伴或不伴腭裂的患儿，则第二个子女患唇裂伴或不伴腭裂的风险将为 4%；如果第二个子女仍为唇裂伴或不伴腭裂的患儿，表明这对夫妇带有较多的易感性基因，他们的易患性更接近阈值，则第三个子女的再发风险将增高 2 ~ 3 倍，上升为 10%。

Smith（1971）研制了一种表格（表 5-4），通过双亲和同胞中已患病的人数来估计再发风险。

表 5-4　根据家庭中患病人数估计多基因遗传病再发风险（%）

双亲患病数		0			1			2		
一般群体发病率（%）	遗传率（%）	患病同胞数			患病同胞数			患病同胞数		
		0	1	2	0	1	2	0	1	2
	100	1	7	14	11	24	34	63	65	67
1.0	80	1	6	14	8	18	28	41	47	52
	50	1	4	8	4	9	15	15	21	26
	100	0.1	4	11	5	16	26	62	63	64
0.1	80	0.1	3	10	4	14	23	60	61	62
	50	0.1	1	3	1	3	9	7	11	15

（三）病情严重程度

多基因遗传病的基因累加效应还表现在病情严重程度上。患者病情越严重，其易患性就越高，或者说携带的易感性基因就越多，亲属获得易感性基因的可能性就增大，再发风险就增高。例如，单侧唇裂患者，其同胞的再发风险为 2.46%；单侧唇裂并发腭裂的患者，其同胞的再发风险为 4.21%；双侧唇裂并发腭裂的患者，其同胞的再发风险为 5.74%。

（四）群体发病率的性别差异

当某种多基因遗传病的群体发病率存在性别差异时，说明不同性别的阈值是不同的。群体发病率低的性别阈值高，该性别患者子女发病风险也高，反之，群体发病率高的性别阈值低，该性别患者子女发病风险也就低，尤其是与其性别相反的后代，这称为 Carter 效应（图 5-7）。例如，先天性幽门狭窄，男性发病率为 0.5%，女性发病率为 0.1%。男性患者的后代中，儿子的发病风险为 5.5%，女儿的发病风险为 2.4%；女性患者的后代中，儿子的发病风险为 19.4%，女儿的发病风险为 7.3%。

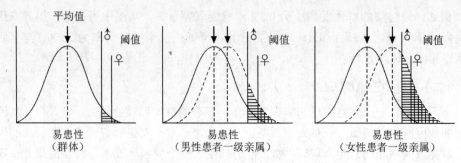

图 5-7　阈值有性别差异时易患性分布

五、常见多基因遗传病

（一）原发性高血压

高血压是以动脉血压升高为主要特征，可并发心脏病，血管、脑、肾等靶器官损害，以及代谢改变等症状的临床综合征。高血压按其病因可分为原发性高血压和继发性高血压 2 大类，其中原发性高血压占 90% 以上。原发性高血压是遗传易感性和环境因素共同决定的复杂疾病，其遗传率为 62%。识别和克隆原发性高血压易感基因将从根本上阐明原发性高血压的遗传本质和发病机制，进而对该病的临床个体化治疗、预后判断、患者的早期检出及预防产生重大影响。目前已知的原发性高血压候选基因涉及肾素－血管紧张素系统、交感神经系统、水盐代谢、内皮细胞功能和信号转导等至少 150 种基因。

（二）糖尿病

糖尿病是一种由于胰岛病变使胰岛素分泌减少，或机体对胰岛素敏感性下降等因素导致的以高血糖为特征的代谢性疾病。糖尿病分 2 型，其发病有明显的遗传倾向，并存在显著的遗传异质性，除少数是由于单基因突变所致外，95% 是由于多基因和环境因素共同作用引起的多基因遗传病。

1 型糖尿病，原名胰岛素依赖性糖尿病，属于自身免疫性疾病，病因为胰岛 B 细胞被自身免疫反应破坏引起胰岛素分泌绝对不足。1 型糖尿病在同卵双生子中的发病率一致性约为 40%，先证者同胞兄弟再发风险为 7%。遗传易感基因十分复杂，并与 HLA 基因复合体密切相关。

2 型糖尿病，原名非胰岛素依赖性糖尿病，靶细胞膜上胰岛素受体数目减少或者缺陷，患者胰岛 B 细胞对胰岛素不敏感引起的高血糖状态。遗传因素和环境因素均在糖尿病发病原因中起重要作用。2 型糖尿病易感基因有胰岛素基因、胰岛素受体基因、胰岛 B 细胞葡萄糖转运蛋白 2 基因、糖原合成酶基因、胰高血糖素受体基因、磺酰脲受体基因等。

（三）精神分裂症

精神分裂症是一类以患者在感知觉、思维、情感和行为等方面出现障碍，精神活动和周围环境不协调为特征的精神疾患。患者一般意识清楚，智能基本正常，但部分患者在疾病过程中会出现认知功能的损害。精神分裂症属于多基因遗传病，发病率为

0.5% ~ 1%，遗传率为 80%，说明遗传因素起重要作用。但有一定的环境因素诱导，如妊娠期病毒感染、出生时并发窒息及社会环境因素等。目前发现的一些相关的重要基因有多巴胺 D_3 受体基因（3q13.3）、5- 羟色胺受体基因（13q14）、钙离子激活的钾离子通道蛋白基因 *KCK3*（1q21.3）等；近年发现，在 1、16 和 22 号染色体上的一些拷贝数变异与精神分裂症密切相关。

（四）冠状动脉粥样硬化性心脏病

冠状动脉粥样硬化性心脏病，简称"冠心病"，也称"缺血性心脏病"。引起该病的主要原因是冠状动脉硬化（占 95% 以上）。由于冠状动脉发生严重粥样硬化而引起血管腔狭窄，有的合并痉挛、血栓形成，造成冠状动脉管腔阻塞，引起心肌缺血或心肌梗死。

研究表明，冠心病是一类多基因遗传病，发病率为 2.5%，遗传率为 65%，说明遗传因素起重要作用。冠心病的发生还与多种环境因素有关，包括可改变的因素和不可改变的因素。可改变的因素有高血压、血脂异常（总胆固醇过高或低密度脂蛋白胆固醇过高、三酰甘油过高、高密度脂蛋白胆固醇过低）、超重 / 肥胖、高血糖 糖尿病，不良生活方式包括吸烟、不合理膳食（高脂肪、高胆固醇、高热量等）、缺少体力活动、过量饮酒，以及社会心理因素。不可改变的因素有性别、年龄、家族史。此外，与感染有关，如巨细胞病毒、肺炎衣原体、幽门螺杆菌感染等。冠心病的发作常常与季节变化、情绪激动、体力活动增加、饱食、大量吸烟和饮酒等有关。了解并干预危险因素有助于冠心病的防治。

（五）神经管缺陷

神经管缺陷，又称神经管畸形，是一种严重的畸形疾病。胎儿神经管缺陷主要表现为无脑儿、脑膨出、脑脊髓膜膨出、隐性脊柱裂、唇裂及腭裂等。

我国神经管缺陷发病率为 0.3%，遗传率为 60%，说明遗传因素起重要作用。基因的表达或突变与神经系统发育、神经管畸形有关的是：①发育调节基因及转录因子类基因；②原癌基因和抑癌基因；③生长因子及其受体基因；④蛋白激酶 C 相关基因；⑤同型半胱氨酸代谢相关基因。但环境因素是疾病发生的诱因，在妊娠 3 ~ 4 周至 4 个月，孕妇缺乏叶酸可能导致胎儿出现神经系统先天性畸形。故对高危孕妇，应加强产前遗传咨询和必要的产前诊断，以防止严重先天缺陷胎儿的出生。

（六）唇裂和腭裂

唇裂俗称"兔唇"，腭裂又名"狼咽"，是颜面部常见的先天性畸形。一般认为，唇裂的发生是由于中鼻突下端的球状突与上颌突未能按时（在胎儿第 7 周时）融合的结果，腭裂是由于两侧腭突未能按时（在胎儿第 10 周时）与鼻中隔融合所致。至于引起未能融合的因素，至今尚不完全清楚。可能与遗传、营养、内分泌或感染、创伤等有关。唇裂伴或不伴腭裂患者的诊断并不困难，然而对其治疗却十分复杂，包括正畸矫治、外科手术、鼻科治疗、语言训练及儿童心理治疗等一系列综合治疗方法。

遗传学研究认为唇裂伴或不伴腭裂属于多基因遗传病，遗传率为 76%。根据国内外统计，约每千个新生婴儿中有 1 个患有唇裂或先天腭裂，男多于女，左侧较右侧为多。唇裂伴或不伴腭裂的预防关键在于孕早期，除去诱发唇裂或先天腭裂的环境因素可降低发病率，病因不明的可加强产前诊断。

（吴星禄　谭攀攀）

课后练习

一、单选题

1. 人类的身高属多基因遗传，如果将某人群的身高变异的分布绘成曲线，可以看到（　　）

 A. 曲线是不连续的 2 个峰 B. 曲线是不连续的 3 个峰

 C. 曲线是连续的 1 个峰 D. 可能出现 2 个或 3 个峰

 E. 曲线是不规则的，无法判定

2. 在一个随机杂交的群体中，多基因遗传的变异范围广泛，大多数个体接近于中间类型，极端变异的个体很少，这些变异产生是由（　　）

 A. 遗传基础的作用大小决定的

 B. 遗传基础和环境因素共同作用的结果

 C. 环境因素的作用大小决定的

 D. 多对基因的分离和自由组合作用的结果

 E. 主基因作用

3. 多基因遗传病的遗传率越高，说明该病（　　）

 A. 完全是遗传因素的作用

 B. 完全是环境因素的作用

 C. 主要是环境因素的作用，遗传因素作用较小

 D. 主要是遗传因素的作用，环境因素作用较小

 E. 遗传因素和环境因素的作用各占一半

4. 下列不属于多基因遗传病特征的是（　　）

 A. 发病率为 0.1% ~ 1%

 B. 发病受环境因素影响

 C. 家族聚集现象

 D. 符合孟德尔遗传定律

 E. 患者一级亲属的发病率高于群体发病率

5. 在多基因遗传病中，利用 Edward 公式估算患者一级亲属的发病风险时，必须注意公式应用的条件是（　　）

 A. 群体发病率 0.1% ~ 1%，遗传率为 70% ~ 80%

 B. 群体发病率 70% ~ 80%，遗传率为 0.1% ~ 1%

 C. 群体发病率 1% ~ 10%，遗传率为 70% ~ 80%

 D. 群体发病率 70% ~ 80%，遗传率为 1% ~ 10%

 E. 任何条件均可使用

6. 支气管哮喘的一般人群发病率为 1%，在患者一级亲属 326 人中有 34 人发病，则该病的遗传度约为 （ ）

    A. 1%   B. 10%   C. 10.4%   D. 40%   E. 80%

7. 先天性幽门狭窄是一种多基因遗传病，男性发病率为 0.5%，女性发病率为 0.1%，下列哪种情况发病率最高 （ ）

    A. 女性患者的儿子   B. 男性患者的儿子   C. 女性患者的女儿

    D. 男性患者的女儿   E. 以上都不是

8. 单纯性腭裂的遗传度为 76%，该病在我国的发病率为 0.04%，试问患者的一级亲属再发风险是 （ ）

    A. 50%   B. 25%   C. 20%   D. 2%   E. 0.2%

二、思考题

1. 列表比较质量性状和数量性状的区别。

2. 支气管哮喘是一种多基因病，群体发病率为 1%，遗传率为 80%，一个婴儿的父亲患支气管哮喘，试问这个婴儿将来患支气管哮喘的风险是多少？

3. 原发性高血压是一种多基因遗传病，男性的发病率高于女性 1 倍。试问，男性患者的后代与女性患者的后代相比，哪个发病风险更高？为什么？

第六章　染色体畸变与染色体病

学习目标

1. 掌握染色体畸变的概念及类型，染色体数目畸变和结构畸变的概念及类型，常见染色体病的主要临床表现及核型。

2. 熟悉染色体畸变的发生原因，两性畸形的主要类型。

3. 了解染色体异常携带者的概念及类型，微染色体病的概念。

案例引入

患者，女，18岁，生长发育迟缓10年，身材矮小，身高约135 cm，仍无月经来潮，智力正常。外貌女性，面容无特殊，五官端正，口齿伶俐，颈短，后发际低，有蹼颈，双侧肘外翻角增大，胸部平而宽，乳房未见明显发育，乳间距明显超过两锁骨中线，阴毛稀少，外生殖器呈幼稚型。家中其他成员无类似表现。B超显示始基子宫，双侧卵巢未探及。性激素检查显示：催乳素 7.6μg/L，雌二醇 3.95 pmol/l，睾酮 2.10 nmol/L，促卵泡激素 40.32IU/L，黄体生成素 32.8IU/l。

讨论分析：

（1）患者最可能的诊断是什么？

（2）该病的发病机制是什么？

（3）确诊需要做哪些检查？

解析路径导航：

（1）患者生长发育迟缓，且乳房发育差，无月经来潮；查体发现身材矮小，后发际低、蹼颈、胸平而宽及第二性征发育不良。激素水平显示，雌激素低，促卵泡激素及黄体生成素高，提示卵巢发育不良。B超检查发现始基子宫及双侧卵巢发育不良。根据上述特征高度提示先天性卵巢发育不全综合征。

（2）发病机制为双亲中一方生殖细胞的减数分离过程中发生性染色体不分离现象，产生了缺失一条性染色体的配子，形成不正常的受精卵。

（3）染色体核型分析为确诊依据，而该病的染色体核型有多种，主要核型：① 45,X；② 45,X/46,XX；③ 46,XXiq；以 45,X 最为常见。

染色体是遗传物质的载体，人体细胞中有 46 条染色体，各条染色体上的基因有着严格的排列顺序，并且各基因间比邻关系也是恒定的。若染色体发生数目异常或结构畸变，都会导致基因或基因群的增添或缺失，破坏基因的平衡状态，进而影响人体相关器官的分化发育，造成机体形态和功能的异常，最终导致染色体病的发生。自1959 年首次发现唐氏综合征是多了一条 21 号染色体后，世界各地发现并报道的染色体病种类不断增多。目前人们已掌握了约 20 000 种染色体异常，已确认或已描述过的染色体综合征有 200 多种。

第一节　染色体畸变

重点·考点·笔记

染色体畸变（chromosome aberration）是指体细胞或生殖细胞中染色体的数目或结构发生异常，分为数目畸变和结构畸变 2 类。染色体畸变既可自然发生，也可通过外界因素诱发产生，还可由亲代遗传而来。诱发染色体畸变的可能因素主要包括物理因素、化学因素、生物因素、年龄因素等。

重点提示

染色体畸变的概念和类型。

一、染色体数目畸变

人类正常生殖细胞中的全套染色体称为一个染色体组（chromosome set），含有1 个染色体组的细胞或个体称为单倍体，以 n 表示，如人类正常的精子、卵子就为单倍体（n=23）。人类正常的体细胞中含有 2 个染色体组，称为二倍体，以 2n 表示（2n=46）。染色体数目畸变（chromosome numerical aberration）是指以正常二倍体（2n=46）为标准，染色体数目的增加或减少，包括整倍性改变、非整倍性改变和嵌合体。

（一）整倍性改变

如果体细胞中的染色体数目以染色体组为单位整倍地增加或减少，称为整倍性改变。在二倍体的基础上增加 1 个染色体组，染色体数为 3n，称为三倍体（3n=69）；在二倍体的基础上增加 2 个染色体组，染色体数为 4n，即为四倍体（4n=92）；三倍体及三倍体以上统称为多倍体（polyploid）。

重点提示

整倍性改变概念；三倍体、四倍体及其发生机制。

目前，还没出现过人类单倍体存在的报道，而人类三倍体、四倍体大都是致死的，在流产胎儿中较常见，存活到出生的极少，存活的多是 3n/2n 的嵌合体。在自发流产的胎儿中，染色体畸变占 42%，其中三倍体占 18%，四倍体占 5%。一般认为，三倍体引起流产的原因是在胚胎发育过程中，细胞有丝分裂会形成三极纺锤体，造成染色体在细胞分裂中、后期的分布和分配紊乱，最终导致子细胞中染色体数目异常，严重干扰胚胎的正常发育而引起流产。四倍体比三倍体更为罕见，多发生在流产的胚胎中，且往往是 4n/2n 的嵌合体。

人类发生三倍体、四倍体等整倍性改变的机制主要有双雄受精、双雌受精、核内复制等。

1. **双雄受精**　1 个正常的卵子与 2 个正常的精子同时发生受精。每个正常的精子都具有 1 个染色体组，当 2 个精子同时与 1 个正常卵子结合时，将 2 个染色体组同时带入这个卵细胞，所以形成的合子就具有 3 个染色体组（3n），可产生 69,XXX、69,XXY、69,XYY 三种类型的受精卵（图 6-1）。

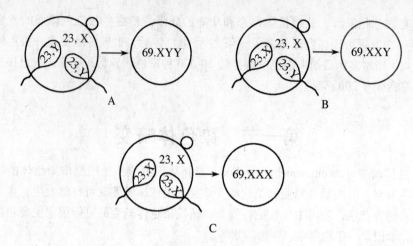

图 6-1 双雄受精

2. 双雌受精 1 个二倍体的异常卵子与 1 个正常精子发生受精后产生一个三倍体。在卵子形成的第二次减数分裂过程中，次级卵母细胞由于某种原因未形成第二极体，因此，应分裂到第二极体的染色体组仍留在卵细胞内，这样的卵细胞与 1 个正常精子受精就会形成含有 3 个染色体组的合子 (3n)，可产生 69,XXX 和 69,XXY 的受精卵（图 6-2）。

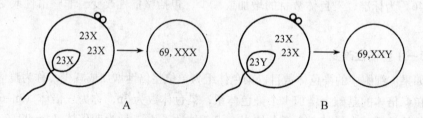

图 6-2 双雌受精

3. 核内复制 在 1 次细胞有丝分裂过程中，DNA 复制 2 次，但细胞只分裂 1 次，如此形成的 2 个子细胞都是四倍体，这是肿瘤细胞常见的染色体异常特征之一。

4. 核内有丝分裂 细胞在有丝分裂过程中，染色体正常复制 1 次，但进入中期核膜不消失，也无纺锤体形成，因此，细胞不分裂，结果细胞内含有 4 个染色体组，就形成了四倍体细胞。

（二）非整倍性改变

非整倍性改变是指体细胞中的染色体数目在二倍体的基础上增加或减少 1 条或数条，这样的细胞或个体又称为非整倍体，是临床上最常见的染色体异常类型。非整倍性改变可分为亚二倍体和超二倍体。

1. 亚二倍体 当体细胞中的染色体数目少了 1 条或数条时，称为亚二倍体 (hypodiploid)，可写作 $2n-m$（其中 $m < n$）。在亚二倍体中，少了 1 条染色体 $(2n-1)$ 称为单体。临床上最常见的单体是 X 染色体单体综合征（Turner 综合征），核型为 45,X。缺少 1 条 X 染色体，多在胚胎期流产，只有少数可存活，但有性腺发育不全等临床症状。对于常染色体而言，整条染色体的丢失会造成基因组的严重失衡，即使最小的 21

号和 22 号染色单体也难以存活。

2. 超二倍体　当体细胞中的染色体数目比二倍体多了 1 条或数条，称为超二倍体（hyperdiploid）可写作 2n+m（其中 m＜n）。在超二倍体中，多了 1 条染色体（2n+1），称为三体。三体是最常见、种类最多的人类染色体数目畸变类型，目前除 17 号染色体未见三体病例报道外，其余染色体三体均有报道。染色体的增加，特别是较大染色体的增加，也会造成关键基因的剂量失衡而破坏或干扰胚胎的正常生长发育，故绝大部分常染色体三体只见于早期流产的胚胎和胎儿，少数病例可存活到出生，但多数寿命不长并伴有各种严重畸形。

若某号染色体多出了 2 条或 2 条以上，即三体以上的非整倍性改变统称为多体。多体常发生于性染色体，如四体型（48,XXXX）和五体型（49,XXXYY）。

3. 嵌合体和假二倍体　当一个个体同时存在 2 种或 2 种以上核型的细胞系，该个体称为嵌合体。如 46,XX/47,XXY；45,X/46,XY 等。嵌合体可以是数目异常之间、结构异常之间及数目和结构异常之间的嵌合。

如果体细胞中有的染色体数目增加，有的染色体数目减少，并且增加和减少的染色体数目相等，此时染色体数目仍是 46 条（2n），但不是正常二倍体核型，称为假二倍体。

4. 非整倍体形成的机制　多是由于生殖细胞减数分裂或受精卵早期卵裂过程中发生染色体不分离或染色体丢失。

（1）染色体不分离（non-disjunction）：在细胞进行分裂的过程中，一对同源染色体或姐妹染色单体彼此不发生分离，而是同时进入一个子细胞，从而导致形成的子细胞中，一个细胞多了 1 条某号染色体，另一个细胞则少了 1 条该染色体，这种现象称为染色体不分离。染色体不分离可以发生在细胞增殖的有丝分裂过程，也可发生在配子形成的减数分裂过程。

减数分裂染色体不分离：减数分裂染色体不分离将产生 n+1 和 n-1 类型的异常配子，这种类型的配子与正常配子结合，就会形成三体型和单体型的个体。在减数分裂过程中，染色体可以发生后期 I 同源染色体不分离，或者后期 II 姐妹染色单体不分离（图 6-3）。在第一次减数分裂过程中，如果某一对同源染色体发生不分离而同时进入一个子细胞核，则形成的配子，1/2 有 24 条染色体（n+1），与正常配子受精后则形成超二倍体或亚二倍体。在第二次减数分裂过程中，如果某一对姐妹染色单体发生不分

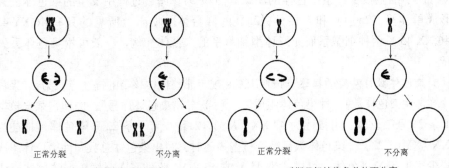

正常分裂　　　不分离　　　正常分裂　　　不分离

后期 I 同源染色体不分离　　　　后期 II 姐妹染色单体不分离

图 6-3　减数分裂染色体不分离

离，则形成的配子中 1/2 为正常 (n)，1/4 有 24 条染色体 (n+1)，1/4 有 22 条染色体 (n−1)，正常受精后分别形成正常二倍体、超二倍体或亚二倍体。临床上减数分裂染色体不分离多发生于减数分裂后期Ⅰ。正常 2n 夫妇其中一方在形成生殖细胞过程中染色体发生不分离，受精后亚二倍体胚胎多不能存活，出生的后代一般为三体。

有丝分裂染色体不分离：在受精卵卵裂早期有丝分裂时发生某一姐妹染色单体不分离，可产生由 2 种或 3 种细胞系组成的嵌合体。受精卵第一次卵裂时发生姐妹染色单体不分离，则会产生超二倍体和亚二倍体 2 个细胞系的嵌合体。若不分离发生在第二次卵裂时，则可能在个体内形成二倍体、亚二倍体和超二倍体 3 个细胞系的嵌合体（图 6-4）。一般来讲，形成的嵌合体所含细胞系的多少及各细胞系之间的比例，取决于发生染色体不分离的卵裂时期。发生不分离的时期越晚，正常细胞的比例就越大，个体的症状也越轻。因此，当异常核型的细胞系与正常细胞系嵌合时，患者表现出来的临床症状往往比异常核型的纯合体要轻。此外，亚二倍体细胞由于缺少 1 条染色体，尤其是常染色体，导致生存能力下降而被淘汰。临床上多见常染色体 46/47 两个细胞系的嵌合体，46/47/45 三个细胞系的嵌合体较为罕见，而性染色体各种嵌合体核型都可能出现，如 45,X/46,XX/47,XXX；45,X/46,XY/47,XXY。

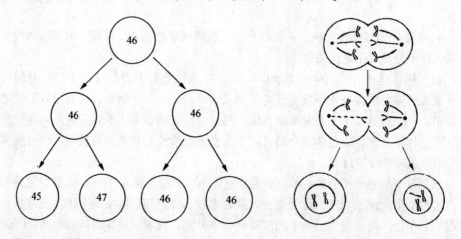

图 6-4　卵裂时染色体不分离与嵌合体形成　　图 6-5　染色体移动迟缓造成染色体丢失

（2）染色体丢失（chromosome loss）：是指在细胞分裂的中、后期，某一条染色体由于偶然的行动迟缓，遗留在细胞质中，逐渐消失，而未能进入任何一个子细胞核，使子细胞核少一条染色体的现象（图 6-5）。卵裂过程中发生的染色体丢失，可形成单体型 (2n−1) 和二倍体 (2n) 的嵌合体。临床上所见的只有 46,XY/45,X 和 46,XX/45,X 两种细胞系而无三体型细胞系的嵌合体病例，一般可用染色体丢失来解释。

5. 染色体数目畸变的描述　按照 ISCN 规定非整倍体核型的描述方法为："染色体总数（含性染色体数），性染色体组成，+ (−) 异常染色体序号"。例如，某一核型多了 1 条 21 号染色体，可描述为 47,XX (XY),+21；少了 1 条 22 号染色体可描述为：45,XX (XY),−22。性染色体数目畸变核型描述时，写出染色体总数和性染色体组成，如若少了 1 条 X 染色体，可描述为 45,X 或 45,XO。此外，嵌合体核型的描述方法是将两种核型都写出来，中间用 "/" 隔开。如 46,XX/47,XX,+21。

二、染色体结构畸变

在一些物理、化学、生物和遗传因素作用下，染色体在某一点发生断裂。如果一条染色体发生了断裂，断裂片段随即在原位重接，称为愈合或重建，将不会引起遗传效应。如果染色体发生断裂后，断裂片段未发生原位重接，而是移动位置与其他片段相接或丢失，即异常重接，造成基因数目、位置和顺序发生改变，则可引起染色体结构畸变（chromosome structural aberration），又称为染色体重排，将会导致有害的遗传效应。

（一）染色体结构畸变的描述

根据 ISCN 规定，染色体结构畸变的描述方法有简式和详式 2 种。在染色体核型描述中，要用到一些符号表示染色体畸变情况，见表 6-1。

1. 简式 在简式描述方式中，对染色体的结构改变，只用其断裂点来表示。须依次写明如下内容：①染色体总数；②性染色体组成；③畸变类型的符号；④在括号内写明受累染色体的序号；⑤在接着的另一括号中写明受累染色体断裂点的区带号。例如，4 号染色体长臂的 2 区 7 带发生断裂，远端片段缺失的女性核型描述为：46,XX,del（4）（q27）。

2. 详式 在详式描述方式中，对染色体的结构改变用重排染色体带的组成来表示。在简式中所采用的规定，在详式中仍然适用。不同的是在最后的括号中，不是只描述断裂点，而是描述重排染色体带的组成。如上例详式应为：46,XX,del（4）（pter → q27：）。

表 6-1　人类染色体及其畸变的命名符号和缩写术语表

符号	含义	符号	含义
ace	无着丝粒片段	inv	倒位
b	断裂	lep	细线期
c	结构异常	mal	男性
::	断裂与重接	mar	标记染色体
cen	着丝粒	min	微小近中着丝粒染色体
cht	染色单体	mos	嵌合体
cp	组合核型	p	染色体短臂
cx	复杂的染色单体交换	pac	粗线期
del	缺失	+	多余或重复
der	衍生染色体	psu	假染色体
dia	浓缩期	q	染色体长臂
dic	双着丝粒体	?	表示对染色体的识别没把握
dip	双线期	r	环状染色体
dup	重复	rep	相互易位
end	核内复制	rea	重排

符号	含义	符号	含义
fem	女性	rec	重组染色体
fra	脆性位点	rob	Roberson 易位
g	裂隙	s	随体
hsr	均质染色体	sce	姐妹染色单体互换
i	等臂染色体	sct	次缢痕
idic	等臂双着丝粒染色体	t 或 tra	易位
ider	等臂衍生染色体	tel	端粒
inc	不完整核型	trc	三着丝粒染色体
ins	插入	zyg	偶线期

（二）染色体结构畸变的类型

染色体断裂是各种结构畸变产生的基础。由于染色体发生断裂的部位及重接方式不同，可以形成缺失、重复、倒位、易位、环状染色体、等臂染色体及双着丝粒染色体等类型染色体结构畸变。

1. 缺失（deletion，del） 一条染色体末端或中间断裂后，断片未与断端相接，导致保留下来的染色体丢失了相应节段的遗传物质。根据染色体缺失的部位可分为末端缺失和中间缺失。

（1）末端缺失：在染色体的长臂或短臂的末端发生一处断裂且断片未发生重接而丢失称为末端缺失。如图 6-6 所示，1 号染色体长臂 2 区 1 带发生断裂，其远端片段 q21 → qter 丢失，残余的染色体由短臂末端至长臂 2 区 1 带构成，造成部分片段单体。该结构畸变简式描述为：46,XX（XY），del（1）（q21）；详式描述为：46,XX（XY），del（1）（pter → q21：）。

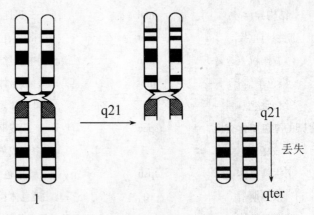

图 6-6　末端缺失

（2）中间缺失：是指染色体同一臂上发生 2 次断裂，两断裂点之间的无着丝粒片段丢失，近侧端和远侧端重接。如图 6-7 所示，3 号染色体长臂 2 区 1 带（q21）和 3 区 1 带（q31）发生断裂和重接，这两端断点之间的片段丢失。该结构畸变简式描述为：46,XX（XY）,del（3）（q21；q31）；详式描述为：46,XX（XY）,del（3）（pter → q2l ∷ q31 → qter）。

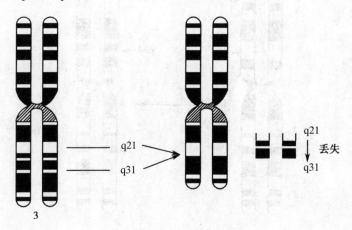

图 6-7 中间缺失

2. 重复（duplication，dup） 是指一条染色体上某一片段增加了 1 份以上的现象，使这些片段的基因多了 1 份或几份（图 6-8）。重复发生的原因包括发生在同源染色体之间的不等交换或染色单体之间的不等交换及染色体片段的插入等。

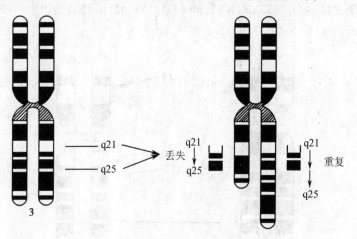

图 6-8 重复

3. 倒位（inversion，inv） 是指同一条染色体发生 2 次断裂，两断裂点之间的断片旋转 180°后重接，造成染色体上基因顺序发生重排。倒位遗传物质虽然未减少，但核苷酸的排列顺序改变了。染色体倒位可根据断裂点是发生在同一臂内，还是发生在两臂之间，分为臂内倒位和臂间倒位。

（1）臂内倒位：是指同一臂内（长臂或短臂）发生 2 次断裂，中间片段旋转 180°后重接。如图 6-9 所示，1 号染色体短臂 2 区 2 带（p22）和 3 区 4 带（p34）同时发生断裂，中间片段倒转后重接，形成一条臂内倒位的 1 号染色体。该结构畸变简式描述为：46,XX（XY）,inv（1）（p22；p34）；详式描述为：46,XX（XY）,inv（1）（pter → p34 ∷ p22 → p34 ∷ p22 → qter）。

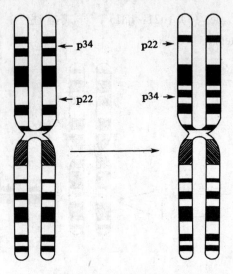

图 6-9　臂内倒位

(2) 臂间倒位：是指同一染色体长臂和短臂各发生 1 次断裂，中间片段旋转 180° 后重接。如图 6-8 所示，4 号染色体短臂 1 区 5 带 (p15) 和长臂 2 区 1 带 (q21) 同时发生断裂，中间片段倒转后重接，形成一条臂间倒位的 4 号染色体（图 6-10）。该结构畸变简式描述为：46,XX(XY),inv(4)(p15；q21)；详式描述为：46,XX(XY), inv (4) (pter → p15 :: q21 → p15 :: q21 → qter)。

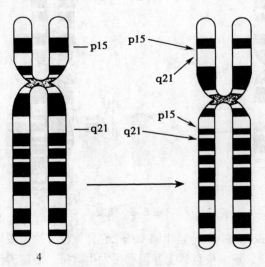

图 6-10　臂间倒位

4. 易位 (traslocation, t)　一条染色体的断片重接到另一条非同源染色体的臂上。易位是最常见的结构畸变，包括单向易位、相互易位、罗伯逊易位等。

(1) 相互易位 (reciprocal traslocation)：2 条非同源染色体同时发生断裂，断裂片段相互交换位置后重接，形成 2 条衍生染色体。如图 6-9 所示，2 号染色体长臂 2 区 1 带 (q21) 和 5 号染色体长臂 3 区 1 带 (q31) 同时发生发生断裂，两断片相互交换位置后重接，分别形成衍生的 2 号染色体和 5 号染色体，即 der (2) 和 der (5)（图 6-11）。该结构畸变简式描述为：46,XX (XY), t (2;5) (q21;q31)；详式描述为：

46,XX（XY），t（2;5）（2pter → 2q21∷5q31 → 5qter；5pter → 5q31∷2q21 → 2qter）。

若相互易位仅涉及断片位置的改变，遗传物质并没有丢失，不产生明显的遗传效应，这种易位也称平衡易位。有平衡易位的个体表型无异常，称为平衡易位携带者。一般人群中平衡易位携带者约为 0.2%。

（2）罗伯逊易位（Robertsonian translocation）：又称着丝粒融合，是发生在 2 个近端着丝粒染色体之间的一种易位形式。如果 2 个近端着丝粒染色体在着丝粒处发生断裂，断裂后 2 个长臂在着丝粒处互相融合形成 1 条由长臂组成的衍生染色体，2 个短臂互相融合形成 1 个小的染色体。较小的染色体只含少量基因，随后在第二次细胞分裂时易丢失。由长臂组成的衍生染色体几乎包含了 2 个染色体大部分的基因，因此，罗伯逊易位携带者虽然只含有 45 条染色体，但表型通常正常，只在形成配子时出现异常，造成胚胎死亡而流产或出生先天畸形患儿。如图 6-12 所示，14 号染色体长臂的 1 区 1 带（14q11）和 21 号染色体短臂的 1 区 1 带（21q11）同时发生断裂，两条染色体带有长臂的断片相互连接，即在着丝粒部位融合，形成大的衍生染色体包含了两条染色体的绝大多数基因，其余部分丢失。该结构畸变的简式为：45,XX（XY），-14，-21，+t（14;21）（q11;p11）；详式为：45,XX（XY）-14，-21,+t（14;21）（14qter → 14q11∷21p11 → 21qter）。

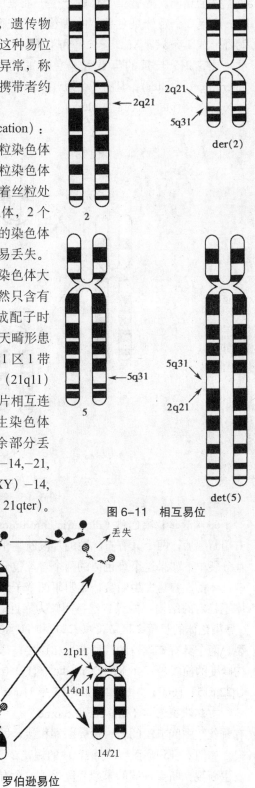

图 6-11　相互易位

图 6-12　罗伯逊易位

5. 等臂染色体（isochromosome，i）　是指一条染色体的两臂在形态和遗传结构上完全相同。等臂染色体的产生一般是由于着丝粒分裂异常造成的。在细胞分裂时，连接 2 个姐妹染色单体的着丝粒未进行正常的纵裂，而是发生了异常的横裂，就将形成 1 条只具有 2 条长臂和 1 条只具有 2 条短臂的等臂染色体。如图 6-13 所示，具有 2 个长臂的等臂 X 染色体的简式为：46,X,i（Xq）；详式为：46,X,i（X）(qter → cen → qter)。具有 2 个短臂的等臂 X 染色体的简式为：46,X,i（Xp）；详式为：46,X,i（X）(pter → cen → pter)。

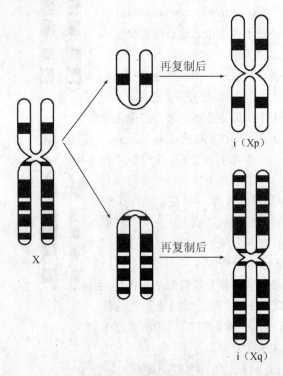

图 6-13　等臂染色体

6. 双着丝粒染色体（dicentric chromosome，dic）　是指两条染色体同时发生一次末端断裂后，两个具有着丝粒的片段断端相连接，形成一条双着丝粒的染色体。在细胞分裂中，如果这个染色体的两个着丝粒分别被纺锤丝向相反的两极拉动，则会形成染色体桥，容易发生断裂，或阻碍两个子细胞分开而形成四倍体细胞，故多数为染色体不稳定的结构。如双着丝粒间较为靠近，则可稳定存在和传递。如图 6-14 所示，6 号染色体的长臂 2 区 2 带（q22）和 11 号染色体短臂 1 区 5 带（p15）分别发生了断裂，两个具有着丝粒的片段断端相连接，形成了一条衍生的双着丝粒染色体。该例结构畸变的简式为：46,XX（XY),dic（6;11）（q22;p15）；详式为：46,XX（XY),dic（6;11）(q22;p15)（6pter → 6q22 ∷ 11p15 → 11qter）。

7. 环状染色体（ring chromosome，r）　一条染色体的长、短臂同时发生断裂，含有着丝粒中间节段的长、短臂断端相接，即形成环状染色体，无着丝粒的断片以后丢失。如图 6-15 所示，2 号染色体的短臂 2 区 1 带（p21）和长臂 3 区 1 带（q31）分别发生断裂，断点远端的末端片段丢失，含有着丝粒的中间片段两断端相接形成一条环状的 2 号染色体。该例结构畸变的简式为：46,XX（XY），r（2）（p21;q31）；详式为：46,XX（XY），r（2）（p21 → cen → q31）。

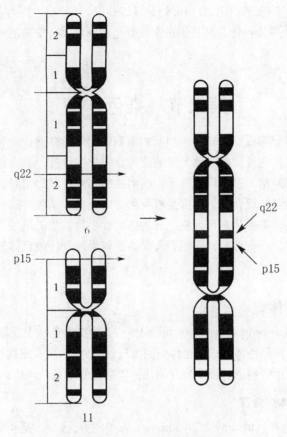

图 6-14　双着丝粒染色体

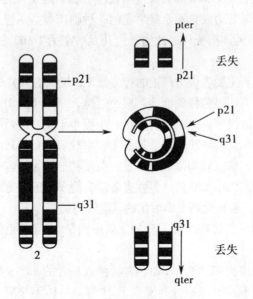

图 6-15　环状染色体

8. 标记染色体 是指形态上可以辨认，但又无法完全识别其来源和特征的染色体，用 mar 表示。如果该染色体的一部分可以用显带技术识别，则其无法识别部分用"?"或"+"或"−"表示。例如：46,XX,+（12+；?）（q15；?）则表示该核型包括有1条重排延长的12号染色体，其长于正常长臂是由于其12q15带的远端连接上了1个来源不明的片段的结果。

第二节　染色体病

由染色体数目异常或结构畸变所引起的疾病称为染色体病。由于染色体上排列着大量的基因，一旦发生异常将导致大量的遗传物质发生改变，从而使机体多个器官或系统出现多种性状异常，患者均具有严重或明显的临床症状，常表现为多种畸形的综合征，故又称为染色体综合征。根据受累染色体的不同，染色体病一般可分为常染色体病和性染色体病。染色体病目前缺乏有效的治疗手段，预防染色体病的唯一有效途径是通过产前筛查、产前诊断、胚胎植入前诊断等手段发现染色体异常胎儿，选择性终止妊娠。

一、常染色体病

常染色体病（autosomal disease）是指 1 ~ 22 号常染色体发生数目异常或结构畸变而引起的疾病。常染色体病占染色体病的2/3。常染色体病一般具有生长发育迟缓、智力低下及多发畸形等特点。接下来介绍几种较常见的常染色体病。

（一）21– 三体综合征

21– 三体综合征（trisomy 21 syndrome）又称先天愚型，是由 Langdon Down 于1866 年首先描述，故也称 Down 综合征或唐氏综合征。这是人类确认最早、最常见的一种常染色体病，也是智力发育不全最常见的一种临床类型，智力发育不全患者中有10% ~ 20% 为本病患者。据统计，此病新生儿发病率为 1/800 ~ 1/600，男性患者多于女性患者。

1.临床特点 患者主要表现为严重的智力低下，IQ（智商）一般不高于 50，生长发育迟缓；出生时即有明显的特殊面容：眼距过宽，眼裂小且向外上倾斜，耳小且低位，舌常伸出口外，流涎多；患者身材矮小，头围小于正常，新生儿常有第三囟门，四肢短小，手短宽而肥，50% 患者具有通贯手，掌纹 atd 角大于 60°；50% 左右的患者伴有先天性心脏病，房、室间隔缺损多见；免疫功能低下，容易患各种感染，白血病的发生率比一般增高 10 ~ 30 倍；男性患者常有隐睾，无生育能力；女性患者通常无月经，少数能生育，但将此病传给后代的风险较高。

2.遗传机制 21– 三体综合征主要的发病原因是 21 号染色体多了一条，患者的核型有如下类型。

（1）标准型：核型为 47,XX（XY）,+21，约占患者的 95%。发生原因是患者双亲的生殖细胞在形成过程中，减数分裂发生了 21 号染色体不分离。其中，90% 以上的染色体不分离发生在母方，是由于卵子形成过程中 21 号染色体发生了不分离导致。

同时，经调查发现，21-三体综合征的发病率与母亲的生育年龄有密切关系，会随母亲生育年龄的增大而增高，尤其是当母亲年龄大于 35 岁（特别是 40 岁以后）时其发病率明显增高。

（2）易位型：约占患者的 4%。核型染色体数目为 46，其中包含一条罗氏易位染色体，通常由一条 D 组或 G 组染色体与一条 21 号染色体的长臂通过着丝粒融合而成，分为非同源和同源罗伯逊易位。非同源罗伯逊易位最常见的核型为 46,XX（XY），der (14;21)（q10;q10),+21，由 D 组和 21 号染色体组成的罗伯逊易位唐氏综合征患者 75% 属于新发病例，25% 为家族性。同源罗伯逊易位核型为 46,XX（XY）,+21,der（21;21）(q10;q10)，少见，大部分为 21 号染色体长臂复制形成的等臂染色体。临床表现出 21-三体型的症状，但一般比后者更轻。此类核型患者的父母多为年轻夫妇。

（3）嵌合型：比较少见，患者核型为 46,XX（XY）/47,XX（XY),+21。发生原因是受精卵在胚胎发育早期的卵裂过程中，21 号染色体不分离所致。患者表型可能比典型的 21-三体综合征轻，在个体之间有广泛的可变性，可能与胚胎中 21-三体型细胞株所占比例有关，比例大则症状重，反之则轻，若很少则表型可与正常人几乎无差异。

（4）21-部分三体：21 号染色体长臂部分三体患者很罕见，父母可能涉及 21 号染色体相互易位或倒位携带，在减数分裂过程中出现染色体重排，这些患者对研究基因型——表型的关系更具有价值。

3. 治疗和预防 目前的治疗仅限于治标，如选用某些促进脑细胞代谢和营养的药物，对患者进行细心照料和适当训练。根据每一个患者的具体情况，进行适当的内外科治疗，如伴有其他严重畸形可考虑手术矫正。50% 的患者会在 5 岁前死亡。患者的平均寿命只有 16 岁，寿命取决于有无严重的先天性心脏病、白血病、消化道畸形及抗感染能力，随着医疗水平的提高，患者的寿命得到明显延长，可达 40 岁或更长。建议所有孕妇进行产前母血 21-三体综合征的筛查。35 岁以上的孕妇建议先进行遗传咨询，在孕期进行产前细胞遗传学诊断。产前诊断确认胎儿染色体核型为 21-三体综合征时，要向孕妇家属解释其症状和预后，建议尽早终止妊娠。

（二）18-三体综合征

1960 年，Edwards 等首先报告了 18-三体综合征（trisomy 18 syndrome），故又称 Edwards 综合征。此病新生儿发病率为 1/8000 ~ 1/3500，女性明显多于男性。

1. 临床特点 患者出生时低体重，生长发育迟缓，智力低下；手紧握，呈特殊握拳姿势，第三、四指紧贴掌心，第二、五指压于其上，小指或所有手指仅 1 条横纹，拇指发育不良或缺如，通贯手，下肢呈摇椅型足；头面部畸形，小额，低位耳，枕部后突；95% 以上伴有先天性心脏病，多为室间隔缺损。外生殖器发育畸形，男性可见尿道下裂，隐睾，女性可见阴蒂大。由于患者有严重畸形，出生后不久死亡。

2. 遗传机制 18-三体综合征主要的发病原因是 18 号染色体多了一条，患者的核型可分为标准型、嵌合型和多重三体。

（1）标准型：80% 以上的患者为标准型，核型为 47,XX（XY),+18。发生原因97% 是由于患者母亲卵细胞减数分裂过程中 18 号染色体发生了不分离，70% 为卵细胞减数分裂 II 期姐妹染色单体不分离所致，与孕妇年龄有关。

（2）嵌合型：10% 左右的嵌合型，核型为 46,XX（XY）/47,XX（XY），+18。由于受精卵早期有丝分裂过程中染色体不分离所致，通常为新发。

（3）多重三体：小于 10%，核型为 48,XYY,+18，机制不详。

3. 治疗和预防 主要对症治疗，参照 21- 三体综合征。患者预后差，大多出生后不久死亡，平均寿命 70 天。出生后 1 个月内死亡占 30%，50%2 个月内死亡，1 岁内死亡达 90%。可幸运活到儿童期者，常伴有严重智力障碍和身体畸形。正常细胞比例高的嵌合体患者可存活达 10 岁以上。孕期超声检查结合母血生化指标筛查可以将大部分的病例筛查出来，核型异常者建议终止妊娠。有 18- 三体综合征妊娠史者，再发风险会升高，须先进行遗传咨询。有 18- 三体综合征生育史者，再次妊娠时必须行产前诊断。

（三）13- 三体综合征

13- 三体综合征（trisomy 13 syndrome）是 Patau 于 1960 年首先描述的，因此，又称 Patau 综合征。本病在新生儿中的发病率约为 1/25 000，且患者女性明显多于男性，其发病率也与母亲年龄增大有关。

1. 临床特点 此病患者的畸形和临床症状比前两种综合征更为严重。绝大部分患者都有严重的智能发育不全。小头畸形，前脑发育畸形，90% 小眼球或无眼球，虹膜缺失，耳低位伴耳郭畸形，多数伴唇裂或腭裂，手足畸形，常见多指（趾），特殊握拳状姿势如 18- 三体综合征，80% 患者伴有先天性心脏病。存活较久的患者还会出现癫痫样发作。

2. 遗传机制 13- 三体综合征主要的发病原因是 13 号染色体多了一条。患者的核型可分为标准型、易位型和嵌合型 3 种。

（1）标准型：80% 以上的患者为标准型，核型为 47,XX（XY），+18，发生原因是患者双亲在形成生殖细胞的减数分裂过程中 13 号染色体发生了不分离，产生 13 号染色体二体配子，受精后发育的胚胎形成 13- 三体。90% 标准型 13- 三体为卵细胞减数分裂异常所致，与孕妇年龄有关。

（2）易位型：14% 的核型为易位型，以 13 号和 14 号染色体罗伯逊易位多见，核型为 46,XX（XY），der（13;14）（q10;q10）；90% 的 13q/13q 罗伯逊易位为等臂染色体，通常为新发。

（3）嵌合型：10% 左右的嵌合型，核型为 46,XX（XY）/47,XX（XY），+18。由于受精卵早期有丝分裂过程中染色体不分离所致，通常为新发。

3. 治疗和预防 目前无特殊治疗方法。患者预后差，约 80% 出生后 1 个月内死亡，平均生存期为 130 天，幸存者均有严重智力障碍及其他畸形。嵌合体患者存活时间较长。有典型 13- 三体综合征妊娠史者，再发风险会升高，应做产前筛查和产前诊断，并行超声检查。如果双亲之一为罗伯逊易位携带者，由于只能产生三体或单体的合子，几乎 100% 流产。有 13- 三体综合征生育史者，再次妊娠时必须行产前诊断。

（四）猫叫综合征

猫叫综合征（Cri-du-chat syndrome）又称 5p- 综合征，由 Lejeune 等人于 1963 年首先报道，因患儿具特殊的猫叫样哭声，因而得名。发病原因是 5 号染色体短臂发生部分缺失。新生儿中发病率为 1/50 000，发病个体女性多于男性。

1. 临床特点 患者哭声尖而弱，与猫叫声相似，这是此病最典型的症状。随年龄增长，此猫叫样哭声可逐渐消失。另外，患者小头，满月脸，耳位低，眼距较正常人宽，外眼角下斜，牙错位，约 50% 患者伴有先天性心脏病。大部分患者可活到儿童期，少数可活至成年，但有严重的智力低下和重度的语言障碍。

2. 遗传机制 通过染色体核型分析，确认此病的核型为 46,XX（XY),del（5)(p15)，也可简写为 46,XX（XY),5p⁻。患者 5 号染色体短臂 5p14 或 5p15 缺失是引起该综合征的关键因素。

3. 治疗和预防 无特殊治疗方法，主要采取对症治疗。死亡率较低，很多患者存活至成年，但他们的身高及体重低于正常人。对高危孕妇可做羊水细胞或绒毛膜细胞染色体检查进行产前诊断。

二、性染色体病

性染色体病（sex-chromosomal disease）是指性染色体（X 或 Y）发生数目异常或结构畸变而引起的疾病。性染色体虽只有 1 对，但性染色体病却约占染色体病的 1/3。性染色体在人类性别决定上具有重要作用，性染色体不同程度的异常均可造成人体性发育的异常。此类疾病患者大多具有性发育不全，两性畸形，生育力下降等临床症状，也有少数患者仅表现为原发性闭经或智力低下等。常见的性染色体病包括先天性睾丸发育不全综合征、先天性卵巢发育不全综合征、XYY 综合征、XXX 综合征、脆性 X 染色体综合征等。

（一）先天性睾丸发育不全综合征

1942 年，Klinefelter 等首先描述了这一综合征，故又称为 Klinefelter 综合征（Klinefelter syndrome），简称克氏综合征。1956 年 Bradbury 等证实此病患者的体细胞在分裂间期具有一个巴氏小体，而正常男性的巴氏小体应为阴性。1969 年，Jacob 等确认此病患者的染色体核型为 47,XXY。本病发病率较高，在男性新生儿中占 1/1000 ~ 2/1000，在精神病患者及刑事收容者中约占 1/100，而在不育男性中约占 1/10。

1. 临床特点 患者为男性表型，儿童期无任何特殊症状，青春期开始出现临床病症。本病的主要特征为患者身材高大（常在 180cm 以上），四肢修长。第二性征发育不良，阴茎短小，睾丸小而硬或隐睾，睾丸组织活检可见曲细精管萎缩，不能产生精子，故无生育能力。其体征呈女性化倾向，大部分人无胡须及阴、腋毛，体毛稀少，无喉结，皮下脂肪丰富，皮肤细嫩，约 25% 的个体有乳房发育。部分患者有轻度智力低下，少数患者伴有先天性心脏病，一些患者有精神异常或精神分裂症倾向。

2. 遗传机制 80% ~ 90% 的患者核型为 47,XXY，发生原因是患者父方或母方在形成生殖细胞的减数分裂过程中性染色体发生不分离，其中父源性性染色体不分离占 54%，母源性性染色体不分离占 46%。10% ~ 15% 为嵌合体，常见的嵌合体核型为 46,XY/47,XXY 和 46,XY/48,XXXY。嵌合型患者中若 46,XY 的正常细胞比例大于异常细胞，其临床症状较轻，可有生育能力。

重点提示

性染色体病的概念、临床特征；常见性染色体病的临床表现、核型、发生原因。

3. 治疗和预防　本病应尽早诊断并确认，细胞遗传学检测是该综合征确诊的首选技术。本病无特殊疗法，只能对症治疗。从 12 ~ 14 岁开始，先用小剂量雄激素，根据反应情况逐渐加量，以促进第二性征发育、心理和行为的发展，改善骨质疏松。通过外科手术治疗，恢复男性体态，如乳房发育者行整形术，行脂肪抽吸术纠正女性体态。加强语言阅读和拼写方面的训练，注意精神病学、行为学方面的治疗。利用卵子细胞质内精子注射的辅助生殖技术进行人工受孕。对高龄孕妇做产前诊断。有先天性睾丸发育不全综合征生育史者，再发风险会升高，应先进行遗传咨询。

（二）先天性卵巢发育不全综合征

先天性卵巢发育不全综合征，又称先天性性腺发育不全综合征。1936 年，美国内分泌专家 Henry Turner 首先描述并报道此病，故又称 Turner 综合征（Turner syndrome）。1959 年，Ford 证实此病患者的核型为 45,X。在女性新生儿中，本病的发病率为 1/5000 ~ 1/3500，且在自发流产胚胎中约占 7.5%，在原发闭经中约占 1/3。

1. 临床特点　患者为女性表型，身材矮小，成年多在 140cm 以下。后发际低，颈短而宽，约 50% 患者蹼颈，肘外翻，乳间距宽，乳房发育差，乳头发育不良。性腺为纤维条索状，无滤泡，子宫发育不全。外生殖器幼稚型，外阴发育幼稚，有阴道，子宫小或缺如，多原发性闭经，一般无生育能力。新生儿期脚背部有淋巴水肿，约 50% 患者常伴发先天性心脏病。智力可正常，但低于同胞，或有轻度障碍。

2. 遗传机制　本病约 55% 的患者核型为 45,X，体细胞中只有一条 X 染色体。一般认为发生原因是患者双亲之一在形成生殖细胞的减数分裂过程中性染色体发生了不分离，约 75% 不分离发生在父方。除 X 单体型外，还有嵌合型和结构异常核型患者。约 10% 的患者为嵌合型，如 46,XX/45,X；47,XXX /45,X；47,XXX/46,XX/45,X。约 34% 患者为结构异常核型，有等臂 X 染色体、X 缺失染色体、X 染色体末端重排、假双着丝粒 X 染色体、环状 X 染色体等。

3. 治疗和预防　患者一旦确认，应进行全面的身体检查，并及时进行相应治疗。9 岁开始使用生长激素，促进生长。12 岁以后开始应用雌激素诱导青春期，改善第二性征的发育，促进月经来潮，预防骨质增生，促进生长。但应用生长激素可增加心血管疾病的发生风险，建议每年定期体检，持续终生。孕前双亲尤其是父方应远离诱发染色体畸变的各种因素，如药物、辐射、化学物质等。对于已生育过先天性卵巢发育不全综合征患儿的双亲再次生育时，须给予产前相关检查和进行产前诊断。

（三）XYY 综合征

XYY 综合征，又称 YY 综合征或超雄综合征，1961 年由 Sandberg 等首先报道。本病在男性新生儿中发病率约为 1/900。

1. 临床特点　大多数为正常男性表型，具生育能力。患者体态特点是身材高大，因而在高身材人群中的发生率明显增加。智能正常，部分有轻度智力低下。患者的性腺、第二性征和正常男性一样，少数可有隐睾、睾丸发育不全、尿道下裂等症状。脾气暴烈，易激动，自控能力差，易产生攻击性行为。

2. 遗传机制　本病患者的典型核型为 47,XYY，此外还有 48,XXYY；47,XYY/46,XY 等类型。47,XYY 核型的产生原因是患者父亲在精子形成过程中，减数第二次分裂时发生 Y 染色体不分离而形成 24,YY 精子的结果。

3. 治疗和预防 XYY 综合征患者如能在儿童期查出，应进行早期心理调整及内分泌治疗，并加强对伴有智能障碍者的特殊教育，以减少精神障碍的发生。对精神疾病患者要进行性染色体的检查，以免被误诊，在治疗上也不用长年住院、长期服药，而应采用改变环境、减少社会隔阂、心理疏导和小剂量给药等恰当的综合治疗方式。孕前父方应远离诱发染色体畸变的各种因素，如药物、辐射、化学物质等。孕妇在妊娠期应进行产前诊断。

（四）XXX 综合征

XXX 综合征又称 X− 三体综合征（trisomy X syndrome），1959 年由 Jacobs 首先发现并报道，并称之为超雌综合征。在女性新生儿中，该病发生率约为 1/1250，为女性最常见的 X 染色体异常疾病。

1. 临床特点 大多数患者表现为正常女性，其内外生殖器、性功能及生育能力都表现正常。但约有 25% 的患者卵巢功能障碍，出现间歇性闭经、乳腺发育不良等症状，可不育。约 2/3 患者有轻度智力低下，人际关系不良并有精神病的倾向。

2. 遗传机制 本病患者的典型核型为 47,XXX，此外还有 46,XX/47,XXX；48,XXXX；49,XXXXX 等类型。一般而言，X 染色体越多，智力损害和发育畸形的程度越严重。发生原因主要是患者母亲在卵子形成的减数分裂过程中 X 染色体不分离所致。

3. 治疗和预防 本病尚无特殊治疗，目前仅限于在早期采用雌激素替代治疗，以维持患者性器官的正常发育和性征改善。另外，女性应加强预防保健，也可在妊娠期进行产前诊断。

（五）脆性 X 染色体综合征

1943 年，Martin 和 Bell 首先发现并报道了脆性 X 染色体综合征（fragile X syndrome）。脆性 X 染色体（fraX）是指患者一条 X 染色体在 Xq27.3 处呈细丝样，导致其长臂末端呈随体样结构，由于该部位容易发生断裂，表现出脆性，故称脆性部位。此病在男性中发病率约为 1/1250，女性约为 1/2000，仅次于 21− 三体综合征，是第二大导致人类智力低下的染色体病。

1. 临床特点 患者主要以男性为多，主要症状是中度智力低下、行为异常、语言障碍、性格孤僻等。同时伴特殊面容：头大、耳大、长脸、方额、唇厚、下颌大而突起。青春期后可见睾丸明显大于正常男性 1 倍以上。此外，患者还会出现忧郁、胆怯、行为被动、精神病倾向，部分患者在青春期前有多动症，后随年龄增长而减轻。

2. 遗传机制 通过染色体核型分析确认，本病患者的核型为：46,fraX（q27）Y。一般认为男性患者的 fraX 来自携带者母亲。女性有 2 个 X 染色体，因此携带者一般不会发病，但由于异固缩的 X 染色体是随机的，所以女性杂合子中约有 1/3 可能智力低下。

3. 治疗和预防 目前仍无有效的治疗方法，但语言训练对患儿相当有益。采用结构化的学习环境和行为管理措施治疗多动和刻板行为。结合计算机和特殊设计的软件对患儿的学习机能进行训练，可以改善注意力不集中、多动症和数学计算困难症状。

对脆性 X 染色体综合征家族需要做全面系统的遗传咨询。遗传咨询的重要性不但提供给患者家族对本病的全面认识，而且对家族中可能的受累者和迟发性症状能有所准备，也能够提供该家族一些不同的选择。由于先证者的母亲常有受累的症状或智力低下，对参与咨询的家族成员也必须给予相应的辅导。

三、染色体异常携带者

染色体结构重排，如染色体易位、倒位、插入等，但无染色体缺失或重复，且断裂重接没有影响基因功能，携带这种异常结构的染色体但没有染色体病表型的个体称为染色体异常携带者。染色体异常携带者主要包括倒位携带者和易位携带者 2 种类型。

（一）倒位携带者

倒位分臂间倒位和臂内倒位。倒位携带者指发生了染色体倒位但遗传物质数量无增减，临床无异常表型的个体。倒位携带者配子理论上有 4 种核型，一种为正常结构染色体，一种为倒位但遗传物质数量无增减染色体，另 2 种为染色体部分缺失或重复。因此，倒位携带者生育正常后代的概率为 1/2。

（二）易位携带者

易位是指 2 条或 2 条以上染色体相互交换染色体片段，包括单向易位、相互易位、复杂易位及罗伯逊易位等类型，其中，以相互易位和罗伯逊易位较为常见。此携带者的主要临床症状也是易发生习惯性流产、死产、不育等现象。

染色体异常携带者婚后可出现不育现象，在妊娠期间可引发流产、死产、死胎、新生儿死亡、生育严重畸形和智力低下的患儿等情况。某些类型的染色体异常携带者生育染色体异常患儿的可能性甚至高达 100%。据资料统计表明，我国染色体异常携带者的发生率约为 0.47%，在不育及流产夫妇中为 3%~6%，在新生儿中出现染色体异常携带者的频率约为 0.7%。在染色体显带检查的基础上，综合应用荧光原位杂交、基因芯片检测、全基因组测序检测等对胎儿进行产前诊断，可防止染色体病患儿出生。

四、微结构异常染色体病

微结构异常染色体病是指由于染色体发生了微小的、经传统细胞遗传学分析难以发现的染色体畸变引起的具有一系列复杂临床表现的遗传病。此类疾病通常是由于基因组上染色体片段发生了缺失或重复（可能涉及多个基因），最常见的畸变类型是小于 5Mb 的缺失、重复、倒位，故又称为染色体微缺失 / 微重复综合征。目前，至少发现 60 余种此类疾病，发病率为 1/4000–1/50 000。常见的疾病有 22q11.2 微缺失综合征、1p36 微缺失综合征、猫叫综合征、prader–willi 综合征、Williams 综合征等。此类疾病临床表现多样化，主要的症状为生长发育异常、智力发育迟缓、内脏器官畸形、特殊面容、内分泌异常、精神行为改变等症状。

（一）22q11.2 微缺失综合征

22q11.2 微缺失综合征（22q11.2 deletion syndrome）是指人类由于染色体 22q11.21 ~ 22q11.23 区域杂合性缺失或关键基因突变而引起的一类临床症候群。本病是人类最常见的一种微缺失综合征，新生儿发病率约 1/4000，其突出的临床特征为患有先天性心脏病（心室流出道畸形），胸腺发育不良，甲状旁腺发育不良，且常伴有低钙血症、腭裂等。此类疾病新发病例为 85% ~ 95%，仅 5% ~ 10% 的患者由父母遗传，且其遗传方式通常为常染色体显性遗传。因此，患病的父母其子女有 50% 可能患病，且其子女的临床表现通常较其父母严重。这类疾病一般缺乏有效的治疗措施，最有效的办法是进行产前筛查和诊断。

（二）1p36 微缺失综合征

1p36 微缺失综合征（1p36 deletion syndrome）是由 1 号染色体短臂末端，即 1p36.13–p36.33 区域杂合性缺失引起的一类临床症候群。新生儿发病率为 1/5000 ~ 1/10 000。本病的特征表现为严重智力低下、小头畸形和特殊面容。典型面容表现为一字眉、眼和中面部凹陷、宽鼻梁、长人中、尖下巴和外耳异常。患儿通常有四肢张力过低，吞咽困难。常见语言发育障碍，可有脾气暴躁、自残和其他行为异常。大部分患儿大脑结构性异常，超过半数发生癫痫。其他表现包括视力、听力障碍，以及骨骼、心脏、肾或泌尿生殖系统异常。大多数患者是由于生殖细胞形成或胚胎发育早期发生了基因组不等交换所致，约 20% 由父母一方平衡染色体重排导致。本病暂无有效的治疗方法，主要是对症治疗。产前诊断是唯一有效的预防途径。

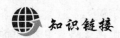 知识链接

染色体微缺失／微重复检测方法

染色体微缺失／微重复检测方法有荧光原位杂交（FISH）、微阵列技术、高通量测序技术。

针对临床诊断明确的染色体微缺失／微重复综合征，可仅采用 FISH 检测，在目的区域内选取相应的探针，荧光标记后与目的染色体进行杂交，通过观测荧光测试信号的数量，做出缺失／重复的判定；或采用定量 PCR 对目标区域进行定量检测。对于临床诊断不明确的疑似染色体微缺失／微重复综合征，目前首选微阵列技术，微阵列技术能一次性对所有染色体的拷贝数进行检测，所以既可对目标区域进行检测，也可发现其他染色体异常，即可达到诊断目的，也可做出鉴别诊断；高通量测序技术同样可以一次性完成全部基因组拷贝数变异的检测，随着测序技术成本的下降，该技术在临床的应用会更加广泛。

五、两性畸形

两性畸形是指患者的性腺、内外生殖系统和第二性征等方面具有不同程度的两性特征。根据患者体内性腺的组成情况，分为真两性畸形和假两性畸形。

（一）真两性畸形

患者体内同时具有睾丸和卵巢 2 种性腺，内外生殖器也具有两性特征或只表现男性或女性。真两性畸形是一种较为罕见的性别畸形。患者体内的两种性腺在不同个体有较大差异，其中一侧睾丸，一侧卵巢的占 40%，一侧卵巢或睾丸，一侧卵巢睾的占 40%，另有 20% 两侧卵巢睾的情况。真两性畸形的核型有多种类型，如 46,XX；46,XY；46,XX/46,XY 等。

1. **46,XX 真两性畸形** 此类型约占真两性畸形患者的 50% 以上。患者外表可为女性或男性，外表为男性的患者在青春期后逐渐出现女性性征。患者体内具有男性性腺和女性性腺，一侧为卵巢、输卵管及发育良好的子宫，另一侧为睾丸或卵巢睾，但输精管发育不良。外生殖器为阴茎但无阴囊，并伴有尿道下裂。此种情况一般进行激素和手术治疗。

2. **46,XY 真两性畸形** 此类患者外表为男性，但第二性征似女性。体内一侧为睾丸，另一侧为卵巢睾，有输精管、输卵管及子宫，但发育均不良。外生殖器为阴茎，阴囊中空，尿道下裂，阴毛呈女性化分布。该类型可进行激素和手术治疗。

3. **46,XX/46,XY 真两性畸形** 此类型为嵌合体，因此患者可根据细胞比例不同而表现出不同的性别，可为男性，也可为女性。其体内一侧为卵巢，另一侧为睾丸，输精管、输卵管均可发育良好。根据不同核型细胞的比例不同，患者外阴部可有不同分化，若外阴为阴茎，则有尿道下裂，若外阴为阴道，则阴唇皮下有包块。该类型患者在进行手术矫正时，一般原则上向女性矫正，同时切除睾丸以防癌变。

4. **46,XX/47,XXY 真两性畸形** 此类型一般以 46,XX 型细胞占优势，患者一侧有发育良好的卵巢、输卵管和子宫，可形成成熟的卵泡并排卵。另一侧为发育不良的小睾丸和输精管，不能产生精子。外阴多为阴茎，且伴尿道下裂，阴囊中空，阴毛呈女性分布，第二性征为女性，可有周期性血尿或鼻出血。此类型患者的治疗一般向女性矫正。

5. **46,XY/45,X 真两性畸形** 此种类型患者体内的细胞以 46,XY 占优势，患者一侧可有发育良好的睾丸和输精管，另一侧为发育不好的卵巢和输卵管。外生殖器多为阴茎，伴有尿道下裂及隐睾。若为女性生殖器，则表现为阴道短浅，阴蒂肥大，阴唇下可见包块。此类患者可进行手术矫正和激素治疗，而隐睾患者可在适当时摘除睾丸，以防止发生癌变。

（二）假两性畸形

患者体内的性腺只有一种，但外生殖器和第二性征具有两性特征，或倾向于相反的性别。根据患者体内性腺为睾丸或卵巢可将其分为男性假两性畸形和女性假两性畸形。

1. **男性假两性畸形** 又称男性女性化，患者核型为 46,XY，性腺为睾丸，外生殖器介于男性与女性之间，第二性征异常。例如，睾丸女性化综合征，患者性腺为睾丸，但其表型为女性，有似女性的乳房发育、阴毛稀少，具阴唇和阴道，但阴道短浅止于盲端，无子宫和卵巢。

2. **女性假两性畸形** 又称女性男性化，患者核型为 46,XX，性腺为卵巢。外生殖器兼具两性特征，第二性征多为男性。本症类型较多，其中先天性肾上腺皮质增生最为常见，患者有卵巢，外生殖器中阴蒂肥大最为常见，也可有经两侧阴唇愈合形成尿道下裂的各种程度的畸形，有阴囊者多中空，原发性闭经。

两性畸形的治疗，原则上应首先考虑患者的社会性别及表型特征，所以在治疗中一般不主张改变其社会性别。当性别选择确定后，可采用手术矫正、修补、切除等方法，再辅以激素替代治疗等手段，尽可能让患者得以恢复，并能较为正常地生活。另外，对于有恶变倾向的性腺应尽早切除。

（江新华）

课后练习

一、单选题

1. 四倍体形成的机制可能是（ ）

    A. 双雄受精   B. 双雌受精   C. 核内复制

    D. 染色体不分离   E. 染色体不等交换

2. 一个个体中含有不同染色体数目的 3 个细胞系，这种情况称为（ ）

    A. 多倍体   B. 非整倍体   C. 三倍体   D. 嵌合体   E. 三体型

3. 某一个体其细胞中染色体数目比二倍体多了一条，称为（ ）

    A. 亚二倍体   B. 多倍体   C. 超二倍体   D. 嵌合体   E. 假二倍体

4. 染色体结构畸变的基础是（ ）

    A. 染色体不分离   B. 染色体核内复制   C. 染色体断裂

    D. 染色体丢失   E. 姐妹染色单体交换

5. 近端着丝粒染色体之间通过着丝粒融合而形成的易位称为（ ）

    A. 单方易位   B. 串联易位   C. 罗伯逊易位

    D. 不平衡易位   E. 复杂易位

6. 46,XY,t (2;5) (q21;q31) 表示（ ）

    A. 一女性带有易位型的畸变染色体

    B. 一男性体内发生了染色体的易位

    C. 一男性带有缺失型的畸变染色体

    D. 一女性体内发生了染色体插入

    E. 一男性带有等臂染色体

7. 当染色体的长臂和短臂的末端同时缺失，有可能形成（ ）

    A. 等臂染色体   B. 双着丝粒染色体   C. 环状染色体

    D. 重排染色体   E. 倒位染色体

8. 染色体结构畸变引起的疾病是（ ）

    A. 先天愚型   B. 先天性睾丸发育不全症

    C. 猫叫综合征   D. 白化病

    E. 13- 三体综合征

9. 21-三体综合征患者最常见的发病原因是（　　）

　　A. 父亲高龄，精子发生过程中染色体不分离

　　B. 母亲高龄，卵子发生过程中染色体不分离

　　C. 受精卵卵裂早期发生染色体不分离

　　D. 母亲妊娠期间有病毒感染

　　E. 患者发高烧而引起

10. 唐氏综合征的核型是（　　）

　　A. 47,XX（XY）,+18　　　B. 47,XX（XY）,+13　　　C. 47,XX（XY）,+21

　　D. 46,XX（XY）,+21　　　E. 47,XXY

11. 先天性性腺发育不全症患者是（　　）

　　A. 多了一条 Y 染色体　　　　　　　　B. 多了一条 21 号染色体

　　C. 少了一条 21 号染色体　　　　　　　D. 多了一条 X 染色体

　　E. 少了一条 X 染色体

12. 下列因素中不能够引起染色体畸变的是（　　）

　　A. 电离辐射　　　B. 妊娠反应　　　C. 环磷酰胺　　　D. 巨细胞病毒　　E. 母亲高龄

13. 某人临床表现为男性表型，身材高大、睾丸小、第二性征发育差、不育，说明此人患有（　　）

　　A. Edward 综合征　　　　　　B. Down 综合征　　　　　　C. 猫叫综合征

　　D. Turner 综合征　　　　　　E. Klinefelter 综合征

14. 下列关于染色体异常携带者的说法，不正确的是（　　）

　　A. 携带染色体结构异常而没有染色体病表型的个体

　　B. 主要包括倒位携带者和易位携带者 2 种类型

　　C. 倒位携带者生育正常后代的概率为 1/2

　　D. 易位携带者易发生习惯性流产、死产、不育等

　　E. 染色体异常携带者生育能力与正常人相同

15. 以下不属于微结构异常染色体病的是（　　）

　　A. 22q11.2 微缺失综合征　　　B. 1p36 微缺失综合征　　　C. Down 综合征

　　D. prader-willi 综合征　　　　E. Williams 综合征

16. 某人核型为 46,XY，性腺为睾丸，外生殖器介于男性与女性之间，第二性征异常，说明此人患有（　　）

　　A. 男性假两性畸形　　　　　B. 性逆转综合征　　　　　C. 真两性畸形

　　D. 女性假两性畸形　　　　　E. 性腺发育不全

二、思考题

1. 何谓染色体畸变？其主要类型有哪些？

2. 染色体数目畸变包括哪些类型？其发生机制如何？

3. 21-三体综合征的核型和主要临床表现有哪些？

第七章　线粒体遗传与线粒体遗传病

学习目标

1. 掌握母系遗传、阈值效应、线粒体遗传病的概念。
2. 熟悉线粒体 DNA 的结构特点和遗传特点，线粒体基因组的突变类型。
3. 了解常见线粒体遗传病的遗传基础。

案例引入

患者，男，7 岁，双眼进行性视力下降 1 年来诊。患者自 1 年前无明显诱因出现双眼视物模糊，无疼痛、眼红、畏光等不适。于 2013 年 3 月来医院就诊。患者既往健康，但其母述其舅舅 16 岁时视力突然减退，现已全盲。患者现双眼视力下降至 0.05 以下，戴镜后矫正视力无提高。眼底检查：环视盘毛细血管扩张，视盘周围神经纤维层肿胀，视盘苍白，视网膜血管扭曲。

讨论分析：

（1）患者最可能的诊断是什么？

（2）该病的发生机制是什么？

（3）该病是如何传递的？

解析路径导航：

（1）患者 6 岁时发病，首感视力减退，1 年来病程进展迅速至双眼。辅助检查双眼视力下降至 0.05 以下，眼底检查视盘苍白伴血管扭曲，高度提示为 Leber 遗传性视神经病。

（2）本病是由氨基酸替换（错义）突变引起的线粒体遗传病。90% 的患者的线粒体 DNA 存在以下点突变中的一个：G11778A（ND4）、T14484C（ND6）、G3460A（ND1）。

（3）该病的遗传方式为母系遗传，致病基因从母亲传于儿女，患者母系亲属为致病基因携带者或可能发病者。男性即便是致病基因携带者或患者，也不会将致病基因传给子女。

线粒体是人类细胞核外唯一含 DNA 的细胞器，它是细胞物质氧化的场所和能量供给中心。1963 年 Nass 等首次在鸡卵母细胞中发现线粒体中存在 DNA，Schatz 于同年又分离出完整的线粒体 DNA（mitochondrial DNA，mtDNA）后，人们开始对 mtDNA 不断地研究探索。早期曾有学者认为的细胞质遗传病，后来也明确为 mtDNA 突变引起的遗传病。

第一节　线粒体遗传

一、线粒体 DNA 的结构特点

1981 年剑桥大学的安德森（Anderson）等人测定了完整的人 mtDNA 序列，称"剑桥序列"。人 mtDNA 为双链闭合环状分子，共含 16569 个碱基对（bp）（图 7-1），根据其转录产物在氯化铯（CsCl）中的密度分为重链（H 链）和轻链（L 链）。外环为重链，富含鸟嘌呤；内环为轻链，富含胞嘧啶。

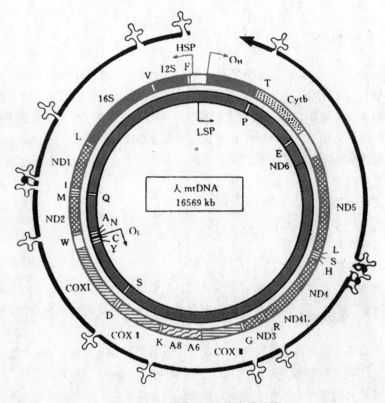

图 7-1　线粒体 DNA 的分子结构

人 mtDNA 含有 37 个基因，可编码 13 种蛋白质、22 种 tRNA 和 2 种 rRNA。其中，L 链仅编码 1 种多肽链和 8 种 tRNA，其余的均由 H 链编码。mtDNA 编码的 13 种蛋白质都是与线粒体氧化磷酸化有关的蛋白质，与核基因编码的蛋白质共同组成氧化磷酸化系统。

mtDNA 基因之间排列紧密，没有内含子，唯一的非编码区是约 1000bp 的 D 环区，包括重链复制起始点、轻链和重链转录的启动子、4 个高度保守序列和终止区。mtDNA 只有 2 个复制起点，分别起始复制重链和轻链。转录则是由位于 D 环区的 2 个启动子同时开始。

mtDNA 是裸露的，分子上没有核酸结合蛋白，缺少组蛋白的保护，这使得

mtDNA 的突变率比核 DNA 高 10 ～ 20 倍。线粒体内无 DNA 突变修复系统，所以线粒体突变容易保存下来。另外，每个细胞内含有数百个线粒体，每个线粒体内有 2 ～ 10 个 mtDNA 分子，由此每个细胞可有数千个 mtDNA 分子。在所有细胞中，每个 mtDNA 均有可能发生突变，因此，mtDNA 具有高异质性。

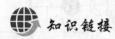 **知识链接**

线粒体 DNA 与法医鉴定

mtDNA 遗传标记的检测在法医鉴定实践中有着重要的应用价值。在法医学上对微量和无核的检材，如指甲、粪便、腐败物等检材用核 DNA 分型方法常常不能达到满意效果，通过对 mtDNA 序列分析却可以达到。mtDNA 分析可以确定人或尸体的真实身份，有几个著名的案子就运用了这一点。

1996 年 9 月 3 日，在美国田纳西州的查塔努加城，一名 27 岁的男子被认定犯有杀害一名 4 岁女孩的罪行，依据是对他的唾液的 mtDNA 和在受害女孩身上发现的毛发的 mtDNA 进行分析比对发现两者相吻合。这是世界上第一宗以 mtDNA 为证据定罪的案例。

第一次世界大战末期，一个 17 岁的女孩从柏林的一条河里被救起，她自称是沙皇失踪的女儿安娜斯塔西娅，随后她被送往一家精神病院接受治疗。经过 70 年的纷争，她的说法终于在她 1984 年去世后通过 mtDNA 分析予以否认。1991 年，在俄罗斯发现了末代沙皇尼古拉二世的遗骸，科学家通过将其 mtDNA 与其亲属 mtDNA 进行比较分析进行了确认。

二、线粒体 DNA 的遗传特征

（一）母系遗传

母亲将她的 mtDNA 传给她的所有子女，但只有她的女儿能将其 mtDNA 传递给下一代，这种遗传方式称为母系遗传（maternal inheritance）。这是由于人类精卵细胞结合时，精子的细胞质（线粒体位于其中）几乎不进入受精卵，精子只提供核 DNA，受精卵中的 mtDNA 几乎全部来自卵子。

如果分析系谱时发现某些成员具有相同的临床特征，而且是从受累的女性传递而来，就应考虑此病可能为线粒体遗传病（图 7-2）。

（二）半自主性

mtDNA 能够独立自主地复制，转录 RNA 并翻译成蛋白质，所以有人将 mtDNA 称为 25 号染色体或 M 染色体。但是，维持线粒体结构和功能需要的大分子复合物及氧化磷酸化所需的酶是由核 DNA 编码，所以 mtDNA 的功能必然受到核 DNA 的影响。因此，mtDNA 的遗传具有半自主性。

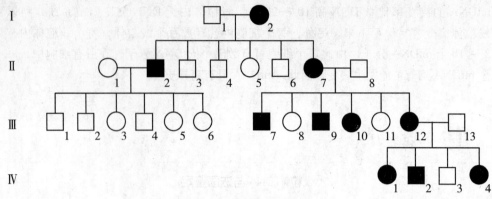

图 7-2 线粒体遗传病系谱

（三）遗传密码与通用密码不同

在线粒体遗传密码中，部分密码子与核基因组的通用密码不同。① AUA 为起始密码，而不是编码异亮氨酸；② UGA 编码色氨酸，而不是终止密码；③ AGA、AGG 为终止密码（在核基因组中编码精氨酸）；④ RNA 的兼并性也较强，仅用 22 个 tRNA 来识别多达 48 种密码子。

（四）异质性

每个细胞中都有数千个 mtDNA 分子。如果一个细胞中所有的 mtDNA 分子都完全相同，称为同质性（homoplasmy）。如果一个细胞中的 mtDNA 分子有 2 种及以上，则称异质性（heteroplasmy）。异质性的发生机制可能是由于 mtDNA 发生突变导致一个细胞内同时存在野生型 mtDNA 和突变型 mtDNA，或者是受精卵中存在的异质性 mtDNA 在卵裂过程中被随机分配于子细胞中。在异质性的细胞中，把能在自然人群中观察到的最高频率的 mtDNA 分子称为野生型，而其他类型的 mtDNA 分子称为突变型。野生型一般是经历千万年进化而保留下来的较适应环境分子，而突变型一般是在野生型基础上，通过基因突变而来。大多数人类细胞中，mtDNA 都具有异质性。

（五）阈值效应

在异质性细胞中，突变型 mtDNA 可能是无害的，但更多时候是有害甚至导致线粒体丧失功能的。mtDNA 导致异常表型的出现，是由某种组织野生型与突变型 mtDNA 的比例及该组织对能量的依赖程度决定的。如果细胞携带突变型 mtDNA 较少，产能不会受到影响，则此人不会患病。相反，携带突变型 mtDNA 过多，则线粒体产生的能量不够维持细胞正常功能，就会造成组织乃至器官出现功能异常。突变型 mtDNA 要达到一定比例时，才能引起某些组织或器官功能异常，称为阈值效应（threshold effect）。线粒体病发生的阈值与病变器官的能量需求密切相关，中枢神经系统对 ATP 的依赖程度最高，易受阈值效应的影响而受累，其他依次为骨骼肌、心脏、胰腺、肾、肝。

（六）突变率高

mtDNA 处于氧自由基的包围之中，缺乏组蛋白的保护，同时，线粒体缺乏 DNA 损伤修复系统，突变 mtDNA 随年龄增加在细胞中逐渐积累，因而线粒体遗传病常表现为与年龄相关的渐进性加重。mtDNA 的突变率比核 DNA 高 10 ~ 20 倍，高突变率造成个体及群体中 mtDNA 序列有极大差异。人群中存在多种中度到重度有害的 mtDNA 突变，且高度有害的 mtDNA 突变不断增多。但有害的突变会通过选择而消除，故线粒体遗传病虽然并不多见，但突变的基因型却很普遍。

重点·考点·笔记

第二节　线粒体基因突变与疾病

自 1988 年发现第一个 mtDNA 突变以来，已确认 mtRNA 中的 100 多个与疾病相关的点突变，200 多种缺失、插入和重排。mtDNA 突变在许多疾病中存在，这些疾病包括具有母系遗传特征的疾病、中老年发生的一些退行性疾病，甚至衰老过程等。

一、线粒体基因突变

mtDNA 突变主要有以下几种类型。

（一）碱基突变

1. 结构基因突变　这种突变发生在结构基因上，多为错义突变，又称氨基酸替换突变，是指编码 13 种多肽的基因发生置换突变，导致编码的氨基酸发生改变。这种突变会影响氧化磷酸化相关酶的结构和活性，使细胞氧化磷酸化功能下降，主要与脑脊髓性及神经性疾病有关，如 Leber 遗传性视神经病和神经肌病。

重点提示
线粒体 DNA 突变的类型。

2. tRNA 基因突变　线粒体涉及的蛋白质生物合成基因突变多为 tRNA 基因突变。这种突变会导致 tRNA 携带氨基酸的功能改变，使全部多肽链的翻译过程受到影响，导致呼吸链中多种酶合成障碍。这类突变所导致的疾病较错义突变所导致的疾病更具系统性的临床特征，常与线粒体肌病有关。典型疾病包括肌阵挛性癫痫伴碎红纤维病、线粒体脑肌病乳酸中毒及中风样发作综合征、母系遗传的线粒体肌病及心肌病等。

（二）缺失、插入突变

缺失突变较为多见，插入突变较为少见。mtRNA 缺失发生的原因往往是由于 mtRNA 的异常重组或在复制过程中异常滑动所致。大片段的缺失，往往涉及多个基因，可导致线粒体氧化磷酸化功能下降，产生的 ATP 减少，从而影响组织器官的功能。常见于神经性疾病及一些退化性疾病，如慢性进行性眼外肌麻痹。这类疾病一般无家族史，常散发。

（三）拷贝数目突变

mtDNA 拷贝数目突变指 mtDNA 拷贝数大大低于正常，可表现为常染色体显性遗传或隐性遗传，提示拷贝数目突变是由于核基因缺陷所致的线粒体功能障碍。这类突变较少，仅见于一些致死性婴儿呼吸障碍、乳酸中毒或肌肉、肝、肾衰竭的病例。

二、线粒体疾病

广义的线粒体病（mitochondrial disease）指以线粒体功能异常为主要病因的一大类疾病。其遗传缺陷包括线粒体基因组、核基因组的遗传缺陷及两者之间的信息传递

重点提示
线粒体遗传病的概念、临床特征。

缺陷。通常所指的线粒体疾病为狭义的概念，即 mtDNA 突变导致的线粒体功能异常所引起的疾病。

线粒体遗传病一般是多系统联合发病，可累及脑、心肌、骨骼肌、肾、内分泌腺等多种组织和器官，因中枢神经系统和骨骼肌对能量的依赖最强，故临床症状以中枢神经系统和骨骼肌病变为主要特征。在临床诊断时，当患者同时出现多个器官、多个组织症状而又无法解释其病因时，应考虑线粒体遗传病。

（一）Leber 遗传性视神经病

Leber 遗传性视神经病（Leber hereditary optic neuropathy，LHON）于 1871 年由德国的眼科医师 Leber 首次报道，是人类母系遗传的典型病例，至今尚未发现男性患者将此病传给后代。

我国患者多在 18 ～ 20 岁发病，男性多于女性。典型临床表现为双侧视神经严重萎缩引起的急性或亚急性双侧中心视力消失，可伴有神经、心血管、骨骼肌等系统异常，如头痛、癫痫及心律失常等。

现已发现许多 mtDNA 突变与 LHON 有关，诱发 LHON 的 mtDNA 突变均为点突变。1988 年 Wallace 等首先发现该病患者 NADH 脱氢酶的 ND4 亚单位基因第 11778 位点发生碱基 G 置换为 A，使 ND4 的第 340 位上一个高度保守的精氨酸被组氨酸取代，NADH 脱氢酶活性降低和线粒体产能效率下降，减少了视神经 ATP 的供给，导致视神经细胞退行性病变死亡。近年来，已相继报道了更多 mtDNA 点突变与 LHON 相关，均引起基因产物的氨基酸替换，如 G14459A（ND6）、G3460A（ND1）、T14484C（ND6）、G15257A（cyt b）等 4 个位点突变。

利用 LHON 患者的特异性 mtDNA 突变可进行该病的基因诊断。如 mtDNA 第 11778 位 G → A 突变是 LHON 患者最常见的突变类型，可导致原有的限制性内切酶 sfaN Ⅰ 切点消失，正常人 mtDNA 经 sfaN Ⅰ 酶切后产生 915bp、679bp 两个片段，而 LHON 患者经酶切后只产生 1590bp 片段。

（二）氨基糖苷类抗生素致聋

氨基糖苷类抗生素如链霉素、庆大霉素、卡那霉素和新霉素可导致不可逆的听力损失。氨基糖苷类抗生素致聋（aminoglycoside antibiotic induced deafness，AAID）患者在我国的发生率为 0.035%，并有逐年上升的趋势，已成为我国聋病的主要原因。

氨基糖苷类抗生素致聋的主要原因是由于氨基糖苷干扰了耳蜗内毛细胞线粒体 ATP 的产生。1993 年 Prezant 等通过 3 个母系遗传的氨基糖苷类抗生素诱导耳聋家系的研究，首次报道了 mtDNA 的 12SrRNA 基因 A1555G 突变与此耳聋有关。另外，还存在其他线粒体基因、核基因突变与本病有关。

（三）肌阵挛性癫痫伴碎红纤维病

肌阵挛性癫痫伴碎红纤维病（myoclonic epilepsy with ragged red muscle fibers，MERRF）是一种罕见的、异质性母系遗传病。它除了具有破碎的肌红纤维和形态异常的线粒体外，还具有多系统紊乱的症状，包括骨骼肌不自主阵挛，不能够协调肌运动（共济失调），肌细胞减少，轻度痴呆，耳聋，脊神经退化等。大多数病例是由于 mtDNA 上 tRNA^{LYS} 基因点突变（A8344G）引起，小部分患者同一基因存在 T8356C

突变，这些突变使 tRNA 结构发生改变，蛋白质合成受阻。

（四）线粒体心肌病

线粒体心肌病（Mitochondrial cardiomyopathy）累及心脏和骨骼肌，患者常有严重的心力衰竭，表现为劳力性呼吸困难、心动过速、全身肌肉无力伴全身严重水肿、心脏增大和肝大等症状。mtDNA 的突变与某些心肌病有关，如 mtDNA 基因 A3260G 突变可引起母系遗传的线粒体肌病和心肌病；4977 位点缺失多见于缺血性心脏病、冠心病；扩张性心肌病和肥厚性心肌病均可见 7436 位点的缺失。

（五）线粒体脑肌病伴乳酸中毒及中风样发作综合征

线粒体脑肌病伴乳酸中毒及中风样发作综合征（mitochondrial encephalopathy with lactic acidosis and stroke-like episodes，MELAS）是一种常见的母系遗传病。患者常在 40 岁以前出现症状，表现为突发性呕吐、乳酸中毒、肌肉组织病变、有碎红纤维等。少数患者伴有痴呆、耳聋、偏头痛、眼外肌无力或麻痹、身材矮小等。MELAS 患者在脑和肌肉的小动脉和毛细血管壁中有大量形态异常的染色体。约 80% 患者的 mtDNA 中 tRNA^{Leu} 基因 3243 位点存在 A → G 突变，也有其他位点（3291、3271、3256 和 3252）突变，使得 mtRNA 转录活性降低并影响线粒体的功能。

（六）慢性进行性眼外肌麻痹

慢性进行性眼外肌麻痹（Keams-Sayre syndrome，KSS）常见临床表现是进行性眼外肌麻痹和视网膜色素变性。KSS 的表现还包括心电传导异常、听力丧失、共济失调、痴呆和糖尿病等。20 岁前起病，进展较快，大多数患者在确诊后几年内死亡。KSS 主要由 mtDNA 缺失引起，缺失的类型多种多样，一般缺失长度为 0.5 ~ 8kb，最常见的类型是 5.0kb 普遍缺失。KSS 的病情严重程度取决于缺失型 mtDNA 的异质性水平和组织分布。当肌细胞中有缺失的线粒体基因组大于 85% 时，可发生 KSS 所有的临床特征。当异质性程度低时，仅表现为眼外肌麻痹。

（田廷科）

课后练习

一、单选题

1. 下面关于线粒体的正确描述是（　　）

　A. 线粒体中的蛋白质均来自细胞质

　B. 线粒体 DNA 突变与人类疾病基本无关

　C. 线粒体是一种完全自主的细胞器

　D. 线粒体含有遗传信息和转录翻译系统

　E. 线粒体含有 DNA，对人类遗传起主要作用

2. 下面关于 mtDNA 的描述中，不正确的是（　　）

　A. mtDNA 的表达与核 DNA 无关　　　　　　B. mtDNA 是双链环状 DNA

C. mtDNA 转录方式类似于原核细胞　　　　D. mtDNA 有重链和轻链之分

E. mtDNA 的两条链都有编码功能

3. 异质性细胞的表现型依赖于（　　　）

A. 突变型 mtDNA 的突变时间早晚

B. 突变型和野生型 mtDNA 的拮抗作用

C. 突变型和野生型 mtDNA 的相对比例

D. 野生型 mtDNA 的表达速度

E. 突变型 mtDNA 的表达速度

4. 线粒体的阈值效应是（　　　）

A. 突变型 mtDNA 达到一定比例，才引起组织器官功能异常

B. mtDNA 为双链，且双链分子量相同

C. mtDNA 功能的表达受核 DNA 影响

D. 后代的遗传性状几乎来自母亲

E. 每种生物的 mtDNA 遗传密码都一致

5. 不属于线粒体遗传特点的是（　　　）

A. 母系遗传

B. 线粒体常表现为与年龄相关的渐进性加重

C. 阈值效应

D. mtRNA 随机分离

E. 低突变率

6. 临床上线粒体遗传病的病变部位主要发生在（　　　）

A. 消化系统　　　　　　B. 神经系统　　　　　　C. 血液系统

D. 肌肉系统　　　　　　E. 中枢神经系统和骨骼肌

7. 符合母系遗传的疾病为（　　　）

A. 多指症　　　　　　　　　　　B. 红绿色盲

C. Leber 遗传性视神经病　　　　　D. 子宫阴道积水

E. 家族性高胆固醇血症

8. 与线粒体遗传无关的疾病是（　　　）

A. 氨基糖苷类诱发的耳聋　　　　　B. 半乳糖血症

C. 帕金森病　　　　　　　　　　　D. 肌阵挛性癫痫伴碎红纤维病

E. Leber 遗传性视神经病

二、思考题

1. 为什么线粒体遗传病常表现为母系遗传？

2. 线粒体病通常影响哪些组织器官？表现哪些临床特征？

3. 试分析线粒体遗传病随年龄增加渐进性加重的原因。

第八章 遗传与肿瘤的发生

📖 **学习目标**

1. 掌握肿瘤、癌家族、家族性癌、标记染色体、癌基因、抑癌基因的概念。
2. 熟悉恶性肿瘤的特点与遗传方式、遗传病与肿瘤的关系、原癌基因激活形式。
3. 了解肿瘤发生的遗传机制及相关假说。

🌐 **案例引入**

患者，男，2岁时经眼科诊断为右眼视网膜母细胞瘤、青光眼而行右眼摘除术，病理检查为视网膜母细胞瘤（retinoblastoma，RB），左眼未见异常。近1年来自觉左眼视物不清，逐渐加重，房水混浊，可见少许浮游组织，下方远房角处可见3个米粒大小的粉红色病变组织，虹膜表面有新生血管，瞳孔4mm，玻璃体呈絮状混浊有碎屑，眼底有颞侧视网膜黄白色隆起，上有新生血管。

讨论分析：

（1）该案例中患者左眼是否也患上了RB？

（2）RB的发病机制是什么？

（3）如何对RB患者进行治疗？

解析路径导航：

（1）患者左眼症状符合RB的疾病特征。因为RB早期症状和体征为视力障碍和眼底改变，病变可发生于眼底的任何部位，为眼底有灰白色肿块。患者房水混浊的原因是因为RB组织脆弱，其团块易散播于玻璃体及前房，造成玻璃体混浊，假性前房积脓，角膜后沉着或在虹膜表面形成灰白色肿瘤结节。

（2）正常情况下，*Rb*基因控制着视网膜母细胞的正常发育和分化。当*RbRb*基因型的个体的生殖细胞发生一次突变，其后代的基因型变成*Rbrb*，个体不发病。*Rbrb*个体出生后如果发生一次基因突变或染色体丢失，形成*rbrb*的纯合子或*rb*半合子，就会导致RB的发生。

（3）目前RB临床治疗方法有手术治疗、外部放射治疗、冷凝术治疗和药物治疗等。治疗方法选择以保留和挽救患者生命为首要原则。根据RB患者的不同状况，选择和实施个体化的临床治疗方案。根据肿瘤发展的不同阶段、临床病期，进一步考虑保留部分视力、保留患眼，以提高患者的生活质量。同时，定期检查患者的双眼及全身情况，并对父母进行优生优育的指导，开展遗传咨询，制订随访观察计划。

肿瘤（tumor）是由细胞异常增殖引发的一类疾病的总称，肿瘤分为良性肿瘤和恶性肿瘤 2 类。肿瘤的发生是致癌因素（物理、化学、生物等外源性因素和遗传、机体免疫状态等内源因素）作用下癌基因和抑癌基因等多基因突变的一个逐渐演化过程。在临床病例中，遗传基础起了重要作用，因此，肿瘤也被称为体细胞遗传病。

第一节　肿瘤发生中的遗传因素

一、肿瘤发生的家族聚集现象

肿瘤的发生存在着家族聚集现象，体现为癌家族、家族性癌等。

（一）癌家族

癌家族（cancer family）是指一个家系中恶性肿瘤的发病率高（约 20%），发病年龄较早，通常按常染色体显性遗传方式遗传。Lynch 将上述特点归纳为"癌家族综合征"。曾经报道过一个癌家族（G 家族），从 1895 年开始，经过 70 多年间的 5 次调查，这一家族共有 10 个支系，有些支系已传至第七代，在 842 名后裔中共发现 95 名癌患者，其中患结肠腺癌（48 人）和子宫内膜腺癌（18 人）者占多数。这 95 人中有 13 人肿瘤为多发性，19 人癌发生于 40 岁前，95 名患者中 72 人有双亲之一患癌，男性与女性各 47 和 48 人，接近 1：1，符合常染色体显性遗传（图 8-1）。

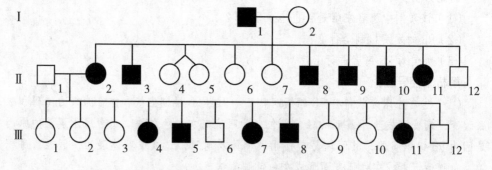

图 8-1　癌家族的部分系谱

（二）家族性癌

家族性癌（family carcinoma）是指一个家族内多个成员罹患同一类型的肿瘤。例如，12% ~ 25% 的结肠癌患者有结肠癌家族史，许多常见的肿瘤如乳腺癌、肠癌、胃癌等，虽然通常是散发的，但患者一级亲属的发病率却高于一般人群 3 ~ 5 倍，且发病较早。以乳腺癌为例，如果患者在绝经期前发病，且为双侧性乳腺癌，则其血缘亲属的发病危险性比常人高 9 倍；如果发病于绝经期后，且为单侧性，则其亲属的发病危险性与常人相似。Muller 等报道了 600 例乳腺癌患者的一级亲属（包括父母、兄弟姊妹和子女）共 3727 人，发现发生乳腺癌者高达 113 例。这些发现充分显示肿瘤的发生确有一定的家族聚集性。需要说明的是，"家族性癌"不一定都是遗传性的，一般不符合孟德尔遗传，其遗传方式目前尚不明确。

二、肿瘤发病率的种族间差异

在不同人种、不同民族中，各种肿瘤的发病率可有显著差异。如欧美国家乳腺癌发病率很高，日本、波罗的海沿岸国家胃癌的发生率显著高于其他国家，肝癌是非洲和东南亚地区最常见的肿瘤之一，而欧美却少见。某些学者经地理病理学对移民及生活习惯等的调查研究后认为：其中起主要作用的并非遗传因素，而是环境因素。如迁居至美国的日本移民胃癌的发病率下降，而乳腺癌和大肠癌的发病率却增高。但是另一些研究则发现我国广东人鼻咽癌发病率较高，当其迁居国外后，鼻咽癌发病率并不明显下降，甚至他们的后裔，鼻咽癌发生率也高于当地居民。由此可见，遗传因素在肿瘤的发病中也起一定的作用。

三、肿瘤的遗传易感性

肿瘤的发生有一定的遗传基础，也与环境因素密切相关。但暴露于相似环境中的人并不都罹患肿瘤，这说明个体间存在肿瘤易感性差异。肿瘤是多基因交互影响、多种环境因素协同作用、多阶段发展所致的复杂性疾病，复杂的多基因基础和环境因子共同作用，在决定肿瘤易感性上起重要的作用。肿瘤的遗传易感性是指在一定内外环境因素影响下，由遗传基础决定的个体易患某种肿瘤的倾向。尽管易感性在某些情况下受环境因素（如营养状态等）的影响，但机体状况对环境致癌物的代谢转化能力、DNA 修复酶系的功能、染色体结构的稳定性，免疫监护系统的完善与否等，均由遗传因素所决定。因此，不同遗传背景的个体发生肿瘤的风险有很大不同。

四、遗传性恶性肿瘤

肿瘤可分为遗传性恶性肿瘤和非遗传性恶性肿瘤。遗传性恶性肿瘤的基因突变始发于生殖细胞或由父母遗传得来（合子前突变），子代所有的体细胞均携带此突变，其特点是肿瘤发生早，常为双侧性。遗传性恶性肿瘤常常由单个基因的突变引起，遗传方式符合孟德尔遗传，如神经纤维瘤、遗传性腺癌、神经母细胞瘤及肾母细胞瘤等。

1. 视网膜母细胞瘤 是一种视网膜恶性肿瘤，幼年发病，约 85% 的病例为 1 ~ 5 岁儿童。大多数为单侧性，少数为双侧性。发病率约为 1/20 000。早期临床表现为眼底有灰白色肿块，多无自觉症状，肿块常可长入玻璃体而致瞳孔内出现黄白色反光，称为白瞳，俗称"猫眼症"，患者因而就诊。以后眼球向内或向外偏斜，视力丧失。患儿眼痛，头痛。晚期肿瘤可向眼外蔓延，并向前突出于睑裂外，或通过视神经向后长入眼眶，引起青光眼，眼球突出，肿瘤还可沿视神经向颅内蔓延，或经血液向全身转移而致患者死亡。

视网膜母细胞瘤分为遗传型和非遗传型 2 种类型。遗传型占 40% 左右，发病年龄早，多在 1 岁半内发病，且多为双侧相继发病，有家族史，属于常染色体显性遗传（外显不全），外显率为 90%；非遗传型占 60% 左右，发病年龄晚，多在 2 岁后发病，常为单侧发病，无家族史。视网膜母细胞瘤基因（*Rb*）是一种抑癌基因，由于 *Rb* 基因缺失或突变导致视网膜母细胞增生，引起肿瘤。

2. 肾母细胞瘤（nephroblastoma） 肾母细胞瘤是一种儿童常见的肾恶性胚胎性肿瘤。1814 年 Rance 首先报告此病，1899 年 Wilms 对此病做了详细病理描述，因此，又被命名为 Wilms 瘤（Wilms tumor，WT）。本病好发于儿童，多在 6 岁前发病，偶发于大龄儿童，约有 3% 发生在成人，被称为成人肾母细胞瘤。该病发病率约为1/10 000，男女发病率无明显差异，常见为单侧性，5%～10% 累及双侧。最常见的症状是腹部有巨大肿块，若压迫邻近器官可引起腹痛和肠梗阻。WT 患者中 38% 为遗传型，62% 为非遗传型。遗传型多为双侧性，发病年龄较早，呈常染色体显性遗传。非遗传型多为单侧性，发病年龄较晚。近年来已确认，肿瘤抑制基因 *WT1* 与 *WT2* 的突变或丢失与部分肾母细胞瘤的发生密切相关。

3. 神经母细胞瘤（neuroblastoma，NB） 有将近一半的神经母细胞瘤发生在 2 岁以内的婴幼儿，是一种常见于儿童的恶性胚胎瘤。小儿神经母细胞瘤起源于胚胎性交感神经系统神经嵴，交感神经链、肾上腺髓质是最常见的原发部位，包括颅内、眼眶、颈后、胸腔、腹腔、盆腔等。NB 可分为遗传型和非遗传型两类，遗传型约占80%，发病早，常多发；非遗传型发病年龄较晚，常单发。导致 NB 发生的致病基因定位于 1p36。该基因的第一次突变可能只干扰神经嵴的正常发育，第二次突变才导致恶性肿瘤的发生。

单基因遗传的肿瘤比较少见，多数肿瘤为多基因遗传，是多个基因和环境因素共同作用的结果，患者一级亲属的患病率都显著高于群体患病率，如乳腺癌、胃癌、肺癌、前列腺癌、子宫颈癌等。

五、遗传性癌前病变

一些单基因遗传的疾病和综合征往往有不同程度的患恶性肿瘤的倾向，称为遗传性癌前病变（precancerous lesion）。有 240 余种遗传性癌前病变为单基因遗传性疾病，如家族性腺瘤性息肉病，其遗传方式大多为常染色体显性遗传，少数为常染色体隐性遗传或 X 连锁遗传，凡未手术切除息肉者，几乎都在 40 岁前发生癌变；Gardner 综合征为常染色体显性遗传，临床表现之一为肠道腺瘤，腺瘤常在出现症状后 10～15 年癌变；着色性干皮病以常染色体隐性或显性方式遗传，暴露部位的皮损在 3～4 年内恶变，以基底细胞上皮癌和鳞状上皮癌为多，其次为黑色素瘤；多发性外生骨疣是常染色体显性遗传病，5%～11% 的骨疣可发生恶变；Bloom 综合征为常染色体隐性遗传，常发生白血病、胃癌等恶性肿瘤。

第二节　染色体异常与肿瘤

染色体畸变是肿瘤细胞的重要特征，研究发现，大多数人类恶性肿瘤伴有染色体数目或结构的异常。

一、肿瘤的染色体数目异常

肿瘤细胞的核型多伴有染色体数目的改变，大多数是非整倍体。其中包括超二倍体，即比 46 条多一条或几条染色体；亚二倍体，即比 46 少一条或几条染色体；亚三倍体，即比 69 少一条或几条染色体；亚四倍体，即比 92 少一条或几条染色体。大多数肿瘤染色体数目在二倍体左右，或在三倍体和四倍体之间，实体瘤染色体数目多为三倍体左右，而胸、腹腔积液中的癌细胞染色体数目变化更大，可以是六倍体、八倍体。

二、肿瘤的染色体结构异常

在肿瘤的发生发展过程中，由于肿瘤细胞的增殖失控等原因，可导致细胞有丝分裂异常并产生部分染色体断裂与重接，形成一些结构特殊的染色体。肿瘤细胞中结构异常的染色体称为标记染色体（marker chromosome）。标记染色体分为特异性和非特异性 2 类。特异性标记染色体经常出现在某一类肿瘤细胞内，能够在肿瘤细胞中稳定遗传。这些特异性标记染色体与某类肿瘤的恶性程度及转移能力密切相关，而非随机事件，如 Ph 染色体、14q$^+$ 染色体等。

1. **Ph 染色体（Philadelphia chromosome）**　1960 年，Nowell 在慢性粒细胞白血病（chronic myelocytic leukemia，CML）患者的细胞内发现了一条比 G 组染色体还小的近端着丝粒染色体，因在美国费城（Philadelphia）发现而命名为 Ph 染色体。经显带技术证明，Ph 染色体是 22 号和 9 号染色体发生易位后形成的一条衍生染色体 t（9；22）（9qter → 9q34 ∷ 22q11 → 22pter），断裂点分别为 9q34 和 22q11（图 8-2）。大约 95% 的慢性粒细胞白血病病例都是 Ph 染色体阳性，因此，Ph 染色体可以作为诊断 CML 的依据，也可以用于区别临床表现相似，但 Ph 染色体为阴性的其他血液病（如骨髓纤维化等）。

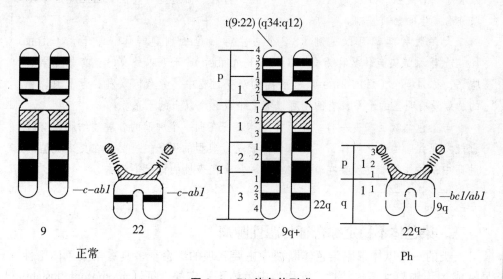

图 8-2　Ph 染色体形成

2. **14q$^+$ 染色体**　在 90% 的 Burkitt 淋巴瘤病例中，可以看到一个长臂增长的 14 号染色体（14q$^+$），这条 14q$^+$ 染色体是 Burkitt 淋巴瘤的特异性标记染色体，是 8 号与 14 号染色体易位的结果，即 t（8；14）（q24；q32）（图 8-3）。

除了以上两个高度特异性的标记染色体外，又发现一些非随机存在的特异性标记染色体，如视网膜母细胞瘤中的 13q14$^-$，脑膜瘤中的 22q$^-$ 或 −22，Wilms 瘤中的 11 号染色体短臂缺失（11p13 → 11p14）等。

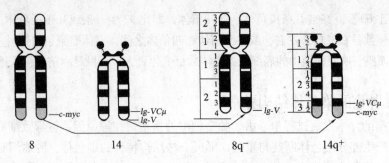

图 8-3　Burkitt 淋巴瘤染色体易位

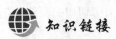

肿瘤细胞很善变

众多研究观察发现，肿瘤细胞都很"善变"，即不仅在不同的肿瘤之间广泛存在着细胞染色体数目、结构、基因上的显著差异，即使在同一个肿瘤中的不同瘤细胞之间，也常常具有不同的染色体核型和基因变化，甚至很多情形下彼此的差别还很大，这给肿瘤研究带来很多困难。因此，科研机构开展肿瘤研究时，科研人员们首先需要面对的就是在一群看似不同的复杂瘤细胞群中"求同存异"，力求寻找潜藏在"万般变化"中的"共性"特点，而这些"共性"往往就是导致该肿瘤发生的物质基础。

大多数肿瘤都可以见到 1、2 个占主导地位的细胞群体，即干系（stem line）。干系的染色体数称为众数（modal number）。干系以外有时还有非主导细胞系，称为旁系（side line）。在肿瘤的演变过程中，旁系可以发展为干系。有的肿瘤没有明显的干系，有的则可以有 2 个或 2 个以上的干系。

与染色体数目多变一样，染色体结构突变在同一个肿瘤的各肿瘤细胞间有时也能发现共同的变化规律，标记染色体就是最典型的例子。当然，在更多类型的肿瘤中，往往很难发现存在着一种或多种具有代表性的标记染色体。

三、染色体不稳定综合征与恶性肿瘤

人类的一些以体细胞染色体断裂为主要表现的综合征多具有常染色体隐性、显性或 X 连锁隐性遗传特性，统称为染色体不稳定综合征（chromosome instability syndrome），它们往往都具有易患肿瘤的倾向。

（一）Bloom 综合征

Bloom 综合征（Bloom syndrome，BS）患者常见的临床表现为身材矮小、慢性感染、免疫功能缺陷，对日光敏感，面部常有微血管扩张性红斑和轻度颜面部畸形，多在 30 岁前发生各种肿瘤和白血病。染色体不稳定性或基因组不稳定性是 Bloom 综合征患者细胞遗传学的显著特征，呈常染色体隐性遗传。患者外周血培养细胞有各种类型的染色体畸变和单体畸变，包括许多对称的四射体，姐妹染色单体交换率也比正常人高 10 倍。Bloom 综合征发病具有明显的种族特异性，多见于东欧犹太人的后裔。

（二）Fanconi 贫血

Fanconi 贫血（Fanconi anemia，FA）又称先天性再生障碍性贫血或先天性全血细胞减少症，是一种儿童时期的骨髓疾病，呈常染色体隐性遗传，临床上相当罕见，群体发病率约为 1/350 000。其临床特点为进行性骨髓衰竭，各类起源于骨髓干细胞的血细胞发育受阻，全血细胞减少。患者有贫血、易疲乏、易出血和易感染等症状，多见皮肤色素沉着或片状红褐色斑，体格、智力可发育落后，同时伴有多发性先天畸形。常见骨骼畸形，如大拇指缺如或畸形、第一掌骨发育不全、尺骨畸形、脚趾畸形、小头畸形等。也可有肾、眼、耳、生殖器等畸形和先天性心脏病等。先天畸形患者儿童期癌症发生的风险性增高，尤其是患急性白血病的风险很高。Fanconi 贫血患者的染色体自发断裂率明显增高，单体断裂、裂隙等染色体畸变很多，双着丝粒染色体、断片、核内复制也很常见。

（三）共济失调毛细血管扩张

共济失调毛细血管扩张（ataxia telangiectasia，AT）是一种罕见的常染色体隐性遗传病，发病率 1/100 000 ～ 1/40 000。1995 年，Savitsky 报道，在其研究的 AT 患者中，都有一个相同的基因发生突变，说明该基因即为 AT 的致病基因，也说明 AT 为单基因遗传病。该病多发于儿童期，1 岁左右即可发病，表现为小脑性共济失调；6 岁后眼、面、颈等部位出现瘤样小血管扩张。由于常有免疫缺陷，患者常死于感染性疾病。AT 患者也有较多的染色体断裂。染色体畸变常见的有 14/14 易位或涉及 14 号染色体的改变。此外，B、D 及 G 组的染色体重排也比较常见。AT 患者易患各种肿瘤，如淋巴细胞白血病、淋巴瘤、网织细胞肉瘤等。

（四）着色性干皮病

着色性干皮病（xeroderma pigmentosum，XP）是一种罕见的、致死性的常染色体隐性遗传皮肤病，发病率 1/250 000。由于 XP 患者 DNA 修复酶缺陷，不能修复被紫外线损伤的 DNA，因而患者皮肤对紫外线辐射高度敏感，在日光照射后容易被紫外线损伤，导致细胞死亡或畸变，先是出现多个皮疹和色素沉着，进而出现皮肤萎缩、毛细血管扩张及小血管瘤，后期可发生癌变。畸变的细胞染色体自发断裂率明显升高，常导致血管瘤、基底细胞癌、恶性黑色素瘤等肿瘤发生。

第三节　基因异常与肿瘤

正常细胞的生长与增殖受 2 类基因的严格调控和制约，一类是能够编码生长因子、生长因子受体、细胞内生长信息传递分子及与生长有关的转录调节因子，促进细胞生长和增殖，并阻止细胞发生分化的基因，当其调控功能失常时，表现为肿瘤细胞的恶性生长，故这类基因被称为癌基因（oncogene）；另一类是能抑制细胞过度生长、增殖，促进细胞分化、成熟和衰老，最后凋亡，从而遏制肿瘤形成的基因，称为抑癌

重点提示

癌基因和抑癌基因的概念、功能。

基因（cancer suppressive gene）。在正常细胞中，这两类基因的产物蛋白所产生的效应相互拮抗，维持平衡，对正常细胞的生长、增殖和衰亡进行精确调控。

一、癌基因

癌基因是指能引起细胞癌变的基因，包括病毒癌基因（v-onc）和细胞癌基因（c-onc）2种。病毒癌基因是病毒基因组中特殊的核苷酸序列，能引起宿主细胞恶性转化。细胞癌基因存在于正常细胞基因组中，是细胞本身遗传物质的组成部分，是一类对维持细胞正常功能具有重要作用的基因，故又称原癌基因（proto oncogene）。在正常细胞中，原癌基因处于静止或低表达的非激活状态，在各种物理、化学及生物因素的作用下，可以使其结构发生改变，从而被激活成为癌基因。

（一）原癌基因的分类

目前已知的原癌基因已近100种，这些基因与细胞的生长、增殖等基本功能有关。它们或编码生长因子、生长因子受体和蛋白激酶而在生长信号的传递和细胞分裂中发挥作用，或者编码DNA结合蛋白而参与基因的表达或复制的调控等。按原癌基因的产物和功能可将其分为生长因子类、生长因子受体类、酪氨酸蛋白激酶类、信号传导G蛋白类、核内转录因子类等。

（二）原癌基因的激活

正常情况下，细胞癌基因处于静止状态，对机体并不构成威胁。相反，它们还具有重要的生理功能，特别是在胚胎发育时期或组织再生的情况下。然而，在某些条件下，如病毒感染、化学致癌物或辐射作用等，它们可被激活而具有致癌能力。细胞癌基因被激活的方式分为以下4类：

1. 点突变 细胞癌基因中由于单个碱基突变而改变了编码蛋白质的氨基酸组成，造成蛋白质结构的变异和功能改变，导致细胞恶性转化。ras基因突变是一个原癌基因发生突变而被激活的典型例子。

2. 获得外源启动子 一个强大的启动子插入到细胞原癌基因的上游或下游，成为该原癌基因的强启动子，使原癌基因表达增强，出现强烈的致癌活性。

3. 原癌基因扩增 在正常基因组中原癌基因一般只有单个拷贝，不会使细胞癌变。在受到某些因素影响后，原癌基因的DNA不断复制可使其拷贝数大量增加（即基因扩增），而导致肿瘤产生。如人视网膜母细胞瘤中N-myc扩增了10～200倍，相应的mRNA和蛋白质产物大量增加。

4. 染色体易位与重排 染色体易位和重排可以形成新的融合基因或者改变原有基因的表达调控，从而激活原癌基因。如慢性粒细胞白血病的Ph染色体，染色体易位导致位于9q34的c-abl基因转移到22号染色体上，重排形成bcr-abl融合基因，使表达增高。

二、抑癌基因

抑癌基因（tumor suppressor gene）是一类抑制细胞过度生长与增殖从而遏制肿瘤形成的基因。当这类基因发生突变、缺失或失活时，可引起细胞恶性转化而导致肿瘤的发生。抑癌基因表达产物主要是跨膜受体、胞质调节因子或结构蛋白、转录因子和转录调节因子、DNA 损伤修复因子等。目前已被鉴定的抑癌基因、候选抑癌基因有数十种，而公认的有 10 余种。

（一）*Rb* 基因

人类 *Rb* 基因定位于 13q14，与儿童视网膜母细胞瘤的发生相关。2 个 *Rb* 等位基因必须都丧失功能才会发生视网膜母细胞瘤，遗传性高危家族中已有 1 个 *Rb* 基因丢失，因而另一个 *Rb* 基因再丢失或突变导致视网膜母细胞瘤发生的概率大大高于 2 个 *Rb* 基因都正常的普通人群。2 个 *Rb* 等位基因均发生突变的现象还多见于骨肉瘤、乳腺癌、前列腺癌、膀胱癌等。

（二）*P53* 基因

人类 *P53* 基因定位于 17p13.1，编码一种分子量为 53kDa 的蛋白质，命名为 P53。野生型 P53 是一种核内磷酸化蛋白质，作为转录因子可与特异的 DNA 序列结合，能使细胞停滞在修复前期，不能进入 S 期复制 DNA 而促使细胞凋亡，抑制肿瘤细胞生长。如果 *P53* 基因突变或缺失，可导致多种肿瘤的发生，如肺癌、肝癌、脑瘤、结肠癌、淋巴癌、神经纤维肉瘤等。

三、肿瘤转移相关基因

肿瘤转移与两类基因密切相关，一类是肿瘤转移基因，一类是肿瘤转移抑制基因，肿瘤转移是这两类基因综合作用的结果。

（一）肿瘤转移基因

肿瘤转移基因（tumor metastatic gene）是肿瘤细胞中可诱发或促进肿瘤细胞本身转移的基因。肿瘤细胞转移过程的每一步都分别受到不同类型的肿瘤转移基因的调控，这些基因编码的产物主要涉及各种黏附因子、细胞外基质蛋白水解酶、细胞运动因子、血管生成因子等。

（二）肿瘤转移抑制基因

肿瘤转移抑制基因（tumor metastasis suppressor gene）是一类能够抑制肿瘤转移但不影响肿瘤发生的基因。这类基因能够通过编码的蛋白酶直接或间接地抑制具有促进转移作用的蛋白，从而降低癌细胞的侵袭和转移能力。目前已知的肿瘤转移抑制基因仅有 10 余种，主要包括：参与细胞重要生理活动调节的基因，如 *nm23*；基质蛋白水解酶抑制因子基因，如 *TIMP*、*PAI* 等；增加癌细胞免疫源性的基因，如 *MHC* 等。

第四节 肿瘤发生的遗传学说

一、单克隆起源假说

肿瘤的单克隆起源假说认为，肿瘤是由单一突变细胞增殖而来的，即肿瘤是突变细胞的单克隆增殖细胞群。肿瘤的细胞遗传学研究也证实，几乎所有肿瘤都是单克隆

重点·考点·笔记

起源的，都起源于一个前体细胞，最初是由一个细胞的一个关键基因突变或一系列相关事件导致其向肿瘤细胞转化（transformation），随后产生不可控制的细胞增殖，最终形成肿瘤。许多证据证明肿瘤的克隆特性：①所有的淋巴瘤细胞都有相同的免疫球蛋白基因或 T 细胞受体基因重排，提示它们来源于单一起源的 B 细胞或 T 细胞；②对女性肿瘤的研究发现，一些恶性肿瘤的所有癌细胞都含有相同失活的 X 染色体，表明是单一细胞起源；③肿瘤细胞学研究发现，肿瘤的所有细胞一般都具有相同的标记染色体，再次证明它们是单克隆起源的；④近年来通过荧光原位杂交方法直接检测癌组织中突变的癌基因或抑癌基因，也证实了肿瘤的单克隆起源特性。

二、二次突变假说

重点提示

肿瘤发生的二次突变假说。

1971 年，Alfred Knudson 在研究视网膜母细胞瘤的发病机制时提出了二次突变假说——Knudson 假说。该假说认为，一些细胞的恶性转化需要两次或两次以上的突变。第一次突变可能发生在生殖细胞或由父母遗传得来，为合子前突变，也可能发生在体细胞；第二次突变则均发生在体细胞。二次突变假说对一些遗传性肿瘤，如视网膜母细胞瘤的发生做出了合理的解释：遗传型视网膜母细胞瘤发病早，并多为双侧或多发，是因为患儿出生时全身所有细胞已经有一次基因突变，只需要出生后任何一个视网膜母细胞再发生一次突变（第二次突变），就会转变成肿瘤细胞。这种事件较易发生。因此，这种肿瘤的发生具有家族性、多发性、双侧性和早发性的特点。非遗传型视网膜母细胞瘤的发生则需要同一个体细胞（或其克隆群）在出生后积累两次突变。换言之，需要在出生后的同一个体细胞（或其克隆群）内连续发生两次突变。这种事件发生的概率很小，因此，非遗传性肿瘤发病迟，并具有散发性、单发性和单侧性等特点。

三、肿瘤的多步骤遗传损伤假说

1983 年，Land 等人研究发现，细胞的癌变至少需要两种致癌基因的联合作用，每一个基因的改变只完成其中的一个步骤，另一些基因的变异最终完成癌变过程。这一观点得到了进一步的证实，并逐渐发展形成了多步骤致癌假说（multistep carcinogenesis），也称多步骤损伤学说或多次打击学说。该假说认为，细胞癌变往往需要多个肿瘤相关基因的协同作用，要经过多阶段的演变，其中不同阶段涉及不同的肿瘤相关基因的激活与失活。这些基因的激活与失活在时间上有先后顺序，在空间位置上也有一定的配合，所以肿瘤细胞表型的最终形成是这些被激活与失活的相关基因共同作用的结果。在恶性肿瘤的起始阶段，原癌基因激活的方式主要表现为逆转录病毒的插入或原癌基因点突变，而演进阶段则以染色体重排、基因重组和基因扩增等激活方式为主。总之，目前的研究证明肿瘤的发生是多步骤的，涉及多种相关基因包括癌基因和抑癌基因的变异。一种肿瘤会有多种基因的变化，而同一种基因的改变也会在不同种类肿瘤的发生中起作用，大多数肿瘤的发生与癌基因的活化和（或）抑癌基因的失活有关。

（李建平）

课后练习

一、单选题

1. 有关肿瘤的描述中，正确的是（   ）

　　A. 肿瘤都表现为肿块

　　B. 肿瘤是细胞在基因水平上增殖失控的结果

　　C. 肿瘤都具有家族聚集性

　　D. 肿瘤都由癌前病变转变而来

　　E. 瘤即增生过度

2. 癌家族通常符合（   ）

　　A. 常染色体显性遗传　　　B. 常染色体隐性遗传　　　C. X 连锁显性遗传

　　D. X 连锁隐性遗传　　　E. 多基因遗传

3. RB 基因已定位于 13q14.1–q14.2，它是一个（   ）

　　A. 癌基因　　　　　　B. 抑癌基因　　　　　　　C. 细胞癌基因

　　D. 肿瘤转移基因　　　E. 肿瘤转移抑制基因

4. 在恶性肿瘤细胞内常见到结构异常的染色体，如果一种异常的染色体较多地出现在某种恶性肿瘤的细胞内，就称为（   ）

　　A. 染色体畸变　　　　B. 染色体变异　　　　　C. 染色体脆性

　　D. 标记染色体　　　　E. 异常染色体

5. 慢性粒细胞白血病（CML）的特异性标记染色体是（   ）

　　A. Ph 染色体　　B. 13q 缺失　　　C. 8、14 易位　　D. 11p 缺失　　E. 11q 缺失

6. 癌基因是指（   ）

　　A. 使正常组织变性的基因　　　　　B. 使正常组织坏死的基因

　　C. 使正常细胞发生恶性转化的基因　　D. 使正常基因发生突变的基因

　　E. 使正常组织产生炎性反应的基因

7. 下列不属于癌基因激活途径的是（   ）

　　A. 点突变　　　　　　B. 染色体易位　　　　　C. 基因扩增

　　D. 病毒诱导与启动子插入　　E. 基因缺失

8. Knudson 提出的"二次突变假说"中，非遗传性肿瘤的第一次突变发生在（   ）

　　A. 精子　　　B. 卵细胞　　　C. 受精卵　　　D. 体细胞　　　E. 生殖母细胞

二、思考题

1. 癌家族和家族性癌有何异同？

2. 简述癌基因和抑癌基因在细胞生长、增殖调控过程中的生物学功能。

3. 简述现代医学对肿瘤发生机制的解释都有哪些假说？

第九章　遗传病的诊断与治疗

学习目标

1. 掌握遗传病常规诊断的主要内容，基因诊断的原理和主要方法。
2. 熟悉基因治疗的临床应用，基因治疗的策略。
3. 了解遗传病传统治疗的方法。

案例引入

患儿，女，1岁3个月，出生时头发黑，以后逐渐由黑变黄变浅。走路步伐小，胆小，智力发育明显落后于同龄人，尿液中出现特殊异味，于1岁3个月时来院就诊。查体：头发淡黄，皮肤浅白，智力发育明显落后，智商60；身上及尿中均有特殊的鼠臭味。实验室检查：尿液苯丙氨酸浓度为25.8mg/dl，$FeCl_3$、2，4-二硝基苯肼试验均呈强阳性。

讨论分析：

（1）患者最可能的诊断什么？

（2）为什么患者出现智力发育落后？

（3）如何对患者进行有效治疗？

解析路径导航：

（1）根据患者有智力发育迟缓、毛发及皮肤异常、汗液及尿液有特殊的鼠臭味，结合实验室检查结果，可确定为经典型苯丙酮尿症。

（2）该病是由于苯丙氨酸羟化酶缺乏所致，苯丙氨酸不能正常转化为酪氨酸，血苯丙氨酸含量增高。过量的苯丙氨酸使旁路代谢活跃，经苯丙氨酸转氨酶的作用生成苯丙酮酸，进一步脱氢生成苯乳酸或氧化生成苯乙酸。旁路代谢产物抑制了 $\gamma-$ 氨基丁酸和5-羟色氨的生成，影响脑细胞的发育及脑的功能，引起智力发育落后。

（3）苯丙酮尿症是一种可通过饮食控制治疗的遗传性代谢病。该患者已错过最佳治疗时机，智能发育不全不可逆转。通过新生儿疾病筛查早期诊断，给予患者低苯丙氨酸治疗，包括素食餐、低动物蛋白、特制奶粉可有效减轻智力损害。开始治疗的年龄越小，预后越好，新生儿早期治疗者智力发育可接近正常人。

遗传病严重威胁着人类的健康，运用医学遗传学和临床医学的知识，对遗传病进行诊断、治疗，可以降低遗传病的群体发生率，缓解遗传病患者的痛苦，减轻社会负担，提高人口素质。

第一节　遗传病的诊断

遗传病的诊断（diagnosis of hereditary diseases）即对某病做出诊断并确定是否为遗传性疾病。遗传病的正确诊断是开展遗传咨询和防治工作的基础。真正确诊一种疾病是否为遗传病往往是比较困难的，因为症状相同或相似的疾病，有的属于遗传性疾病，有的则不是。因此，对遗传病的诊断除采用一般疾病的临床诊断方法外，还必须辅以遗传学特殊的诊断方法，从而进一步确定该病可能的遗传方式，以做出明确诊断。

遗传病的诊断可分为产前诊断、症状前诊断和现症患者诊断 3 种类型，这里主要讨论现症患者的诊断。

一、临床诊断

遗传病的临床诊断与普通疾病的诊断步骤基本相同，包括听取患者的主诉，询问病史，以及检查症状和体征。

（一）病史

每一种疾病都有自己特定的发病过程，而大多数遗传病在婴儿或儿童期即可表现，并且多有家族聚集现象，所以准确地采集病史是至关重要的。在进行遗传病诊断时，除了解一般病史外，还应着重了解患者的家族史、婚姻史和生育史。病史一般可通过询问患者或其代述人来收集，但有时也需要医务工作者亲自去调查。

1. **家族史**　家族史即整个家系患同种疾病的历史。家族史应能充分反映患者父系和母系家族成员的发病情况。根据家族史可以绘出这一家族的系谱图，根据系谱图结合文献研究资料可以初步分析该病是否为遗传病及其可能的遗传方式。这就要求所采集的家族史是完整和准确的。要保证所采集的家族史是准确和全面的，就必须在采集病史时注意患者或代述人的文化程度、记忆能力、判断能力和精神状态等是否影响到叙述的准确性和全面性。

2. **婚姻史**　在询问患者婚姻史时应着重了解结婚的年龄、次数、配偶的健康情况及两者是否近亲婚配等。因为近亲婚配时生育遗传病患儿的机会大大增加。询问结婚的次数和配偶的健康状况有助于了解致病基因的来源。

3. **生育史**　应询问生育年龄，所生子女数目及其健康情况，有无早产史、死产史和流产史等，孕早期是否患过病毒性疾病或接触过致畸因素，分娩过程中是否有过窒息和产伤等等。这些资料有助于鉴别患者所罹患的疾病是遗传性疾病，还是非遗传性疾病。如果患者的生育年龄较高，则生育遗传病患儿的可能性较年轻母亲为大，例如，母亲的生育年龄增高可以导致 21 - 三体综合征的发生，所生子女数目及子女的健康情况则有助于进行系谱分析。若在妊娠期间曾经患过病毒性疾病或接触过致畸因素（如服过致畸药或接触过电离辐射或化学物质），则患儿所患疾病有可能是环境因素造成的。同样，若在分娩过程中曾经发生意外，如产程延长、使用负压吸引等造成颅脑损伤均可导致一些先天性疾病，但这一疾病并非为遗传病。曾经有过早产史、死产史和流产史的妇女本人或其配偶有可能是异常染色体的携带者，如倒位染色体携带者、易位染色体携带者等。

（二）症状和体征

遗传病和某些普通疾病的症状、体征是有共同性的。以智力低下为例，这一症状可以是普通疾病的症状，如新生儿窒息、颅脑损伤和脑炎等都可引起智力低下；但同时也可以是遗传性疾病的症状，如21-三体综合征、苯丙酮尿症和半乳糖血症等都有智力低下的症状。但每一种遗传病都有它本身所特有的症候群，如21-三体综合征的患儿除智力低下外还伴有眼间距宽，眼裂小，外眼角上斜，口半开，伸舌、流涎等；半乳糖血症在智力低下的同时还伴随其他症状和体征，可以得出疾病的初步印象。因此，在听取了患者的主诉后，应该给患者进行全面的查体。在给遗传病患者，尤其是染色体病患者查体时，常常发现他们身体的一般情况有如下改变：发育迟缓，智力低下，低出生体重等。而从头部到脊柱、四肢，多数伴有可见的形体异常，最常见的有唇裂、腭裂、外生殖器畸形等。当然每一种疾病所伴随的形体异常也不尽相同。如21-三体综合征大多伴有一特殊面容，且出现通贯手的概率增加，第五指只有一条指褶纹，足部蹞趾球区出现胫侧弓形纹等；而18-三体综合征则常伴随眼裂狭小，内眦赘皮，耳位低，骨盆狭窄，脐疝，特殊握拳姿势，摇椅足等。因此，对某一种疾病进行诊断的过程中，应对查体给予一定的重视，它能在一定程度上对疾病的诊断给予帮助。常见的染色体病伴随体征见表9-1。

表9-1　常见染色体病伴随体征

部位	体征
一般情况	发育迟缓、智力低下、出生体重低
头面部	小头、方颅、脑积水、前囟门未闭合、枕骨扁平
眼	眼间距宽、小眼裂、外眼角上斜、虹膜缺损、内眦赘皮、白内障、蓝巩膜
耳	小耳、巨耳、低位耳、角状耳、耳轮翻转、耳道畸形、耳聋
鼻	低鼻梁、鼻根宽大
口腔	唇裂、腭裂、小口畸形、巨舌
颈	蹼颈、后头际低
胸	鸡胸、乳间距宽、乳房发育异常
腹	脐疝、腹股沟疝、十二指肠闭锁
四肢	短肢、短指、并指、平足、摇椅足、肘内翻、肘外翻、髋脱臼、肌张力增高、肌张力降低
外生殖器及肛门	隐睾、生殖器发育不全、尿道上裂、尿道下裂、小阴茎、肛门闭锁

二、系谱分析

系谱分析（pedigree analysis）是指通过调查先证者家庭成员的患病情况，绘出系谱，经回顾性分析以确定疾病遗传方式的一种方法。系谱分析对遗传病诊断是非常重要的。通过系谱分析，有助于区分单基因遗传病和多基因遗传病，且能判断属于哪一种遗传方式。系谱分析还能有助于遗传咨询中个体患病风险的计算和基因定位中的连锁分析。

系谱分析的一般步骤是：①绘制系谱，首先确定是否为遗传病。②如果是遗传病，确定遗传病的遗传类型，即该病为单基因遗传病还是多基因病、染色体病。③如果是单基因遗传病，还要进一步确定该病的遗传方式。④根据遗传方式确定家系中每个成员的基因型，按照遗传规律估计可疑携带者及其子女的发病风险。⑤根据发病风险对家庭成员提出合理的建议和意见。

进行系谱分析首先要绘制一个系谱，在绘制系谱过程中应注意以下几个问题：①遗传工作者在咨询时，要态度和蔼，向其说明了解病史和家族史的意义，耐心而有针对性地提出问题。②采集家族史时，对每个家庭成员都要做详细的记录；对已死亡者必须查清楚死亡原因；还要查清有无近亲结婚、有无死胎、流产史等。此外，还应记录家族中表现型正常的携带者。③分析显性遗传病时，应特别注意延迟显性发病的风险及因外显不全而出现的隔代遗传现象。在个别系谱中，仅有一个先证者，要认真分析是常染色体隐性遗传所致，还是新的基因突变引起的。④由于遗传病存在着遗传异质性，因此，由不同遗传方式引起的遗传病易被误认为是由同一种遗传方式引起的。⑤分析系谱时，要把家系中各支系综合起来共同分析，才能看到分离律的比例关系。

三、细胞遗传学检查

细胞遗传学检查是较早应用于遗传病诊断的一种辅助手段。细胞遗传学检查主要针对染色体异常的个体，包括染色体检查、性染色质检查和荧光原位杂交技术检查。

（一）染色体检查

染色体检查也称为核型分析，是确诊染色体病的主要方法。随着显带技术的应用及高分辨染色体显带技术的出现，染色体检查能更准确地判断和发现染色体数目和结构异常。但染色体检查通常应结合临床表现进行综合分析才能得出正确诊断。

在临床工作中，如遇到下列情况之一时，应建议进行染色体检查：①有明显的智力发育不全、生长迟缓或伴有其他先天畸形者；②出现多个先天畸形的家庭成员；③疑为先天愚型的患儿及其父母；④习惯性流产的夫妇；⑤有性腺发育不全或先天性睾丸发育不全症的症状和体征者；⑥女性原发性闭经或不孕，男性不育者；⑦有两性外生殖器畸形者；⑧恶性血液病患者；⑨接触过超剂量的射线及有毒化学药物的个体；⑩ 35 岁以上的高龄孕妇。

染色体检查技术标本来源，视检查对象和目的而有所不同，通常主要取自外周血、绒毛膜、羊水中胎儿脱落细胞、脐带血、皮肤等各种适于培养、容易获得染色体标本的细胞。

染色体检查程序包括取样与样品预处理、接种与细胞培养、滴片和染色、镜检与核型分析等步骤。而自动化染色体图像分析系统的应用，节省了读片的时间，一般需要 5 个工作日即可报告检查结果。

临床上大多采用染色体 G 带核型分析，可准确地检出 100 多种染色体畸变综合征和其他异常核型。近年来由于培养细胞同步化方法的应用和显带技术的提高，已能制备 3000 条以上的高分辨显带染色体。高分辨显带技术的应用，使染色体核型分析更深入、更精确，因而发现和证实了一般带型分析所发现不了的更细微的染色体异常。

但是目前只能对大于 4.5Mb 的 DNA 片段改变进行识别，对于更小的片段改变导致的染色体异常的染色体检查仍无能为力。

（二）性染色质检查

性染色质检查包括 X 染色质和 Y 染色质的检查，方法简单，不需要细胞培养，可作为性染色体检查的一种辅助手段。已知当性染色体数目异常时，性染色质就变会有变化。例如，Turner 综合征患者的 X 染色质为 0，Y 染色质也为 0，由此可以推断其性染色体组成为 XO，即只有一条性染色体 X。Klinefelter 综合征患者 X 染色质为 1，Y 染色质也为 1，由此可以推断其性染色体组成为 XXY。性染色质检查在临床上有一定的参考价值，但确诊仍需要进行染色体检查。

性染色质检查的标本常可选择发根鞘细胞、皮肤或口腔上皮细胞、女性阴道上皮细胞、羊水或绒毛的胎儿脱落细胞等。性染色质检查主要用于：①确定胎儿性别以协助 X 连锁遗传病的诊断；②协助诊断由于性染色体异常所致的染色体病；③两性畸形的检查。

（三）荧光原位杂交技术检查

荧光原位杂交（fluorescence in situ hybridization，FISH）技术是在已有的放射性原位杂交技术的基础上发展起来的一种非放射性 DNA 分子原位杂交技术。将 DNA（或 RNA）探针用特殊的核苷酸分子标记，然后将探针直接杂交到染色体或 DNA 纤维切片上，再用与荧光素分子偶联的单克隆抗体与探针分子特异性结合来检测 DNA 序列在染色体或 DNA 纤维切片上的定性、定位、相对定量分析。

FISH 技术检测时间短，检测灵敏度高，无污染，已广泛应用于染色体的鉴定、基因定位和异常染色体检测等领域。FISH 是原位杂交技术大家族中的一员，因其所用探针被荧光物质标记（间接或直接）而得名，该方法在 20 世纪 80 年代末被发明，现已从实验室逐步进入临床诊断领域。基本原理是荧光标记的核酸探针在变性后与已变性的靶核酸在退火温度下复性；通过荧光显微镜观察荧光信号可在不改变被分析对象（即维持其原位）的前提下对靶核酸进行分析。DNA 荧光标记探针是其中最常用的一类核酸探针。利用此探针可对组织、细胞或染色体中的 DNA 进行染色体及基因水平的分析。荧光标记探针不对环境构成污染，灵敏度能得到保障，可进行多色观察分析，因而可同时使用多个探针，缩短因单个探针分开使用导致的周期过长和技术障碍。

四、生化检查

基因突变所致的单基因遗传病必然导致某些酶、蛋白质异常，从而累及一些器官的发育和正常的代谢，并在临床上表现出一系列的症状。生化检查是以生化手段定性、定量地分析机体中的酶、蛋白质及其代谢产物来诊断单基因遗传病或遗传代谢缺陷的一种方法。检查内容包括酶和蛋白质的分析及特异代谢产物的检测。

（一）酶和蛋白质的检测

利用血液和特定的组织、细胞对酶的活性和蛋白质的含量进行检测。主要方法有：电泳技术、酶活性检测、层析技术、免疫技术、氨基酸顺序分析技术等。由于基因表达具有组织特异性，因此，一种酶或蛋白质的缺乏只能在特定组织中检出，如苯丙氨酸羟化酶必须用肝组织活检，而在血液中无法得到，因为它只在肝细胞中表达。表 9-2 列出了常见的可通过酶活性检测而诊断的遗传代谢病。

表 9-2　常见的可通过酶活性检测而诊断的遗传代谢病

疾病	缺陷的酶	采样组织
白化病	酪氨酸酶	毛囊
苯丙酮尿症	苯丙氨酸羟化酶	肝
半乳糖血症	半乳糖 -1- 磷酸尿苷酰转移酶	红细胞
黑蒙性痴呆	氨基己糖酶	白细胞
进行性肌营养不良	肌酸激酶	血清
糖原贮积病 I 型	葡萄糖 -6- 磷酸酶	肠黏膜
糖原贮积病 II 型	α -1,4- 糖苷酶	皮肤成纤维细胞
糖原贮积病 III 型	脱支酶	红细胞
糖原贮积病 IV 型	分支酶	白细胞、皮肤成纤维细胞
糖原贮积病 VI 型	肝磷酸化酶	白细胞
枫糖尿病	支链酮酸脱羧酶	肝、白细胞、皮肤成纤维细胞
戈谢病	B - 葡萄糖苷酶	皮肤成纤维细胞
腺苷脱氨酶缺乏症	腺苷脱氨酶	红细胞

（二）代谢产物的检测

遗传性代谢病患者往往是因为酶的结构和功能出现异常，引起一系列生化代谢紊乱，从而使代谢中间产物、底物、终产物及旁路代谢产物发生质和量的变化。利用血液、尿液和羊水对代谢产物进行质和量的检测，可有助于对遗传性代谢病的诊断。如苯丙酮尿症患者，可通过检测血清苯丙氨酸或尿中苯丙酮酸的浓度进行诊断。表 9-3 列出了常见遗传性代谢病的尿检测法，适用于新生儿疾病筛查和普查。

表 9-3　一些遗传性代谢病的尿检测法

方法	阳性反应	检出物	可呈阳性反应的代谢病
10% $FeCl_3$ 试验	绿色	苯丙酮酸	PKU、尿黑酸尿症、高酪氨酸血症、组氨酸血症
2,4- 二硝基苯肼试验	黄色沉淀	α - 酮酸	PKU、枫糖尿病、高酪氨酸血症、组氨酸血症
靛红反应	尿滤纸呈深蓝色	脯氨酸、羟脯氨酸	高脯氨酸血症、脯氨酸尿症、羟脯氨酸血症
银硝普钠试验	紫色	同型胱氨酸	同型胱氨酸尿症
甲苯胺蓝试验	尿滤纸呈紫色	硫酸软骨素	黏多糖贮积病各型、Marfan 综合征
尿糖定性试验	由绿转黄色	半乳糖、葡萄糖、果糖、戊糖	半乳糖血症、果糖不耐受症、特发性果糖尿症、乳糖不耐受症、戊糖尿症

续表

方法	阳性反应	检出物	可呈阳性反应的代谢病
邻联甲苯胺反应	尿滤纸呈蓝色	铜	肝豆状核变性
碘反应	尿滤纸不脱色	胱氨酸、半胱氨酸、同型半胱氨酸、胱硫醚、蛋氨酸	胱氨酸尿症、同型胱氨酸尿症、胱硫醚尿症、肝豆状核变性

五、皮纹分析

皮肤纹理（简称皮纹）是指人类皮肤某些特殊部位（手掌、手指、脚掌、脚趾等）上出现的纹理图形。皮纹是胎儿期妊娠 14 周时形成的，具有个体特异性和一旦形成终身不变的高度稳定性特点。皮纹的形成是环境因素和遗传因素共同作用的结果，因此，皮纹可作为诊断某些遗传病的辅助手段。皮纹的变化与某些染色体异常、先天性疾病及一些不明原因引起的综合征有一定关系，但它不是特异性的，所以只能作为诊断的旁证或疾病的初筛，以便进一步确诊。

1. **染色体病**　近年来，随着对染色体病的深入研究，发现同一类型染色体病的不同患者，往往出现相同的特征性皮纹改变。

（1）21-三体综合征：患者手指斗形纹减少，而箕形纹增多，总指嵴纹数（TFRC）较少，小指常是单一褶线，大约有一半患者出现通贯手，atd 角常大于 60°（图 9-1），70% 以上患者踇趾球区为胫侧弓形纹。

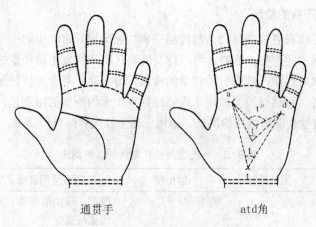

通贯手　　　　　　　　　　　atd角

图 9-1　通贯手及 atd 角测量

（2）18-三体综合征：患者弓形纹比例增高，80% 患者有 7 个以上手指为弓形纹（正常人仅约 1%），故 TFRC 值低，多为通贯手，约 25% 患者为 t″，约 40% 的患者小指上为单一褶线。

（3）13-三体综合征：患者桡箕和弓形纹显著增高，故 TFRC 值低，一半患者双手为通贯手，轴三叉远移，约 81% 患者为 t″，踇趾球区腓侧弓形纹占 42%。

（4）先天性卵巢发育不全综合征：患者 TFRC 值显著增加，atd 角增大，通贯手亦有所增加，踇趾有大斗形纹和远侧箕形纹。

（5）先天性睾丸发育不全综合征：患者弓形纹增加，TFRC 值降低。

2. 骨骼系统遗传病　皮纹可用于某些骨骼系统遗传病的早期诊断，因为嵴线分化是和肢体的胚胎发育密切联系的，因此，有畸形手和脚的人中将见到明显的异常皮纹。由于皮纹形成于胎儿 14 周以前，形成后不会改变，故可用以估测某些先天肢体畸形形成的时间。如并指症，在并指出现前已有皮纹改变，故皮纹异常可作为并指症的早期诊断指征之一，可追踪家庭成员。

六、基因诊断

1978 年简悦威等利用限制性片段长度多态性成功地对镰形细胞贫血症进行了产前诊断，从而建立了遗传病的基因诊断技术。所谓基因诊断（genetic diagnosis）是利用 DNA 重组技术，直接从 DNA 或 RNA 分子水平检测基因缺陷，从而诊断遗传病的方法。它和传统的诊断方法主要差别在于直接从基因型推断表现型，即可以越过基因产物（酶和蛋白质）直接检查基因结构而做出诊断。基因诊断的优点是：①材料容易获得，不受细胞类型的限制；②不受基因表达的时空限制；③不受发病年龄的限制；④可以在发病前做出诊断；⑤方便有效，迅速准确，携带者也可以有效检出。近年来这一技术取得了日新月异的迅速发展，并已经在遗传病诊断中发挥了巨大作用，如镰形细胞贫血症、苯丙酮尿症的诊断等。

（一）基因诊断的原理

核酸分子杂交是基因诊断的最基本的方法之一。基因诊断技术的基本原理是：互补的 DNA 单链能够在一定条件下结合成双链，即能够进行杂交。这种结合是特异的，即严格按照碱基互补的原则进行，它不仅能在 DNA 和 DNA 之间进行，也能在 DNA 和 RNA 之间进行。因此，当用一段已知基因的核酸序列作探针，与变性后的单链基因组 DNA 接触时，如果两者的碱基完全配对，它们即互补地结合成双链，从而表明被测基因组 DNA 中含有已知的基因序列。由此可见，进行基因检测有两个必要条件，一是必需的特异的 DNA 探针；二是必需的基因组 DNA。当两者都变性呈单链状态时，就能进行分子杂交。

（二）基因探针

基因探针（gene probe）就是一段与目的基因或 DNA 互补的特异核苷酸序列，它可以是基因本身或基因的一部分，可以是 DNA 本身，也可以是由之转录而来的 RNA。基因探针必须具备两个条件：①能与被检测基因特异地结合；②带有标记物，能显示是否已与被检测基因结合。

基因探针根据其来源不同，可分为 3 种：①基因组探针（genomic probe），是从基因组中分离制备出来的探针；② cDNA 探针（cDNA probe），是从相应的基因转录获得了 mRNA，再通过逆转录得到的探针；③寡核苷酸探针，是由人工在体外合成的一段与基因序列互补的寡核苷酸链制备而成的探针。

（三）基因诊断的方法

目前，基因诊断的方法主要有分子杂交、聚合酶链反应（polymerase chain reaction，PCR）体外扩增法、单链构象多态性分析法、基因芯片等。其中利用分子杂交进行基因诊断最主要的方法有斑点杂交法、Southern 印迹分析法、RFLP 分析法、

ASO 直接分析法等。这里只介绍其中的一部分方法。

1. 限制性片段长度多态性 限制性内切酶（restriction endonuclease）简称"限制酶"，是能识别特定的 DNA 双链序列，并能在识别序列或其临近处双链切割的酶。限制性片段长度多态性（restriction fragment length polymorphism，RFLP）是指由于缺失、重复或碱基置换等的结果，使不同个体在用同一限制性内切酶切割时，DNA 片段长度出现差异。RFLP 是非常普遍的现象，它反映了 DNA 本身的多态性，并按照孟德尔共显性方式遗传，因此，它是 DNA 的一种遗传标记。当一种疾病与某一 RFLP 位点紧密连锁，并且酶切片段长度及变异可用电泳及分子杂交法加以鉴定时，则可结合家系，利用 RFLP 分析对疾病做出诊断。如镰形细胞贫血症的基因诊断，已知突变基因是编码 β－珠蛋白链的第 6 位密码子由 GAG 变为 GTG，从而使缬氨酸取代了甘氨酸，可用限制性内切酶 *Mst* Ⅱ 检测，后者使正常存在的 *Mst* Ⅱ 切点消失，从而导致正常的 1.1kb 和 0.2kb 片段变为患者 1.3kb 片段。

2. 等位基因特异性寡聚核苷酸 对突变基因非常清楚时，可以按照其核苷酸顺序人工合成等位基因特异性寡聚核苷酸（allele specific oligonucleotide，ASO），以放射性核素或非放射性标记物标记后用于诊断。ASO 直接分析法一般需要合成 2 种探针：正常探针和突变探针。正常探针与正常的基因序列完全互补，能与之杂交；突变探针则与突变后的基因序列完全互补并与之杂交。一个待检测的基因样本如能与正常探针杂交而不能与突变探针杂交，则待检测个体为正常个体；如能与突变探针杂交而不能与正常探针杂交，则为患者；如既能与正常探针杂交，又能与突变探针杂交，则为杂合体。例如，已知苯丙酮尿症（PKU）患者该家系中的致病基因的突变位点，就可采用 ASO 法进行诊断。

3. PCR 体外扩增法 聚合酶链反应（polymerase chain reaction，PCR）是在体外迅速选择和扩增特定的靶 DNA 序列的方法。扩增时需要人工合成的两段与待扩增序列两侧互补的寡核苷酸引物，耐热的 DNA 聚合酶（*Taq* 酶），4 种三磷酸核苷，一定离子浓度的反应缓冲体系等。首先使待扩增的 DNA 在高温（92～95℃）下变性；然后降温（40～60℃）使引物与 DNA 两侧序列互补退火；最后在适合的温度（65～72℃）下使引物在 *Taq* 酶作用下不断延伸，合成新的互补链，这样不断地通过变性、退火、延伸的周期循环，使特定的基因或 DNA 片段扩增到数十万至一百万倍，通过电泳结果诊断靶基因的突变情况。

PCR 反应的特异性强，灵敏度高，极微量的 DNA 即可得到大量的扩增片段，因此，PCR 的用途十分广泛。对于由某些基因序列缺失所造成的疾病，可以采集患者的一点组织样本进行 PCR。如果缺失了某段基因，则检测不到扩增产物。例如，Bart 胎儿水肿一般是由于人体中 4 个 α_1 和 α_2 基因全部缺失引起的，可采用 PCR 法诊断。

4. SSCP 分析法 称为单链构象多态性（single strand conformation polymorphism，SSCP）分析法，是指单链 DNA 由于碱基序列的不同可引起构象差异，这种差异将造成相同或相近长度的单链 DNA 电泳迁移率不同，从而可用于 DNA 中单个碱基的替换、微小的缺失或插入的检测。用 SSCP 法检查基因突变时，通常在疑有突变的 DNA 片段附近设计一对引物进行 PCR 扩增，然后将扩增物用甲酰胺等变性，并在聚丙烯酰胺凝胶中电泳，突变所引起的 DNA 构象差异将表现为电泳带位置的差异，从而可据之做出诊断。由于在实验过程中采用了 PCR 技术，故又称为 PCR–SSCP。

5. DNA 测序 是指分离并扩增患者相关基因片段后，测定其核苷酸序列。当基因片段出现碱基对的缺失、插入、替换及突变时，通过 DNA 测序即可发现。如 Huntington 舞蹈病的发病机制是由于 Huntington（*IT15*）基因（CAG）$_n$ 发生动态突变所致。正常人 n < 35，而患者 n > 36，可用 PCR–DNA 测序法测定 Huntington 舞蹈病家系成员 *IT15* 基因（CAG）重复次数，即可做出诊断。

DNA 序列测定是诊断已知和未知基因突变最直接可靠的方法。经典的 DNA 测序法称为 Sanger 测序法，是基因诊断的金标准。Sanger 测序法可用于点突变、小缺失和小插入。高通量测序技术，称为二代测序技术，可检测整个基因组存在的点突变、小插入、小缺失等，与 Sanger 测序相比，单次运行产生的数据量巨大。

目前 DNA 测序仪已实现了分析反应自动化和读片自动化，可用于检测基因确定的突变部位与类型。但由于目前许多遗传病基因的确定位点尚未清楚，且存在遗传的异质性，凝胶电泳费时费力，使 DNA 测序在检测突变位置与性质时受到限制。

6. 基因芯片 基因芯片（gene chip）又称为 DNA 芯片或基因微阵列、寡核酸芯片或 DNA 微阵列，它是通过微阵列技术将高密度 DNA 片段阵列以一定的排列方式使其附着在玻璃、硅片或尼龙等材料上面。将基因芯片上的 DNA 片段阵列分别与正常人和患者基因组 DNA 进行杂交，通过激光共聚焦显微镜获取信息，电脑系统分析处理，检测杂交信号，对杂交后的两种图谱进行比较分析就可以找出引发病变的 DNA 信号。基因芯片作为一种先进的、大规模、高通量检测技术，应用于疾病的诊断，其优点有以下几个方面：①高度的灵敏性和准确性；②快速简便；③可同时检测多种疾病。例如，应用于产前遗传性疾病检查，抽取少许羊水就可以检测出胎儿是否患有遗传性疾病，同时鉴别的疾病可以达到数十种甚至数百种，这是其他方法所无法替代的，非常有助于"优生优育"这一国策的实施。各种成品基因芯片和专业制造商的出现，使基因表达谱测定、突变检测、多态性分析、基因组文库作图及杂交测序等工作的程序得到了极大的简化。因此，基因芯片已成为目前国内外研究开发最为迅速、应用最为广泛的领域之一。

第二节　遗传病的治疗

对于遗传病的治疗，通常还只是改善或矫正患者的临床症状，尚无根治的方法。随着分子生物学、医学遗传学的发展，使得临床检测技术进一步提高，进而可对某些遗传病做出早期诊断，从而能在遗传病发病之前就采取有效措施以减轻或消除某些遗传病的临床症状。近年来，基因治疗的研究已取得了一些突破性进展，为根治遗传病开辟了广阔的道路。遗传病的治疗一般分为手术治疗、药物治疗、饮食治疗、基因治疗 4 类。

一、手术治疗

手术治疗即采用手术切除或修补病变器官，或用移植器官的方法来治疗某些遗传病。

1. 手术矫正　手术矫正是手术治疗中的主要手段。对遗传病造成的畸形可用手术进行矫正或修补，如先天性心脏病的手术矫正、唇裂和（或）腭裂的修补、多指（趾）症的切除等。

2. 器官移植　利用器官移植术使用正常的器官替换病损的器官，以达到治疗遗传病的目的。如对重型地中海贫血及某些免疫缺陷症患者施行骨髓移植术；胰腺移植可以治疗 1 型糖尿病等。

二、药物治疗

药物在遗传病的治疗中往往起一定的辅助作用，从而改善患者的病情，减少痛苦。遗传病的药物治疗遵循"补其所缺、去其所余"的原则。

"补其所缺"主要针对某些生化代谢性疾病，使用激素类或酶制剂的替代疗法，或补充维生素，通常可得到满意的治疗效果，这种补充一般是终生性的。例如，先天性低免疫球蛋白血症，可以注射免疫球蛋白制剂；卵巢发育不全患者补充性激素；血友病 A 患者注射抗血友病球蛋白等。

"去其所余"主要针对遗传性代谢障碍引起的体内某些毒物的堆积，采用螯合剂、促排泄剂、代谢抑制剂、换血等治疗方案，减少因毒物蓄积而造成的危害。如家族性高胆固醇血症患者血清中胆固醇过多，用考来烯胺可以促进胆固醇转化为胆汁酸从胆道排出。又如肝豆状核变性患者是体内铜代谢障碍，铜在肝细胞和神经细胞中蓄积而损伤细胞，应用 D- 青霉胺使肝和脑中的沉积铜排出，就可以缓解症状。

三、饮食治疗

某些遗传病可通过控制饮食达到阻止疾病发生的目的，具有一定的预防性治疗作用。遗传病的饮食治疗原则是"禁其所忌"。

"禁其所忌"是针对机体不能对某些物质进行正常代谢，减少这些物质的摄入，就可减少对机体的危害。如苯丙酮尿症的发病机制是苯丙氨酸羟化酶缺陷，使苯丙氨酸和苯丙酮酸在体内堆积而致病，可导致患儿智力低下。一旦确诊后，应立即给予低苯丙氨酸饮食，严格控制蛋白质尤其是动物蛋白质的摄入。低苯丙氨酸饮食治疗至少持续到青春发育成熟期，提倡终身治疗。又如，中国长江以南各省均有 5% 的人患遗传性葡萄糖 -6- 磷酸脱氢酶缺乏症，临床表现为溶血性贫血，严重时可危及生命。这类患者对蚕豆尤其敏感，进食蚕豆后即可引起急性溶血性贫血，故又称"蚕豆病"。对这类患者应严格禁食蚕豆及其制品。

四、基因治疗

基因治疗（gene therapy）是治疗遗传病的理想方法，是指运用 DNA 重组技术修复患者细胞中有缺陷的基因，使细胞恢复正常功能而达到预防和治疗遗传病目的的一种临床治疗技术。

重点提示 ▶▶
基因治疗的概念和策略。

（一）基因治疗的策略

1. 基因矫正　是指通过特定的方法（如同源重组技术）对突变的 DNA 进行原位修复，将致病基因的突变碱基序列纠正，而正常部分予以保留。这种治疗方法操作不易，实践中有相当的难度。

2. 基因置换 是指用正常基因通过同源重组技术，原位替换致病基因，使细胞内的 DNA 完全恢复正常状态。这一策略的实验研究已经有了一些进展，但此方法风险高，技术难度大，目前尚未用于临床。

3. 基因增补 是指把正常基因导入体细胞，通过基因的非定点整合使其表达，以补偿缺陷基因的功能，或使原有基因的功能得到增强，但致病基因本身并未除去。此法难度较小，是目前基因治疗中常用的方式。

4. 基因失活 一些遗传病和肿瘤是因基因突变产生异常蛋白质或基因过量表达所致，利用反义核酸技术、反基因技术、肽核酸、基因去除和 RNA 干扰技术等，将特定的反义核酸（反义 RNA、反义 DNA）和核酶导入细胞，在转录和翻译水平阻断某些基因的异常表达，实现治疗的目的。反义技术是将反义 RNA、核酶或反义核酸的表达质粒等导入细胞后，与特定 mRNA 结合，并使其灭活（核酶可切割 mRNA 分子），从而在转录和翻译前水平阻断基因的表达。反基因技术是将设计的寡脱氧核苷酸或肽核酸与靶基因的 DNA 双螺旋分子形成 3 股螺旋，从 DNA 水平阻断或调节基因转录。以肿瘤细胞中过度表达的癌基因作为靶基因进行此类基因治疗，是肿瘤基因治疗的方向。

5. 自杀基因 来源于病毒或细菌的基因导入肿瘤细胞，该基因产生的酶可催化无毒性或低毒性的药物前体转化为细胞毒性物质，从而杀死肿瘤细胞。由于携带该基因的受体细胞本身也被杀死，所以这类基因称为"自杀基因"。例如，大肠埃希菌胞嘧啶脱氨酶基因导入肿瘤细胞后，可将 5- 氟胞嘧啶（5-FC）转化为 5- 氟尿嘧啶（5-FU），发挥细胞毒作用。

6. 免疫基因治疗 免疫基因治疗是把产生抗病毒或肿瘤免疫力的对应基因与抗原决定簇基因导入机体细胞，以达到治疗目的。如导入干扰素、肿瘤坏死因子、白介素 -2 等细胞因子的基因，以增强抗肿瘤效应。

7. 耐药基因治疗 耐药基因治疗是在肿瘤治疗时，为提高机体耐受化疗药物的能力，把产生抗药物毒性的基因导入人体细胞，以使机体耐受更大剂量的化疗。如向骨髓干细胞导入多药抗性基因中的 mdr-1，减少骨髓受抑制的程度，以加大化疗剂量，提高化疗效果。

（二）基因治疗的途径

基因治疗的途径有 2 种：一种是生殖细胞基因治疗，另一种是体细胞基因治疗。

1. 生殖细胞基因治疗 是将正常基因（目的基因）转移到患者的生殖细胞中去，使有遗传缺陷的基因得以纠正，发育为正常个体。这是治疗遗传病的最佳方法，可使有害基因不再在人群中散布，但因技术困难及伦理学问题，目前多不考虑这种基因治疗途径。

2. 体细胞基因治疗 是将外源性正常基因（目的基因）导入患者的体细胞内染色体上的特定基因位点上，用健康的基因准确地替代致病基因，使其发挥治疗作用，同时还减少了因随机插入而引起新基因突变的可能。

（三）基因治疗的方法

基因治疗的基本过程是应用细胞与分子生物学技术选择并制备目的基因，然后以一定的方式将其导入患者体内，并使该基因有效表达。

1. 目的基因的准备　应用重组 DNA 和分子克隆技术可将目的基因分离和克隆，这是基因治疗的前提。目前的基因克隆技术已经相当成熟，既可人工合成 DNA 探针，还可用 DNA 合成仪在体外人工合成基因，这些都是在基因治疗前，分离克隆目的基因的有利条件。

2. 靶细胞的选择　转基因治疗中的靶细胞选用应该是在体内能保持相当长的寿命或者具有分裂能力的细胞，这样才能使被转入的基因能有效地、长期地发挥"治疗"作用。因此，干细胞、前体细胞都是理想的转基因治疗靶细胞。以目前的观点看，骨髓细胞是唯一满足以上标准的靶细胞，而且骨髓的抽取、体外培养、再植入等所涉及的技术都已成熟；另一方面，骨髓细胞还构成了许多组织细胞（如单核－巨噬细胞）的前体，因此，不仅一些累及血液系统的疾病，如腺苷酸脱氨酶（ADA）缺乏症、珠蛋白生成障碍性贫血、镰形细胞贫血症等以骨髓细胞作为靶细胞，而且一些非血液系统疾病如苯丙酮尿症、溶酶体贮积症等也都以此作为靶细胞。除了骨髓以外，皮肤成纤维细胞、肝细胞、血管内皮细胞和肌细胞也可作为靶细胞来研究或实施转基因治疗。

3. 基因转移　把外源基因安全有效地转移到靶细胞中，是实现基因治疗的第一个关键步骤。基因转移的方法可分为 2 类：①病毒感染法：主是通过携带有外源基因的病毒载体感染靶细胞实现基因的转移。能够用作载体的病毒有 SV40 病毒、牛乳头状瘤病毒、单纯疱疹病毒 I 型、巨细胞病毒、腺病毒和逆转录病毒等，其中较常用的是逆转录病毒和腺病毒。②非病毒感染法：即通过物理、化学或受体介导的内吞作用等方法，将外源基因导入细胞内。物理方法包括显微注射、电穿孔、微粒轰击（基因枪技术）和 DNA 直接注射等；化学方法包括磷酸钙沉淀法、DEAE－葡聚糖法、脂质体融合法等。

4. 基因转染细胞的筛选与鉴定　目前基因转移的效率总的来说较低，所以有必要将基因转染的细胞筛选出来，并鉴定该细胞中外源基因的表达状况。例如，可应用标记基因作为探针通过分子杂交的方法筛选，用 Northern 印迹杂交法检测 RNA 的表达，或通过测定蛋白质的含量鉴定细胞中外源基因的表达状况。

5. 回输体内　将稳定表达外源基因的细胞经培养、扩增后，以合适的方式（如静脉注射、肌内注射、皮下注射、滴鼻等）回输体内以发挥治疗作用。如将基因修饰的淋巴细胞以静脉注射的方式回输到血液中，将皮肤成纤维细胞以细胞胶原悬液方式注射至患者皮下组织，采用自体骨髓移植的方式输入造血细胞，通过导管技术将血管内皮细胞定位输入血管等。

（四）基因治疗的应用

自 1990 年 5 月美国国立卫生研究院（NIH）和重组 DNA 顾问委员会（RAC）批准了美国第一例人类体细胞基因治疗临床试验（ADA－SCID）以来，许多国家也相继批准了基因治疗的临床试验。基因治疗的范围从过去的单基因疾病扩大到多基因疾病，治疗疾病的种类也扩展到恶性肿瘤、心血管疾病和感染性疾病等。从临床应用来看，率先取得突破性进展的是发病机制较明确的遗传病的基因治疗。以下简单介绍几种遗传病的基因治疗进展情况。

1. 腺苷脱氨酶缺乏症（adenosine deaminase；ADA）　这是一种 AR 病，因 ADA 缺乏致脱氧腺苷酸增多，改变了甲基化的能力，产生毒性反应，患者 T 细胞受损，引起反复感染等症状。目前研究证明 ADA 编码基因点突变至少可在 8 个位点上发生，ADA 缺乏症是重度复合免疫缺陷症的主要病种，也是人类历史上首次进行基因治疗临床试验的一种遗传病，因而其研究备受重视。研究者在将其应用于临床治疗前，在细胞水平上和低、高等动物水平上进行了系统的基因治疗实验研究。美国研究者对一位患 ADA 缺乏症的 4 岁女孩采用了基因治疗获得成功，从而开始了基因治疗新时代。

2. 血友病 B　本病是一种 XR 病，患者凝血因子Ⅸ缺乏，表现为自发、缓慢、持续出血。临床上主要依靠蛋白质替代治疗，即输血或注射凝血酶原复合物等，但可能引发严重的输血反应、血栓形成和栓塞等，只有基因治疗可望根治血友病。1991 年，我国复旦大学遗传所薛京伦教授等应用逆转录病毒载体携带Ⅸ因子导入 2 例血友病患者体外培养的皮肤成纤维细胞中进行基因治疗，筛选能分泌Ⅸ因子的成纤维细胞，然后回植入患者皮下，已检测到导入体内的Ⅸ因子基因表达产物，凝血因子Ⅸ的浓度上升到正常人的 5%，患者症状亦有明显改善，使血友病患者从中型转变为轻型，获得初步疗效。

3. 镰形细胞贫血症　为了治疗镰形细胞贫血症，斯隆－凯特琳癌症中心（Sloan-Kettering）的科学家们发明了一种新的工程性策略，通过结合 RNA 干扰及球蛋白转基因技术创造出一种治疗性的转基因，这种新基因具有产生正常血红蛋白和抑止镰形血红蛋白的功能。治疗性的基因被导入病毒载体并转化入造血干细胞，细胞接受这种处理后，便能产生正常的血红蛋白。

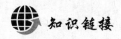 知识链接

世界上首例成功的基因治疗

在美国马里兰州，一个女孩得了重症联合免疫缺乏症，因为缺乏腺苷脱氨酶（ADA）使她的免疫系统基本失去功能。她只有生活在无菌室里，才勉勉强强活了下来。1990 年 9 月，美国国家卫生研究院的科学家对这个可爱的 4 岁小姑娘进行了基因治疗。首先从这个 4 岁患 ADA 缺乏症的女孩血中获得 T 细胞，在绝对无菌的环境里把 ADA 基因转过去，再在体外大量繁殖扩增。第一次治疗将 10 亿个这种携带正常基因的 T 细胞输回女孩体内，以后每隔 1～2 个月再输 1 次，共输了 7 次，患儿的免疫功能在治疗后显著好转，血中淋巴细胞数上升为正常，ADA 水平也由占正常人的 2% 上升至 20%。皮肤试验和细胞毒 T 细胞试验都显示免疫功能显著改善。最后她终于站立着走出了那个居住多年的无菌室。当她幸福地扑进父母怀抱时，宣告了世界上第一例基因治疗获得成功。

1991 年 11 月，复旦大学遗传研究所的薛京伦教授等，通过基因转移技术治疗了 2 例血友病 B 并取得显著疗效。他们将Ⅸ因子基因转移到体外培养的患者

皮肤成纤维细胞中，然后注射到患者皮下，经过 4 次注射治疗，使刘氏兄弟获得了新生。这是世界上首例对血友病施行的基因治疗。

（吴星禄）

课后练习

一、单选题

1. 家族史是指（　　）

　A. 患者父系所有家庭成员患同一种病的情况

　B. 患者母系所有家庭成员患同一种病的情况

　C. 患者父系及母系所有家庭成员患病的情况

　D. 患者父系及母系所有家庭成员患同一种病的情况

　E. 是患者的病史

2. 下列关于系谱分析的说法，不正确的是（　　）

　A. 根据对患者及家庭成员发病情况的调查绘制系谱，进行分析

　B. 分析某种遗传病时，需要对多个系谱进行综合分析，才能做出可靠的判断

　C. 查询家庭成员越多越好，以便获得更多的遗传信息

　D. 从系谱中可以发现家庭成员是否患有遗传病及病情轻重

　E. 对同一种疾病的诊断应尽量采取相同的诊断标准

3. 下列哪种疾病需要做染色体检查（　　）

　A. 白化病患者　　　　B. 半乳糖血症患者　　　　C. Huntington 舞蹈病患者

　D. 血友病患者　　　　E. 习惯性流产者

4. 性染色质检查可用于辅助诊断（　　）

　A. 13- 三体综合征　　B. 18- 三体综合征　　　C. 21- 三体综合征

　D. Turner 综合征　　　E. 地中海贫血

5. 生化检查主要是指针对（　　）的检查。

　A. 蛋白质和酶　　B. DNA　　　C. RNA　　　D. 病原体　　　E. 微量元素

6. 临床上诊断 PKU 患儿的首选方法是（　　）

　A. 系谱分析　　　　B. 细胞遗传学检查　　　C. 生化检查

　D. 皮纹分析　　　　E. 基因诊断

7. 基因诊断最主要的特点是（　　）

　A. 费用低　　　　B. 周期短　　　C. 取材方便

　D. 针对基因结构　　E. 针对病变细胞

8. 遗传病的对症治疗中，骨髓移植可有效治疗（　　）

　A. 胰腺炎　　　　　B. 肝硬化　　　　C. 镰形细胞贫血症

　D. 地中海贫血　　　E. 1 型糖尿病

9. 目前饮食疗法治疗遗传的基本原则是（　　）

　　A. 禁其所忌　　　　　B. 补其所缺　　　　　C. 口服维生素

　　D. 多食肉类　　　　　E. 少食

10. 给予肝豆状核变性患者服用 D- 青霉胺的目的是（　　）

　　A. 禁其所忌　　　　　B. 补其所缺　　　　　C. 去其所余

　　D. 酶诱导治疗　　　　E. 酶补充治疗

11. 将目的基因整合到受体细胞特定的位点上的基因转移方法是（　　）

　　A. 显微注射法　　　　B. 磷酸钙沉淀法　　　　C. 膜融合法

　　D. 同源重组法　　　　E. 逆转录酶病毒介导法

12. 世界上首例进行基因治疗的疾病是（　　）

　　A. ADA 缺乏症　　　　B. 血友病 A　　　　　C. 血友病 B

　　D. 苯丙酮尿症　　　　E. 囊性纤维化

二、思考题

1. 一对夫妇生了一个智力低下的孩子，能否治疗？怎样治疗？不能治疗时该怎么办？是否再生的孩子还会这样？

2. "蚕豆病"发病机制是什么？应怎么治疗？如何预防？

3. 遗传病治疗的主要手段有哪些？列举基因治疗的典型病例。

第十章　优生学与遗传病的预防

学习目标

1. 掌握优生学、出生缺陷的概念，出生缺陷的发生原因、预防措施，影响致畸发生的因素，产前筛查的方法，遗传咨询的基本步骤，优生咨询的内容。

2. 熟悉环境致畸剂主要的种类，足跟血标本的采集方法，产前诊断的适应证及诊断技术。

3. 了解现代优生学的研究范围，常用的优生学辅助生殖技术。

案例引入

患儿，男，3个月，足月顺产，出生时发现患儿眼间距宽，眼裂小，双眼外眦上斜，内眦赘皮，鼻梁低平，常张口伸舌、流涎多，外耳小、低耳位，伴有全身肌张力低下，目前仍不能竖头。生育时母亲年龄32周岁，父亲33周岁，均体健。本次孕中期母体血清标记物三联筛查提示21-三体综合征高风险。查体：特殊面容，头枕部扁平，头发细软而稀少，前囟门2cm，颈背部短而宽；胸骨左缘第3、第4肋骨间扪及收缩期震颤，并听到Ⅲ～Ⅳ级收缩期粗糙杂音；腹隆起，肝肋下可触及，四肢短，通贯手，手指粗短，第5指内弯。

讨论分析：

（1）患儿最可能的诊断是什么？

（2）患儿明确诊断后，如何进行遗传咨询？

（3）患儿母亲拟再生育，如何进行产前诊断？

解析导航路径：

（1）该患儿具有典型的21-三体综合征面容，患儿母亲孕中期21-三体综合征血清学筛查高风险，以上均提示患儿为21-三体综合征的可能性大。本例患者症状典型，建议采用外周血淋巴细胞G显带核型分析进行遗传学诊断。

（2）经遗传学诊断，患儿核型为46,XX,der（14;21）（q10;p10），+21。D组染色体与21号染色体组成的罗伯逊易位型21-三体综合征中75%属于新发，25%属家族性，父母一方为罗伯逊易位携带者。对该患者父母进行染色体核型分析发现其父亲核型为46,XY，母亲核型为45,XX,der（14;21）（q10;p10），表明先证者为家族性罗伯逊易位型21-三体综合征患者。D/21罗伯逊易位型母源性携带的子代再发21-三体综合征的风险为15%，父源性携带的子代再发21-三体综合征的风险为2%，新发患者父母再生育21-三体综合征患儿的风险为3.7%。建议患儿母亲再生育时行胚胎移植前诊断，若为自然受孕，必须行产前诊断。

（3）通过绒毛穿刺、羊膜腔穿刺或脐静脉穿刺采集绒毛、羊水或脐血细胞进行胎儿染色体核型分析，是诊断染色体病的"金标准"，必要时，进行染色体芯片检测；该方法为有创性产前诊断，有胎儿丢失（中期羊膜腔穿刺 0.25%～1%，脐带血穿刺 1%～2%）等风险，需要告知孕妇。

生一个健康又聪明的孩子是天底下父母的共同心愿，是夫妻爱情升华和家庭幸福美满的基础，现实中有不少夫妇爱情的结晶不尽如人意，生下来的孩子患有先天畸形或遗传性疾病。大多数遗传病难于治疗或目前尚无有效、易于实施的治疗措施，因此，积极采取优生措施，减少和控制遗传病的发生，实施优生优育是事关家庭幸福民族兴旺之大事。

第一节 优生学

一、优生学的概念

优生学是应用遗传学的原理和方法，改善人类遗传素质，防止出生缺陷，提高人口质量的一门科学。优生学通过人为地采取一些措施，防止和减少遗传病和先天性缺陷儿的孕育和发生，使出生的孩子具有优良的体格和智力遗传素质。

二、优生学的分类

优生学有 2 个研究任务，一是降低不良的遗传素质，二是增加优良的遗传素质。根据优生学的研究任务，可以将优生学分为正优生学和负优生学。

正优生学（positive eugenics）又称演进性优生学，主要研究如何增加群体中有利表型的基因频率，促进智力和体格上优秀个体的繁衍。除某些国家已在优生法中规定鼓励在体格和智力上优秀的个体生育更多的后代外，现在能应用的科技手段有人工授精、试管婴儿、基因重组和基因治疗等。

负优生学（negative eugenics）又称预防性优生学，主要研究如何降低群体中有害表型的基因频率，减少以至消除有严重遗传病和先天性缺陷的个体出生。目前采取的一些优生措施有婚前检查和指导、妊娠早期保护、遗传咨询、产前诊断、孕期及围生期保健等。负优生学是最基本、最现实的优生措施，是现阶段开展优生工作的主要途径。

三、现代优生学的研究范围

现代优生学是一门综合性多学科的发展中的科学，目前可划分为基础优生学、环境优生学、临床优生学和社会优生学四大领域。

1. **基础优生学** 主要研究导致出生缺陷的遗传因素、发生机制、检测手段和防治方法，以及有关遗传性、先天性疾病的种类、分布和发生率的流行病学调查。基础优生学偏重于生物学，以揭示优生和劣生的一般规律为主，主要为优生政策、优生立法和优生技术提供可靠的理论依据。

2. 环境优生学 主要研究环境与优生的关系，包括环境有害因素对生殖细胞、胚胎与胎儿发育的影响等，以及如何采取措施消除有害物质对母体、胎儿及人类生殖健康的影响。环境优生学偏重于人类生态学和预防医学，以改善人类的生活环境为主。

3. 临床优生学 主要从事与优生有关的医疗措施的研究和应用。可分为两支：一支为预防性优生学，主要是研究如何避免出生基因不良的后代，防止患病，淘汰劣生，主要内容有婚前与孕前优生咨询及检查、孕期指导及保健、产前咨询、产前筛查及诊断、围生期保健、新生儿筛查等；另一支为演进性优生学，主要研究如何出生基因优良的后代，从促进新生儿先天素质更为优秀的角度研究优生，采取的措施有精子库、人工授精、胚胎移植等。临床优生学偏重于医学，以针对母体和胎儿的医疗预防技术措施为主。

4. 社会优生学 主要从社会科学和社会运动方面开展优生课题研究。目的在于推动优生立法、贯彻优生政策，开展优生宣传教育，使优生工作群众化、社会化，从而达到提高人口素质的目的。社会优生学偏重于社会学，以改变政策、法令、舆论、道德、教育、经济等人文环境为主。

四、应用于优生学的辅助生殖技术

人类辅助生殖技术（Assisted Reproductive Technology，ART）亦称医学助孕，是指采用医疗辅助手段使不孕不育夫妇或患遗传病夫妇妊娠的技术，主要包括人工授精、体外受精－胚胎移植、卵胞质内单精子注射、胚胎植入前遗传学诊断、卵子赠送与代孕等技术。

（一）人工授精

人工授精（Artificial Insemination，AI）是指通过非性交方式将精液放入女性生殖道内，以达到受孕目的的一种技术。根据所选用精液来源不同，分为夫精人工授精和供精人工授精。

人工授精在遗传与优生学上具有极其重要意义。用这种方法可以使男性不育者获得后代，同时也可用于优生，如男方和（或）男方家族患有不宜生育的严重遗传性疾病，母婴血型不合不能得到存活新生儿等，可通过供精人工授精获得健康孩子。目前随着技术水平的提高，还可以对精子进行优选，使后代的遗传素质更好，这使人工授精在优生领域将发挥重要作用。

（二）体外受精－胚胎移植

体外受精－胚胎移植（In Vitro Fertilization and Embryo Transfer，IVF–ET）俗称试管婴儿，即应用腹腔镜将已成熟的卵子从腹腔取出，在体外与精子受精，当卵裂进行到 4～8 个细胞时，将幼胚移植到子宫内，让其着床发育成胎儿，以获得健康孩子。所用精子和（或）卵子可来自夫妇双方，或由他（她）人提供。

1978 年 7 月，世界第一例试管婴儿在英国诞生。1988 年 3 月，我国第一例试管婴儿在北京大学第三医院诞生。试管婴儿主要适用于输卵管性不孕、排卵障碍、部分子宫内膜异位症、男性因素（男方少、弱精子症）、免疫性因素不孕及不明原因不孕等患者。有遗传缺陷的育龄夫妇，不论是否不育，都可采用人类辅助生殖技术的供精、供卵、供胚或胚胎移植前遗传学诊断等方法，切断导致遗传病发生的有缺陷基因与异常染色体向后代传递，保证生育健康婴儿。

（三）卵胞质内单精子注射

卵胞质内单精子注射（intracytoplasmic sperm injection，ICSI）是试管婴儿（IVF）治疗的一部分技术，是使用显微操作技术将精子注射到卵细胞胞质内，使卵子受精，体外培养到早期胚胎，再放回母体子宫内发育着床。这一技术1992年首次使用，并视为治疗男性原因引起不孕不育的一个突破，主要适用于严重少精症、弱畸精症、输精管阻塞、先天性双侧输精管缺如，以及输精管结扎后子女伤亡，吻合失败者或无法吻合者。

（四）卵子赠送与代孕

1. 卵子赠送 20世纪80年代中期建立的一项新的辅助生育技术，是指有正常生育能力的妇女将卵子赠与不育夫妇，以助生育。一般为赠卵人的卵细胞与不育夫妇一方的丈夫的精子体外受精后，再将胚胎移植到后者女方的子宫内培育成胎儿。因此，卵子赠送主要适用于女方不能产生正常卵子的情况，如原发闭经，卵巢早衰及染色体异常等。目前，卵子赠送已广泛应用于临床不育症的治疗，成为缺乏正常卵子的妇女获得妊娠的首选方法。这项研究的成功不仅给卵巢早衰的患者带来了福音，也给遗传病夫妇及高龄不育夫妇带来了希望。

2. 代孕 俗称"借腹生子"，是指在女方完全丧失生育能力的前提下，将其卵子（或代孕志愿方卵子）与丈夫的精子结合成受精卵，在代孕志愿方子宫内完成整个孕育过程并顺利生产的行为。由于某种原因妻子子宫切除而保留了卵巢，则可取出妻子的卵子和丈夫的精子进行体外授精，将受精卵培养到早期胚胎后再移植到代孕志愿方的子宫内，直至娩出婴儿。对于高龄妇女而言，如已经绝经无卵子或患有不能耐受妊娠的疾病（如严重心脏病、高血压等），但又期望拥有自己丈夫的孩子，可通过代孕获得。需要提醒的是，有的国家允许代孕，但首先必须要有医学指征，我国目前禁止代孕。

第二节　出生缺陷与优生

我国是人口大国，也是出生缺陷高发国家。估计目前我国出生缺陷发生率在5.6%左右，每年新增出生缺陷数约90万例，其中出生时临床明显可见的出生缺陷约有25万例。出生缺陷可造成胎儿、婴儿死亡，影响人类寿命，并可导致大量的儿童患病和长期残疾，会给家庭和社会带来沉重的精神压力和经济负担。出生缺陷可以说是优生的大敌，采取行之有效的干预措施将有利于千千万万家庭的幸福和民族的未来。

一、出生缺陷的概念

出生缺陷（birth defect）是指婴儿出生前已发生的身体形态结构、生理功能或代谢异常。形态结构异常表现为先天畸形，如唇腭裂、无脑畸形、脊柱裂等；生理功能异常常导致智力低下、先天性聋哑等；代谢异常可导致白化病、苯丙酮尿症、半乳糖

重点提示

出生缺陷的概念。

血症等。广义的出生缺陷还包括低出生体重、死胎和流产等。

出生缺陷实质上是一大类疾病的总称，涉及的医学学科范围非常广泛。有些在婴儿出生时就可发现，仅凭临床观察即可确诊，如唇腭裂、并指（趾）、缺指（趾）等；但多数出生缺陷只有通过遗传学检查、病理解剖或其他技术手段才能诊断出来，如消化道狭窄、先天性心脏病等；有的出生缺陷要随着儿童生长发育才逐渐表现出来，如肺等内脏发育异常、智力低下等。轻微的出生缺陷伴随患者一生，如耳部畸形、多指（畸形）等；严重的出生缺陷还会导致胎儿流产和新生儿死亡，如神经管畸形等。

二、出生缺陷的分类

出生缺陷泛指人体出生时存在的所有类型的个体发育缺陷，涉及许多学科。人们试图从不同学科、目的等角度进行命名分类，如按病因学、胚胎学、病理学分类及按临床与监测分类等。

1. 根据出生缺陷的发生原因分类　可将其分为遗传因素、环境因素和原因未明3类。遗传因素引起的出生缺陷可分为单基因病、多基因病、染色体病和线粒体遗传病。环境因素引起的出生缺陷又可分为药物、化学物质、生物致畸因子、物理致畸因子、母体疾病等导致的出生缺陷。现有出生缺陷中仍有 60% ~ 70% 原因不明，随着医学的进步，出生缺陷的发生原因将会逐渐明了，其中部分可能为环境与遗传因素共同影响所致。

2. 根据出生缺陷的形成方式分类　可将其分为畸形缺陷、裂解缺陷、变形缺陷和发育不良4类。①畸形缺陷：胚胎早期由于某种原因造成的身体结构发育异常，是最常见且最严重的出生缺陷，如无脑儿。②裂解缺陷：胎儿身体某些部位在发育过程中由于某种原因引起的正常组织的损害，如唇裂、腭裂等。③变形缺陷：异常压力作用到胎儿身体的某个部分产生的形态改变，如由于羊水过少，宫内压迫引起胎儿马蹄足。④发育不良：胎儿身体某部位的某一种组织的发育不良，如成骨发育不全等。

3. 根据出生缺陷的胚胎发育过程分类　可将其分为整胚发育畸形（胚胎早期死亡）、胚胎局部发育畸形（如头面部发育不全）、器官和器官局部畸形（如室间隔膜部缺损）、组织分化不良性畸形（如骨发育不全）、发育过度性畸形（如多指、多趾畸形）、吸收不全性畸形（如蹼状指、趾）、超数和异位发生性畸形（如多孔乳腺）、发育滞留性畸形（如双角子宫、隐睾）、重复畸形（如连体儿）等。

4. 按缺陷严重程度分类　可将其分为重大缺陷和轻微缺陷2类，前者是指需要进行较复杂的内科、外科及矫形处理的出生缺陷，后者则不需要进行复杂处理。

三、出生缺陷的发生原因

（一）出生缺陷的发生因素

出生缺陷发生的原因很复杂，目前认为出生缺陷的发生是遗传因素或环境因素干扰了胚胎的正常发育所引起的。美国学者 Wilson 提出的出生缺陷综合病因分析认为遗传因素引起的出生缺陷占 25%，环境因素引起的出生缺陷占 10%，由遗传因素和环境因素共同作用或原因不明的出生缺陷占 65%。

1. 遗传因素与出生缺陷　遗传因素主要指亲代的某些遗传性疾病或不良的遗传素质。遗传因素引起的出生缺陷包括染色体畸变和基因突变造成的疾病。

染色体畸变包括数目和结构的异常，有染色体畸变的个体常发生智能发育不全和不育。染色体数目减少可引起先天畸形，如45,X可引起先天性卵巢发育不全综合征。染色体数目的增多也可引起畸形，多见于三体型，如21、18、13号染色体三体等，性染色体三体如47,XXY可引起先天性睾丸发育不全综合征。染色体的结构畸变也可引起畸形，如5号染色体短臂末端断裂缺失可引起猫叫综合征。

基因突变导致的疾病称为基因病，包括单基因病、多基因病和线粒体遗传病等。单基因病多是由于继承了亲代的不良遗传基因，少数为新发基因突变。显性遗传病多表现为骨骼系统畸形，如马蹄足内翻、软骨发育不全、成骨发育不全等。隐性遗传多表现为先天性代谢异常，如白化病、苯丙酮尿症、半乳糖血症，也可表现为小头畸形。多基因病的发生是遗传因素和环境因素共同作用的结果，在这里遗传因素增加了个体出生缺陷的危险性，如高血压、糖尿病、先天性心脏病等。线粒体基因突变导致线粒体遗传病，如线粒体心肌病、药物性耳聋、帕金森病等。

2. 环境因素与出生缺陷　环境因素的致畸作用早在20世纪40年代就已被确认。能引起出生缺陷的环境因素统称致畸剂（teratogen）。外环境致畸剂多是通过环境介质（空气、水、土壤）在日常生活或工作状态下接触而进入人体，有的可穿过内环境和微环境直接作用于胚体，有的则通过改变内环境和微环境间接作用于胚体。在致畸剂的作用下，是否发生畸形，结果如何，还取决于致畸剂的特性、母体和胎儿的遗传特性、胚胎发育阶段的特异性、致畸剂的剂量、母体的生理和病理状态等因素。环境致畸剂主要有生物性致畸剂、物理性致畸剂、致畸性药物、致畸性化学物质和其他致畸剂。

（1）生物性致畸剂：包括各种传染因子，特别是病毒。有些致畸微生物可穿过胎盘屏障直接作用于胚体，有些则作用于母体和胎盘，引起母体发热、缺氧、脱水、酸中毒等，或干扰胎盘的转运功能，破坏胎盘屏障，从而间接地影响胚胎发育。目前已经确定对人类胚胎有致畸作用的生物因子有风疹病毒、巨细胞病毒、单纯疱疹病毒、弓形体、梅毒螺旋体等。其中，风疹病毒是传染性致畸因子最突出的例子。

（2）物理性致畸剂：目前已经确认的对人类有致畸作用的物理因子有电离辐射、机械性压迫和损伤等。另外，高温、严寒、微波等对动物确有致畸作用，但对人类的致畸作用尚证据不足。电离辐射包括X线，α、β、γ射线等，长期小剂量电离辐射可引起基因突变，大剂量可引起染色体畸变，导致胚胎及胎儿发育缺陷。放射诊断（包括X线、CT等）、放射治疗与核医学的广泛应用使医用辐射成为人们接受电离辐射的主要来源。非电离辐射包括短波、微波和紫外线，其致畸作用较弱。对于DNA修复缺陷的患者紫外线是一种致突变因子。

（3）化学性致畸剂：在工业"三废"、农药、食品添加剂和防腐剂中，含有一些有致畸作用的化学物质。目前已经确认对人类有致畸作用的化学物质有某些多环芳烃类化合物，某些亚硝基化合物，某些烷基和苯类化合物，某些农药如敌枯双，某些重金属如铅、砷、镉、汞等。研究表明有些化学物质对动物有明显的致畸作用，但对人类胚胎的致畸作用尚待进一步证实。

（4）致畸性药物：20 世纪 60 年代"反应停事件"后，药物致畸作用引起人们的普遍重视，并对药物进行严格的致畸检测。沙利度胺的商品名为反应停，又名沙利度胺，20 世纪 60 年代在欧洲曾广泛用于治疗妊娠呕吐，结果引起大量残肢畸形儿的出生，酿成了举世震惊的"反应停事件"。

据文献报道有 1% ~ 6% 的出生缺陷由药物引起。多数抗肿瘤药有明显的致畸作用，如氨基蝶呤、白消安、环磷酰胺可引起无脑畸形、小头畸形和四肢畸形。孕期长期使用链霉素可致胎儿先天性耳聋，长期使用新霉素可引起先天性白内障和短指畸形。某些抗凝血药、抗惊厥药也有致畸作用，如三甲双酮会造成胎儿智力低下、发育迟缓、面部发育不良、唇腭裂、房间隔缺损及两性畸形；华法林可引起胎儿软骨发育不良，多表现为低出生体重及智力低下，中枢神经系统异常。激素类药物，如雄激素去甲睾酮衍生物用于避孕，可使女胎男性化；雌激素复合物枸橼酸氯米酚可使非整倍体增加，可出现椎骨、心脏、肢体的畸形；皮质激素有诱发缺肢、先天性心脏病的报道；胰岛素可使神经管缺陷增多，还可造成先天性心脏病和肢体缺损等。

（5）其他致畸剂：酗酒、大量吸烟、缺氧、严重营养不良等均有致畸作用。孕期过量饮酒可引起多种畸形，称胎儿酒精综合征，其主要表现是发育迟缓、小头、小眼、短眼裂、眼距小等。吸烟的致畸作用越来越受到人们的重视。孕妇吸烟可引起胎儿在子宫内发育迟缓，出生低体重儿，流产，早产和先天畸形；还可增加围生期死亡率，影响儿童智力和体格发育，并有致子代癌症的风险。男性吸烟可影响精子质量，导致染色体畸变率增加而殃及后代。

3. 环境因素与遗传因素在畸形中的相互作用　在出生缺陷的发生过程中，环境因素与遗传因素的相互作用是非常明显的，这不仅表现在环境致畸剂通过引起染色体畸变和基因突变而导致先天畸形，而且更表现在胚胎的遗传特性，即基因型决定和影响胚胎对致畸剂的易感程度。例如，一个或多个基因与出生前或怀孕前的环境因素之间发生交互作用：母亲吸烟会使控制生长因子的基因变异，明显增加唇腭裂婴儿的危险；妊娠期喝酒，并以某种取决于基因的方式代谢乙醇的妇女，出现酒精综合征婴儿的危险性增加。在环境因素与遗传因素相互作用引起的先天畸形中，衡量遗传因素所起作用大小的指标称遗传率。某种畸形的遗传率越高，说明遗传因素在该畸形发生中的作用越大。

（二）发育异常的机制

近年来，随着对生命科学研究的进一步深入，对致畸机制的认识也逐渐深入，虽然还不能对其进行系统全面的阐述，但其研究层面更加深入，主要包括以下几个方面：

1. 诱发基因突变和染色体畸变　某些外来化合物作用于生殖细胞或体细胞，都可诱发基因突变和染色体畸变，以致 DNA 的结构和功能受损，造成胚胎正常发育障碍，出现畸形，并具有遗传性。

2. 致畸物的细胞毒性作用　由于致畸物对细胞基因复制、转录和翻译或细胞分裂等过程的干扰，影响细胞的增殖，即表现出细胞毒性作用，引起某些组织细胞死亡。在出生时可因致畸物的细胞毒作用而形成畸形。如果接触致畸物的剂量较低，也可引起细胞死亡，但速度及数量可被存活细胞的增殖所补偿，因此，出生时未能形成畸形。若致畸物剂量较高，在短期内造成大量细胞死亡，胚胎出现无法代偿的严重损伤，则表现出胚胎致死作用。

3. 干扰细胞分化 指细胞分化过程中的某一特定阶段、步骤或环节受到干扰，如除草醚的立体结构与甲状腺激素相似，其在母体及胚胎体内代谢产物为 4- 羟基 -2，5- 二氯 -4′- 氨基二苯基醚具有甲状腺激素 T_3 的活性，T_3 不能透过胎盘，但此种代谢产物能透过胎盘，以致引起胚胎早熟及心脏等畸形。在细胞分化增殖过程中，一些重要酶类的抑制或破坏，将影响胚胎正常发育过程，并引起畸形，如核糖核酸酶、DNA 聚合酶、碳酸酐酶等。

4. 母体及胎盘稳态的干扰 母体必需的某种营养素，如维生素 A 和叶酸的缺乏；某些重要营养素的拮抗物的作用，如依地酸（EDTA）为某些微量元素的拮抗物；母体营养失调，如蛋白质和热能供给不足；营养素由母体至胚胎的转运受阻；以及子宫和胎盘血液循环障碍，包括高血压和接触 5- 羟色胺、麦角胺、肾上腺素等作用于血管的化学物质都可破坏母体及胎盘稳态，造成畸形，甚至胚胎死亡和生长迟缓。

5. 非特异性发育毒性作用 该机制主要与生长迟缓和胚胎死亡有关，不涉及畸形作用。此种非特异性细胞毒性作用的特点是对全部的胚胎组织细胞基本生命现象产生干扰。一旦细胞内能量代谢的降低超过一定程度。全部组织将受到损害，并引起胚胎全面生长迟缓，甚至胚胎死亡；不存在靶组织，也不可能有部分组织受损与畸形儿出生。

四、出生缺陷干预

出生缺陷干预是指通过宣传教育、咨询指导、政策支持、技术手段等多种方式，防止和减少出生缺陷的发生或减轻出生缺陷的危害。

（一）出生缺陷干预的意义

出生缺陷逐渐成为婴儿死亡的主要原因，也是儿童残疾的重要原因。出生缺陷还降低了人群健康水平和人口素质，加重社会负担。由此可见，出生缺陷不但严重影响儿童的生命和生活质量，给家庭带来沉重的精神和经济负担，而且也是导致我国人口潜在寿命损失的重要原因。

出生缺陷干预工程，是提高出生人口素质的一个重要举措，是优生优育的主要内容，它不仅是满足育龄妇女生一个健康孩子的需要，也是国家和民族发展的需要。出生缺陷干预针对出生缺陷的发生机制，为预防出生缺陷提供一种积极、有效的预防体系和防治手段，对妇女在孕前、孕中、产后采取各种有效措施，尽最大可能地去除各个环节中出现的不良因素，降低出生缺陷的发生。出生缺陷干预可以通过提高人口素质，减轻社会医疗保障和健康投资的负担。出生缺陷干预不仅对提高出生人口素质，而且对未来人口健康，包括儿童、成年人、老年人的健康都会产生重要的影响。研究表明，早期损害是影响成年后慢性疾病发生的重要因素之一，低出生体重儿包括胎儿发育期在内的生命早期的营养不良和健康潜能低下，与中老年所患的慢性病如高血压、冠心病、糖尿病有关。开展出生缺陷干预工作，事关千家万户的幸福，事关国家和民族的未来，意义重大。

（二）出生缺陷的三级预防措施

防止和减少出生缺陷、提高出生人口素质的关键是预防为主，因此，世界卫生组织针对预防出生缺陷的各个环节提出了"三级预防"策略，防止出生缺陷儿的发生，减少出生缺陷儿的出生对出生后的缺陷进行及时治疗和康复，提高患儿生存质量。

1. 一级预防　又称病因预防，是指防止出生缺陷儿的发生。具体措施包括开展出生缺陷预防教育，提高育龄群众优生意识；推广免费婚前医学检查，开展婚前保健和咨询指导；怀孕前做好充分准备，选择最佳生育年龄；做好孕前、孕早期保健，包括合理营养、预防感染、谨慎用药、戒烟戒酒、避免接触放射线和有毒有害物质、避免接触高温环境等，并根据需要增补叶酸，注射疫苗等。一级预防主要针对可能导致出生缺陷的病因在孕前、孕早期采取措施。由于出生缺陷的发生原因比较复杂，多数病因不明，因此，只能围绕出生缺陷发生的各个环节进行防范。

2. 二级预防　二级干预是减少出生缺陷儿的出生，主要是在孕期通过早发现、早诊断和早采取措施，来预防出生缺陷儿的出生。二级预防是对一级预防的补充，一般对已怀孕的孕妇进行干预，可通过孕期检查、产前筛查和产前诊断，及时发现异常情况，提出合理的医学建议，让孕妇及其家庭做出比较合理的抉择，如有必要可通过人工流产阻止有严重缺陷胎儿的出生。

3. 三级干预　三级预防是指对出生缺陷儿的治疗，通过对缺陷儿采取及时有效的治疗措施，减轻或避免健康状况进一步恶化，防止并发症，防止伤残，以减轻患者和家庭的负担等。

出生缺陷预防工作要实施三级预防综合干预，但要重点突出一级和二级预防，即孕前和孕期干预；在干预的出生缺陷种类上，主要针对高危（致愚、致残、致畸）、高发并且能够经济有效地干预的出生缺陷为重点。

 知识链接

中国预防出生缺陷日

2005年9月12日—9月14日，"第二届发展中国家出生缺陷与残疾国际大会"在北京人民大会堂隆重开幕。来自世界各国的1500名科学家、政府官员和公共卫生工作者聚集一堂，共同分享全世界预防出生缺陷和残疾方面的研究成果，为推动发展中国家预防出生缺陷的行动提出指导性意见。

中国政府决定将9月12日定为"中国预防出生缺陷日"，并建议联合国确定为"世界预防出生缺陷日"。中国与会代表与世界各国代表共同起草并发表了一份"大会倡议书"，号召全世界发展中国家积极行动起来，携起手来，为了全世界妇女和儿童健康，为了全世界人类的未来而努力奋斗。

第三节 遗传筛查

预防遗传病的发生，首先是找出高危人群。确定高危人群的做法是遗传筛查。目前许多国家和地区已对某些发病率高、病情严重，或可以早期防治的遗传病建立了筛查方法。通过遗传筛查发现遗传病患者或致病基因、异常染色体携带者，以利于遗传咨询及遗传病产前诊断的开展。根据筛查目的和对象不同，遗传筛查可分为产前筛查、新生儿疾病筛查、携带者筛查、症状前筛查及配子供体筛查。

一、遗传筛查的概念和目的

遗传筛查是在人群中对某种特定的基因型进行检测，以确定携带此基因型的个体。这种基因型可能是致病基因或疾病易感基因，或能向下代传递造成后代患病的基因。遗传筛查不同于遗传诊断，遗传筛查是一种筛选过程，筛查结果不能作为疾病确诊的依据，而后者是对疾病确诊的依据。

遗传筛查的目的是预防遗传病的发生。从研究方面来说，通过人群普查，可了解人群突变基因型的频率、分布和意义。通过人群遗传筛查，可揭示基因频率、多态性及相对于临床特征的遗传异质性。这些遗传筛查对于阐明遗传病的病因、病理发生机制和有效治疗具有重要而长远的意义。从临床意义上来说，通过遗传筛查可达到以下目的：

1. **早期治疗** 通过筛查，早期确诊，对遗传病患者及早采取治疗措施，可避免疾病进一步发展。如苯丙酮尿症，进行新生儿苯丙酮尿症筛查，患儿刚出生即可及时诊断，然后给予特定的饮食治疗，避免疾病的发展。

2. **提供生育咨询** 当一对夫妇是 AR 病的杂合子时，其子女再发风险是 1/4。如通过对血红蛋白病杂合子的产前筛查，可为夫妇提供生育咨询，避免患儿出生。

二、产前筛查

产前筛查（prenatal screening）是指采用简便、可行、无创的检查方法，针对发病率高、病情严重的遗传性疾病或先天畸形对孕妇进行广泛的检测，检出子代具有出生缺陷高风险的人群。产前筛查并不是确诊，只是胎儿畸形和缺陷的风险评估。

（一）产前血清学筛查

怀有唐氏综合征等染色体病胎儿的孕妇血清中的一些物质的含量较正常孕妇会发生改变。血清学筛查是指对血清中生化标记物进行检测，结合孕妇年龄、孕周等情况，评价胎儿患染色体病及神经管缺陷的风险率。

筛查对象为自然受孕、单胎，且无侵入性产前诊断指征的孕妇。筛查的目标疾病为唐氏综合征、18-三体综合征和开放性神经管缺陷。

血清学产前筛查采用的标记物有甲胎蛋白（AFP）、游离 β-促绒毛膜性腺激素（free β-hCG）、妊娠相关血浆蛋白 A（PAPP-A）、非结合雌三醇（uE₃）和胎儿颈后透明带（NT）。这些生化标记物在怀有唐氏综合征或其他染色体病胎儿的孕妇血清中可能会有不同程度升高或降低。根据选用血清标记物的数量不同，分别称其为二联、三联、四联筛查。根据不同的筛查策略选用不同的标记物。

血清学筛查分别在孕早期、孕中期进行，并可通过早中期联合筛查，进一步提高对风险的预测能力。①孕早期筛查：采集 $8 \sim 13^{+6}$ 孕周孕妇血，检测血清中 PAPP-A 及 free β-hCG，并结合彩超测定颈后透明带（NT）厚度。根据检测结果，评价胎儿患唐氏综合征及 18-三体综合征等的风险率。②孕中期筛查：采集 $15 \sim 21^{+6}$ 孕周孕妇血，检测血清中 AFP、free β-hCG 及 uE_3，并结合孕妇年龄、孕周等情况，评价胎儿患唐氏综合征、18-三体综合征、开放性神经管缺陷等的风险率。

筛查结果分为高风险和低风险，筛查结果大于阳性切割值为高风险。唐氏综合征、18-三体综合征阳性切割值分别为 1/270、1/350，开放性神经管缺陷一般以孕妇血清 AFP ≥ 2.0MOM 为阳性切割值。对于高风险孕妇，应向其详细说明风险值的含义及筛查与确诊的区别，并建议进行产前诊断。

（二）无创产前筛查

无创产前筛查（non-invasive prenatal test，NIPT）是利用孕妇外周血中胎儿的 DNA、RNA 或胎儿细胞，进行胎儿遗传病检测的非侵入性产前诊断。筛查的胎儿疾病为唐氏综合征、18-三体综合征和 13-三体综合征。

1. 筛查时间 筛查最佳时间为妊娠 $12 \sim 26^{+6}$ 周，小于 12 周胎儿游离 DNA 浓度太低，影响分析。27 周以后再进行无创筛查，有可能没有时间做产前诊断。

2. 适用人群 无创产前筛查的适用人群包括：①影像学筛查（颈项透明带、鼻梁高度）异常的孕妇；②血清学筛查显示为常见染色体非整倍体临界高风险的孕妇；③有介入性产前诊断禁忌证者，如 Rh 血型阴性，HBV、HIV 等病毒携带者，胎盘前置或低置，羊水过多或过少，流产史，先兆流产史，珍贵儿等；④患者为孕 20^{+6} 周以上，错过血型学筛查最佳时间，而又无产前诊断指征的孕妇。

3. 筛查方法 孕妇静脉血中存在大量游离 DNA（cell free fetal DNA，cffDNA），其中胎儿游离 DNA 占 5% ~ 30%。胎儿如为 21-三体，其中来自 21 号染色体的片段数量相对于正常二倍体会上升。如果能够计数 21 号染色体游离 DNA 量，并与正常个体的 21 号染色体游离 DNA 量进行比较，理论上就能发现其中差异。利用高通量测序技术，测定血浆中游离 DNA 片段的序列，并与基因组比对，可以发现每一条片段来自哪条染色体，通过大量的生物信息学数据分析，计算胎儿为 21-三体的风险率。该技术属于高精度产前筛查，如果发现阳性结果，还须进行羊水染色体检测以确诊。由于孕 12 周即可检查，极大地减轻了孕妇及家属的心理负担，配合经典的产前诊断，尽早为家庭提供医学建议，尽早采取措施。cffDNA 的无创筛查对于其他染色体数目异常，如性染色体数目异常等尚不能有较高的检出率，因此，其适用范围不应被夸大。同时，由于不能检出开放性神经管缺陷，因此，传统的血清学筛查及产前超声检查也是暂时不能取代的。

母血中不仅存在 cffDNA，还同时存在胎儿游离 RNA（cell free fetal RNA，cffRNA）。这些 mRNA，存在只有胎儿或胎盘表达的，而母体表达极少的 mRNA。如果有针对性地对这种胎儿特异性的存在于某条染色体（如 21 号染色体）上基因的 mRNA 进行分析，就能排除母体遗传物质的干扰，使诊断的准确性大大提高。通过检测母体血浆中 21 号染色体特异 mRNA 等位基因 SNP（单核苷酸多态性）杂合子的比值，就能判断其基因的剂量，从而推断染色体的剂量，判断胎儿是否为 21- 三体型。

三、新生儿疾病筛查

新生儿疾病筛查（newborn screening），是指在新生儿群体中，用快速、简便、敏感的检测方法，对一些危及儿童生命或生长发育，导致儿童智力障碍或残疾的先天性、遗传性疾病进行筛查，从而使患儿在出现不可逆损伤之前得到有效治疗，防止或减缓临床症状的出现。新生儿疾病筛查是提高出生人口素质的有效方法，一些国家已将新生儿疾病筛查列为优生的常规检查，我国在《中华人民共和国母婴保健法》中规定："医疗保健机构应当开展新生儿先天性甲状腺功能低下、苯丙酮尿症等疾病的筛查，并提出治疗意见。"

1. 新生儿代谢性疾病筛查　新生儿代谢性疾病筛查的方法采用足跟血筛查法。血标本的采集对象是医疗机构或卫生院降生的全部活产婴儿。

采血时间为新生儿出生 72 小时后，7 天之内，在充分哺乳（吃足 6 次奶）之后。血标本的采集采用血滤纸片法，从婴儿足跟 1/3 处内侧或外侧穿刺采血，将滤纸片接触血滴，使血液自然渗透至滤纸背面，至少采集 3 个血斑，自然晾干，置于密封袋内，2 ~ 8℃冰箱保存，在 3 天内递送至新生儿筛查中心检测。

目前，各地广泛采用高通量液相串联质谱技术，对新生儿足跟血中氨基酸和酰基肉碱进行分析，能同时检测出包括氨基酸代谢病、有机酸代谢病、脂肪酸氧化代谢病在内的 40 多种遗传代谢病。一般滤纸干血片经串联质谱仪和指标分析后，5 个工作日即可出结果。对于筛查出的阳性病例，要进行实验室检查确诊，对确诊者给予相应的支持和对症治疗。例如，苯丙酮尿症在我国的发病率是 1/16 500，临床表现为严重的智力低下。患儿在新生儿期和婴儿早期多无任何异常，这给早期诊断带来困难。如果在新生儿疾病筛查时发现并在症状出现前治疗者，智力发育可达正常。

2. 新生儿听力筛查　新生儿听力筛查是早期发现新生儿听力障碍，开展早期诊断和早期干预的有效措施。筛查的方法是严格按照技术操作要求，采用筛查型耳声发射仪或自动听性脑干反应仪进行测试。对正常出生的新生儿实行初筛和复筛两阶段筛查法，即出生后 48 小时至出院前完成初筛，未通过者及漏筛者于 42 天内再进行双耳复筛。复筛仍未通过者都应在 3 月龄接受听力学和医学评估，确保在 6 月龄内确定是否存在先天性或永久性听力损失，以便实施干预。新生儿重症监护病房（NICU）婴儿出院前进行自动听性脑干反应（AABR）筛查，未通过者直接转诊至听力障碍诊治机构。对确诊为永久性听力障碍的患儿应当在出生后 6 个月内进行相应的临床医学和听力学干预。对使用人工听觉装置的儿童，应当进行专业的听觉及言语康复训练。

四、杂合子筛查

杂合子筛查又称携带者筛查，是指在人群中的非患病群体中进行某些隐性遗传病杂合子的筛查。符合杂合子筛查标准的疾病发病率高、危害大，对家庭和社会造成严重的经济和社会负担。在人群中，虽然许多隐性遗传病的发病率不高，但杂合子的比例却相当高。通过杂合子筛查可将携带者检出，进而对人群中的携带者频率、携带者本身的健康状况及生育患病后代的风险进行评估，对有风险妊娠者进行产前诊断，降低疾病的发生率。例如，在我国南方葡萄糖 −6− 磷酸脱氢酶缺乏症的发病率高，是最适合进行携带者筛查的疾病；国外杂合子筛查的常见疾病有犹太人中的 Tay−Sachs 病、黑人中的镰状细胞贫血症、北欧白种人的囊性纤维化等。对发病率很低的遗传病，一般不做携带者的群体筛查，仅对患者及其对象和亲属进行筛查，也可收到良好效果。

五、症状前筛查

这是一种预防性遗传筛查，是对迟发型显性遗传病，在症状出现前进行筛查，做出预防性诊断。这是近年来出现的筛查项目，其目的是在人群中检测和发现携带致病基因尚未出现症状的个体，以便进行及时的预防性治疗，防止或降低可能发生的严重后果。目前已开展的症状前筛查疾病包括成人多囊肾、Huntington 舞蹈病、血色素沉着症、遗传性乳腺癌、非息肉性大肠癌、老年性痴呆等疾病，预防性筛查对于检测一些常见病相关基因，如乳腺癌的 *BRCA1* 和 *BRCA2* 基因、阿尔茨海默病的 *APOE4* 基因等尤为重要，这对疾病的防治和人类寿命的延长及生命质量的提高具有重要意义。

六、配子供体筛查

配子供体筛查是指在应用辅助生育技术时，对配子（精子或卵子）捐赠者进行筛查。美国生殖医学协会制定了挑选配子捐赠者和接受者的标准：

1. 捐赠者和接受者标准

（1）无任何已知的临床后果较严重的孟德尔遗传病，包括：①常染色体显性或 X 连锁遗传病，应注意某些迟发型遗传病的发病年龄会超过捐赠时年龄。②常染色体隐性遗传病（纯合子）；在供体为杂合子时，要求受体不是杂合子。

（2）没有与病因复杂（多因素或多基因）相关的严重畸形（如脊柱裂、心脏畸形）；"严重"畸形一般指严重影响机体功能和形体外观的畸形。

（3）家族中没有与明显遗传因素相关的严重疾病患者及亲属成员（如父母、同胞、子女）。

（4）染色体核型正常，或者不可能导致非平衡异常配子发生的某些平衡染色体重排携带者；当供体为后者时，建议对供体和受体都做常规染色体核型分析。

（5）如捐赠者为高危人群，应常规检测是否为某种高发疾病基因携带者。

（6）捐赠者应当为体格检查正常的年轻人，应注意男性 40 岁以后发生突变的风险增加、女性 35 岁以上子代非整倍体风险增加的可能性。

2. 捐赠者的一级亲属没有以下任何情况

（1）孟德尔遗传病，同 1（1）。

（2）严重畸形，同 1（2）。

（3）染色体异常，但捐赠者核型正常除外。

（4）如果捐赠者家族中出现某种可被检测的遗传性疾病，应对候选者进行该病的遗传检测，并根据结果做出捐赠者候选的决定。否则应重新考虑捐赠者。

重点·考点·笔记

第四节　产前诊断

产前诊断（prenatal diagnosis），又称宫内诊断，是指在胎儿出生前应用细胞遗传学、分子遗传学、影像学、生物化学等技术，了解胎儿在宫内的发育状况，检测胎儿细胞的生化项目和基因等，对先天性和遗传性疾病做出诊断。产前诊断是围生医学的重要组成部分，对提高人口素质，实行优生优育具有重要意义。通过产前诊断，可以掌握先机，对可治性遗传疾病，选择适当时机进行宫内治疗；对于不可治疗性遗传疾病，能够做到知情同意，选择人工流产。

一、产前诊断的适应证

产前诊断的适应证的选择原则，一是有高风险而危害较大的遗传病；二是目前已有对该病进行产前诊断的手段。当孕妇或孕妇的亲属有以下情况时，需要进行产前诊断：①年龄大于 35 岁的高龄孕妇。②曾生育过染色体异常患儿的孕妇。③夫妇之一是染色体平衡易位、罗伯逊易位、倒位携带者的孕妇。④孕妇可能是某种 X 连锁遗传病基因携带者。⑤夫妇之一是某种单基因病患者或携带者，或曾生育过某一单基因病患儿的孕妇。⑥曾有不明原因的自然流产史、畸胎史、死产或新生儿死亡史的孕妇。⑦孕期产前筛查为高风险孕妇。⑧孕期超声筛查发现胎儿异常的孕妇。⑨胎儿宫内感染。⑩胎儿宫内发育迟缓。

> **重点提示**
> 产前诊断的概念、适应证。

二、产前诊断的流程

产前诊断是一个涉及申请者家系成员、医学遗传学咨询专家、临床专科医生、实验室检查人员的复杂过程。以单基因病产前诊断为例，整个产前诊断的流程分为以下阶段。

（一）临床诊断与病因学诊断阶段

该阶段主要通过患者的临床表现，结合一般实验室检查，对家系中患者做出临床诊断，根据临床诊断进行致病基因检查，明确患者致病基因突变位点和性质。

（二）遗传咨询阶段

该阶段主要判断产前诊断的医学必要性及当事人的意愿，告知产前诊断风险后，由当事人自主决定是否进行产前诊断。原则上较严重的遗传病才有必要进行产前干预，而且是否适合于产前诊断并非取决于病种，还与基因本身的重要性和基因突变对基因功能的影响程度有关。例如，在进行性肌营养不良症中，杜氏肌营养不良症和贝氏肌营养不良症有着共同的致病基因，但前者临床表现严重，需要进行产前诊断，后者则比较轻微。

（三）实验室检查阶段

该阶段需要对先证者与家系其他核心成员进行共同分析，以了解突变基因或风险染色体的传递情况。如双亲之一为常染色体显性遗传病患者，可直接对胎儿进行基因检测；如为常染色体隐性遗传病，确定夫妻双方为致病基因携带者后，可进行胎儿基因检测；X连锁隐性遗传病，确定母亲为致病基因携带者后，可进行胎儿基因检测。

（四）再咨询阶段

该阶段主要对申请者解释产前诊断结果及面临的风险，由申请者自主决定是否终止妊娠。

三、产前诊断的技术

产前诊断技术包括2部分内容，一是诊断技术，二是取材技术。诊断技术包括医学影像技术、生化免疫技术、细胞遗传学和分子遗传学诊断技术等；取材技术包括绒毛吸取术、羊膜腔穿刺术、经皮脐静脉穿刺术、母体外周血取材等。其中通过母体外周血分离胎儿细胞或胎儿游离核酸的检测属于无创性产前诊断方法，其余均为有创性产前诊断。虽然侵入性取材均在B超监测的引导下进行，但对胎儿和孕妇仍会带来一定风险。

（一）绒毛吸取术

绒毛吸取术（chorionic villi sampling，CVS）是在B超监视下进行，用特制的取样器经阴道或通过腹壁从绒毛膜的绒毛中吸取胎儿的滋养母细胞（图10-1）。抽取的绒毛经处理或短期培养后可进行染色体分析、酶和蛋白质检测，或直接提取DNA进行基因分析。滋养层细胞是受精卵分裂的衍生物，能准确反应胎儿的遗传特性。CVS可进行核型分析、染色体微阵列分析（Chromosomal Microarray Analysis，CWA），成功率>99%。约有1%的检测结果模棱两可，原因是有染色体嵌合现象。

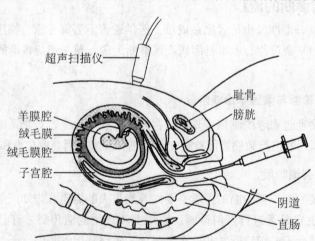

图10-1 经阴道绒毛取样

绒毛吸取术时间一般以妊娠$10 \sim 13^{+6}$周为宜，此时绒毛细胞较容易培养。CVS的主要优势为孕早期即可进行，即提前了约2个月，缩短了确诊时间，可及时供被检者考虑选择终止妊娠，但是无法检测AFP。劣势为CVS引起流产的风险比羊膜腔穿刺高，约高出1倍多；部分检测结果存在嵌合现象，可能与母体细胞污染有关，不如羊膜腔穿刺获得的结果可靠。

（二）羊膜腔穿刺术

羊膜腔穿刺术（amniocentesis）亦称羊水取样，是指在 B 超引导下，用消毒注射器经过腹壁、子宫从羊膜腔内获取羊水标本（一般抽取 15～20ml）的一种操作技术。羊水中含有来自胎儿的脱落细胞，经离心或体外培养后可用于产前诊断（图 10-2）。

羊膜腔穿刺术一般为门诊手术，最佳时间是妊娠 16～20 周。因为此时羊水量多、胎儿浮动，穿刺时进针容易，且不易伤及胎儿。此期羊水中胎儿脱落细胞较多，有活力的细胞也较多，易于培养，成功率较高。除了对培养细胞进行染色体和基因组分析，也可不经培养，用微量技术进行酶和蛋白质分析或直接提取 DNA 进行基因诊断。羊水中的甲胎蛋白也可检测神经管缺陷。羊膜腔穿刺术已非常成熟，风险相对较小，引起早产或流产的风险率为 0.5%～1%。

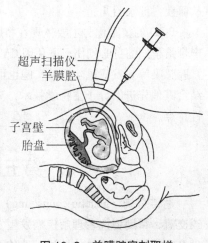

超声扫描仪
羊膜腔
子宫壁
胎盘

图 10-2　羊膜腔穿刺取样

（三）脐静脉穿刺术

脐静脉穿刺术（cordocentesis）是直接从宫内获取胎血的技术。可于孕中期、孕晚期（17～32 周）进行。此术需要在 B 超引导下，用一细针经母体腹壁进入胎儿脐带，通过穿刺获取胎儿的血标本。此项技术成功率高，也较安全。脐血可用于染色体或血液学各种检查，亦可用于因羊水细胞培养失败、DNA 分析无法诊断而能用胎儿血浆或血细胞进行生化检测的疾病，或在错过绒毛和羊水取样时机下进行。在一些情况下，也可代替基因分析，如 α-地中海贫血可直接测定 Hb Barts，血友病可直接测定凝血因子Ⅷ。随着基因芯片及高通量测序技术的应用，脐静脉穿刺术目前使用较少。

（四）孕妇外周血分离胎儿细胞或胎儿 DNA

孕妇外周血分离胎儿细胞或胎儿 DNA 是一项无创伤性产前诊断技术，并易于被孕妇接受。胎儿血液循环中的红细胞、淋巴细胞在妊娠期可以通过胎盘屏障进入母体血液循环中，提示人们可用孕妇外周血的胎儿细胞特别是胎儿游离 DNA 进行产前诊断。目前常用的分离胎儿细胞的方法有流式细胞术、磁激活细胞分离法等，其中单细胞分离法的建立是一个新的途径。利用分析胎儿细胞的遗传信息，可以进行遗传病的产前诊断，如诊断多种染色体病和基因病等。另外，胎儿游离 DNA 检测已成为筛查胎儿缺陷的一种重要手段，并有广阔的应用前景。

（五）植入前遗传学诊断

植入前遗传学诊断（preimplantation genetic diagnosis，PGD）是一种将辅助生殖技术与遗传学诊断技术相结合的新型诊断技术。通过体外受精或单精子注射，获取 6～8 个细胞的胚胎，显微操作获取 1～2 个卵裂球，进行遗传学分析（如 PCR、FISH、CMA 等遗传分析技术），再选择不携带某种遗传病的胚胎植入母体子宫受孕，从而获得健康胎儿。

PGD 的技术优势主要体现在将胎儿诊断提前到胚胎着床前，从而避免非意愿性流产带给孕妇的身心创伤，避免因 CVS 和羊膜腔穿刺术等手术操作引起的出血、流产和宫腔感染等并发症风险。其实施也可避免宗教、伦理学带来的争议。因此，PGD 技术结合其他先进的分子生物学技术，充分体现了新的干预方式具有早期、无创性、有效性特点。

第五节　遗传咨询

遗传咨询（genetic counseling）是遗传咨询师或临床遗传学家通过与咨询者的商谈交流，帮助咨询者理解疾病发生发展中的遗传因素，进而使其适应疾病对医疗、心理及家庭的影响。具体地说，遗传咨询就是帮助咨询者了解所患疾病的遗传病因、诊断、治疗、预防与预后等相关知识与信息。通过确定疾病的遗传方式，评估疾病的再发风险，提出风险干预选项，使咨询者逐步认知和接受相关风险，在充分知情同意的前提下自主决定和选择风险干预措施。同时，遗传咨询者还要为咨询者介绍所患疾病的相关医疗救助渠道，介绍科学研究现状与疾病自助团体的信息，并为舒缓和适应疾病带来的情感、家庭及社会等压力提供持续的心理支持。

一、遗传咨询的对象与指征

（一）遗传咨询的对象

遗传咨询的对象包括：①罹患单基因病、多基因病、染色体病、出生缺陷病、线粒体病或肿瘤等受累于遗传物质异常的疾病患者及其家系成员。②年龄大于 35 岁的高龄孕妇。③近亲结婚者及其家系成员。随着产前筛查的普及，越来越多的产前筛查高风险的孕妇，也开始寻求遗传咨询服务。

（二）遗传咨询的指征

遗传咨询涉及的疾病及其表型构成了遗传咨询的指征。遗传咨询的指征包括：智力障碍或发育迟滞；单一或多发性先天畸形及出生缺陷病；染色体平衡易位或有反复流产、死胎等不良妊娠史的孕妇；年龄达到或超过 35 岁的高龄孕妇；产前筛查、产前诊断或新生儿疾病筛查阳性；不明原因的不育不孕；原发性生精障碍、原发性闭经或性发育异常；遗传病家系的患者或其他成员；家系中存在近亲婚配情况，或近亲婚配的夫妇；欲进行产前诊断的夫妇；欲进行症状前诊断的高风险家系成员；有环境致畸因子接触史或暴露史，对任何其他疾病遗传因素存疑的，尤其是遗传率较高、家族聚集的肿瘤和常见病。

二、遗传咨询的基本步骤

（一）建立诊断

建立诊断是正确遗传咨询的前提条件，当面对咨询者时，首先考虑的问题是疾病诊断是否明确。疾病的诊断包括临床诊断和病因诊断。

1. 临床诊断　建立临床诊断需收集患者的如下信息：①病史：患者的体检情况、出生史、发育史、发病年龄、先天异常或出生缺陷、住院与外科手术情况、用药史、致畸因子接触史、生育史及相关疾病专科检查结果。②家族史：应详细询问种族、近亲婚配情况、患病人数及亲缘关系、先证者及家系患者的年龄及临床表现等。如果是单基因遗传病，还要利用标准的系谱符号构建完整的系谱图。

2. 病因诊断　在医学实践中，临床诊断是疾病诊断的基础，而病因诊断是验证临床诊断的方式。遗传病的病因诊断，主要通过遗传学检查得以明确。在诊断的过程中，首先确定咨询者家系中最适合进行遗传学检查的对象。通常对家系中患者和先证者进行检查，更有利于证实基因型与表型的关系。其次选择合适的检查方法或策略。例如：Huntington 舞蹈病的致病基因为 *IT15* 基因，其 1 号外显子（CAG）$_n$ 三核苷酸重复序列异常扩增产生一段长度不等的多聚谷氨酰胺导致疾病的发生，可采用 Sanger 测序方法检测 *IT15* 基因（CAG）$_n$ 重复拷贝数；新生儿遗传性耳聋可采用耳聋基因芯片检测技术，检测 *GJB2*（先天性重度感音性耳聋基因）、*SLC26A4*（大前庭水管综合征耳聋基因）、*12SrRNA*（药物性耳聋基因）、*GJB3*（后天高频感音性神经耳聋基因）中的相关突变位点，以明确耳聋病因诊断。最后，遵循知情同意原则。在检查前应告知遗传学检查的目的和作用，分析检查的可能结果，讨论检查技术的局限性即受检者可能面临的潜在风险等。在获得检查结果后，应告知检查结果的临床意义，检测的灵敏性与特异性，对于后续应做的检查提出建议。需要注意的是，在单基因病的基因诊断中，检测技术与策略对病因诊断的结果及解释影响较大，如已知突变检测直接分析靶基因中已知的热点突变，阴性结果不能排除基因内存在其他少见突变的可能。

在疾病诊断阶段，遗传咨询的重点是帮助咨询者了解遗传因素在所患疾病中发生的作用、自然病程、诊断、治疗及预后等知识与信息；理解各种检查，尤其是患者及家系成员遗传学检查的必要性，并对临床检查结果的意义做出解释。

（二）再发风险评估及风险咨询

再发风险（recurrence risk）是指一个家系中已有某种遗传病患者，再出生同种遗传病患儿的风险或概率。再发风险评估是遗传咨询的核心内容之一，是遗传咨询师或临床遗传学家根据咨询者家系情况与疾病诊断，利用遗传学基本原理对咨询者及其家系成员的疾病再发风险进行分析和计算的过程。

不同类型遗传病再发风险估计方式不同。染色体病的再发风险根据染色体异常的类型（三体型、嵌合型、易位型）进行具体分析，高龄孕妇后代的染色体病风险评估，孕妇年龄应作为一个重要因素加以考虑。单基因病再发风险评估的前提条件是已知家系所患疾病的遗传方式，根据家系分析计算再发风险。多基因病不符合孟德尔遗传，难以推定确切的再发风险，但可采用 Edwards 公式和经验风险率对再发风险进行估计。出生缺陷风险不仅与各种病因的性质有关，而且与致病因素作用于胚胎或胎儿所处的发育阶段关系密切。

在确定再发风险后，将其告知咨询者，并进行合理的商讨。在告知商讨过程中，应注意以下几点：①帮助咨询者清晰地理解概率。概率是特定事件发生的可能性。在实践中，应强调每次生育事件，包括已经发生和即将发生的生育风险都是一样的。例如，夫妻之一是常染色体显性遗传病患者，所生子女再发风险为 1/2，在第一胎生了一个患儿的情况下，第二胎生育患儿的再发风险同样为 1/2。②要充分考虑到咨询者的教育、宗教、家庭及社会等背景。再发风险值的高低并不是决定咨询者能否采取风险干预措施的唯一因素，疾病的严重程度、能否有效治疗、干预措施存在的其他风险及疾病带来的长期压力等因素同样重要。例如，轴后多指症，虽然再发风险为 33%（外显率约为 65%），但咨询者几乎不会考虑风险干预。而一些致死、致残、致愚的遗传病，即使只有 1% 的再发风险，咨询者也会考虑风险干预。③再发风险值的高低问题。在实践中，咨询者经常问到其再发风险评估值属高风险还是低风险。通常再发风险值的高低并没有明确的标准，但就其具体数值而言通常认为再发风险 ≥ 1/10 为高风险，≤ 1/20 为低风险，其余为中等风险。

这一阶段主要帮助咨询者了解所患遗传病的基本传递规律，理解再发风险的含义，引导咨询者结合自身情况判断再发风险的可接受程度。

（三）决定和选择风险管理措施

这一阶段是达成遗传咨询目标的关键，突出特点是与咨询者商讨。首先给出风险管理措施选项及各自的优势与缺陷，以便咨询者做出最适合自己的决定。这些风险管理措施包括：当咨询者未婚，则需要予以婚姻指导，如强调近亲不宜结婚；同种严重多基因遗传病不宜结婚等。当咨询者已婚，则需要给予生育指导，如夫妇一方为常染色体显性遗传病，或双方同为严重隐性遗传病，且疾病发生后难以干预与治疗，病因不明难以产前诊断，可以采取不再生育、过继或认领、供精受精及供卵怀胎等措施。若病因诊断明确情况下，可采取产前诊断，进行选择性生育。

在这一环节，对咨询者进行适当的心理支持和心理疏导非常重要，但咨询者及其家庭得知罹患遗传病时，往往会表现出不愿相信的抵触情绪，进而产生心理压力，尤其是得知后代发病风险较高时，更会加重心理负担。因此，在遗传咨询时，可以说明遗传病的发生非人力所能控制，以减轻咨询者的内疚情绪。同时，在交流过程中，应有充足的时间进行讨论和提问，以使咨询者感到被尊重和得到切实的帮助，使咨询者从主观的情绪反应转移到理性地思考疾病再发对家庭和医疗方面的影响。

这一阶段遗传咨询的工作重点主要包括：向咨询者说明遗传异常自然发生的非可控性与传递的非选择性，以舒缓心理压力；帮助咨询者理解各种可能的风险管理措施及各自的优缺点；对咨询者自主选择的风险干预措施进一步提示所面临的其他风险。

（四）持续的交流和支持

一次完整的遗传咨询能够为咨询者提供大量的信息，但由于咨询者紧张不安的状态，文化水平的限制及家庭成员之间在信息理解上的差异与可能的纷争，咨询者可能需要更多的答疑解惑的机会，使持续的交流成为遗传咨询的一个重要组成部分。

无论咨询者是否最终采取风险干预措施，都存在持续交流的问题。如咨询者未采取风险干预措施，后代出生后，也急于了解其是否会患病。这时咨询者应注意保护未成年人利益，尤其是对一些迟发型遗传病，不宜过早进行症状前诊断，以免未成年人遭受到家庭和社会的歧视。对于采取了诸如产前诊断干预措施的咨询者，一旦得知胎儿获得致病突变时，往往感到仅存的一丝希望破灭，而进一步加重心理负担，如果再次寻求帮助，咨询医师与咨询者一道结合疾病的严重程度、可治性、自然病程及各种实际情况，再次耐心地对咨询者进行心理疏导，协助咨询者做出最后决定。

在遗传咨询中，根据实际情况还需要为咨询者提供一些医疗救治信息。如介绍到经验丰富的专科医生处进行治疗，以及提供遗传病治疗的社会医疗保险信息。同时，推荐合适的社会自助团体也是遗传咨询的重要内容。一般都能为遗传病家庭带来帮助，或提供有用的信息。通过联系相同的家庭并与之交流，能够为存在相同遗传问题的家庭提供巨大的精神支持和心理慰藉。

三、典型病例分析

遗传病诊断与遗传咨询在临床实践中密不可分，其中遗传病诊断，尤其病因诊断咨询的重要内容，也是进行再发风险评估的基础。下面的典型病例分析展示了遗传咨询的完整过程。

病例：一名 32 岁的女性，已婚 5 年。父亲在 43 岁时因血尿就医，发现双肾多发性囊肿，被临床诊断为多囊肾病，现 59 岁，有肾功能不全表现。本人 B 超发现左肾有 2 个囊肿，右肾有 1 个囊肿，肾功能正常，未发现肾外囊肿。咨询者现已怀孕 14 周，因认为本人罹患显性遗传的多囊肾病，担心胎儿今后发病而就诊。

咨询要点：

1. 临床诊断与风险评估　根据多囊肾病阳性家族史与咨询者肾 B 超发现的囊肿数量，以及系谱图显示的遗传特点（图 10-3），咨询者（Ⅱ₁）临床诊断为常染色体显性多囊肾病，无论胎儿为哪种性别，其再发风险均高达 50%。

2. 病因诊断　经与咨询者讨论该病发生中遗传因素的决定性作用、自然病程及治疗预后等，咨询者表示无法接受该风险。这种情况下，建议咨询者同时进行 PKD_1 与 PKD_2 基因突变检测以获得病因诊断，并向咨询者解释遗传学检查的作用（遗传异质性与确定亲代基因型），以及检查的局限性（诊断率可达 95% 以上，因技术问题仍有极少数突变无法检出，或涉及其他基因位点而无法发现突变）。在知情同意前提下，咨询者进行了 PKD_1 与 PKD_2 基因的测序分析，结果发现咨询者 PKD_1 基因的 4 个变异与 PKD_2 基因的 1 个变异，其中 PKD_1 基因第 15 外显子的无义突变 p.Gln1908Ter（c.5722C>T）使蛋白的 4303 个氨基酸截短成 1908 个氨基酸（表 10-1）。经咨询者父亲与兄弟的靶向突变检测，该突变也见于其父（Ⅰ₁），而其兄弟（Ⅱ₂）无此突变，在家系内符合基因型与表型分离的特点，同时已有文献报告该突变见于其他常染色体显性多囊肾病患者，因此，可以确定 p.Gln1908Ter 造成了该家系患者常染色体显性多囊肾病的发生。

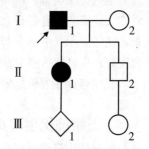

图 10-3　常染色体显性多囊肾病系谱

表 10-1　咨询者 II₁ 的基因检查结果

基因名称	变异名称	Rs 编号	dbSNP 数据库	Hapmap 数据库	千人数据库
PKD1	p.Gln1908Ter		0	0	0
PKD1	p.Thr1558Thr	rs79884128	0.16	0	0.15
PKD1	p.Arg739Gln	rs40433	0.82	0	0.82
PKD1	p.Leu373Leu	rs199685642	0	0	0
PKD2	p.Ala190Thr	rs117078377	0.20	0	0.16

3. 决定与选择风险干预措施　与咨询者反复商讨后，咨询者认可产前靶向基因检测是了解胎儿是否获得突变的最优选择，同时了解到产前检查必须面临的各种风险。经与家人商量，咨询者最终决定放弃干预，其理由有：①本人年龄较大，生育一个后代是当务之急，而羊膜腔穿刺存在流产等潜在的不良后果，可能带来后续生育障碍等风险，甚至影响婚姻关系；②该病一般成人期才发病，出生后早期诊断与治疗可以延缓病情发展；③本人还有生育机会，如该次生育顺利，可考虑在第二胎时进行风险干预。

该病例体现了遗传咨询中非指令性原则的重要性。在咨询中，随着咨询者对疾病认识的深入，不仅会考虑疾病对家庭与医疗的影响，还会进一步结合自身实际情况衡量各种检查与干预措施的风险与得失，并做出最适合自己的决定。而除医学因素外，做出最终决定的主导因素还包括对疾病的容忍程度、经济及家庭婚姻因素等。

第六节　优生咨询

优生咨询（birth health counseling）是指为准备结婚生育及已怀孕的夫妇提供优生技术指导服务，是优生工作的重要组成部分。咨询者向专门从事优生咨询或遗传咨询的医生提出有关婚育的问题，并征求其对婚育的意见，医生针对有关优生问题，应用医学及人类遗传学知识，进行科学分析，提出婚育指导意见，使咨询者在知情同意的情况下做出生育选择，从而达到优生的目的。

优生咨询服务不仅适用于有遗传病史或生育过畸形儿的对象，而且也适用于具有某些不利因素接触史的对象，以及广大健康生育年龄的男女。

通过优生咨询，既可发现并解决一些具有高危因素的男女青年的生育问题，又可对广大健康咨询者进行宣传教育，帮助他们解决不必要的精神负担和纠正某些错误认识，使之能积极主动参与优生工作，创造良好的优生环境条件，促进和保护胎儿的正常发育，尽可能达到生育健康、聪明孩子的目的。

优生咨询主要包括婚前优生咨询、孕前优生咨询、孕期优生咨询 3 个方面。

一、婚前优生咨询

婚前优生咨询是优生工作的基础，是对即将结婚的青年男女开展婚前健康教育、医学检查及有针对性地提供优生指导服务，其目的是预防和控制遗传性疾病的延续和传染性疾病的传播，这是预防出生缺陷的第一步。婚前优生咨询的内容包括婚前医学检查、婚前卫生指导和婚前卫生咨询。

（一）婚前医学检查

开展婚前优生咨询的一项重要工作是进行婚前医学检查。婚前医学检查是指对准备结婚的可能患有影响结婚和生育疾病的男女双方进行的医学检查。检查手段包括询问病史、体格检查、常规实验室检查和其他特殊检查（如染色体检查、基因检测等），以确定有无影响结婚和生育的疾病。通过婚前医学检查了解双方情况是否适合结婚、生育，进而进行婚育指导，其目的是避免在医学上认为不适当的结婚和生育，尽可能减少遗传病的延续，防止传染病的传播。婚前医学检查的主要疾病包括严重遗传性疾病、指定传染病、有关精神病及其他影响结婚和生育的重要器官疾病。

重点提示

婚前医学检查手段和主要疾病；婚前优生咨询的婚育指导意见。

（二）婚前卫生咨询

婚前卫生咨询是指咨询医生针对婚前医学检查结果发现的异常情况及咨询者提出的具体问题进行解答、交换意见、提供信息，帮助受检者在知情的基础上做出适宜的决定。医生在提出"不宜结婚""不宜生育"和"暂缓结婚"等医学意见时，应充分尊重服务对象的意愿，耐心、细致地讲明科学道理，对可能产生的后果给予重点解释，并由受检双方在体检表上签署知情意见。原卫生部根据相关的法律和法规的规定，在《婚前保健工作规范（修订）》中，对婚前优生咨询提出明确的婚育指导意见，包括禁止结婚、不宜结婚、暂缓结婚、不宜生育等情形。

（三）婚前卫生指导

婚前卫生指导是对准备结婚的男女双方进行的以生殖健康为核心，与结婚和生育有关的保健知识的宣传教育。婚前卫生指导的内容包括：有关性保健和性知识教育；新婚避孕知识及计划生育指导；孕前保健知识；遗传病的基本知识；影响婚育的有关疾病的基本知识；其他生殖健康知识。

二、孕前优生咨询

孕前优生咨询是出生缺陷一级预防的最关键环节，是积极主动、经济有效、无痛苦的预防措施。孕前优生咨询是为准备怀孕的夫妇提供健康教育与咨询、健康状况评估、健康指导为主要内容的保健服务。孕前优生咨询的目的是指导咨询对象在孕前创造一个良好的生育环境和身心状态，减轻和消除不良因素，为优生奠定基础。孕前优生咨询一般在计划妊娠前 6 个月进行，主要内容如下。

（一）孕前优生健康教育与咨询指导

通过多种方式，向接待夫妇双方，讲解孕前保健的重要性，介绍孕前保健服务内容及流程。通过询问、讲座及健康资料的发放，为育龄备孕夫妇提供健康教育服务，让其知情选择最佳受孕时期。

孕前优生健康教育的主要内容包括：与怀孕和生育有关的生理和心理保健知识；实行计划妊娠的重要性和基本方法，以及孕前准备的主要内容；慢性疾病、感染性疾病、先天性疾病、遗传性疾病对孕育的影响；不良生活习惯、饮食营养不均衡、肥胖、药物及有害环境因素等对孕育的影响；预防出生缺陷等不良妊娠结局的主要措施；孕前优生健康检查的主要目的和内容等。

（二）孕前优生健康检查的内容

1. **基础信息采集**　包括夫妇双方的姓名、出生年月、文化程度、职业、户口所在地等信息。

2. **一般情况采集**　重点采集与优生有关的疾病史、用药史、孕育史、饮食营养、生活习惯、环境毒物接触史、社会心理因素等。

3. **孕前医学检查**　通过对准备妊娠的夫妇进行病史询问、体格检查、临床实验室检查、影像学检查等医学检查，对其健康状况做出初步评估，针对可能影响生育的健康问题提出干预措施。孕前医学检查的内容包括：

（1）体格检查：常规检查（身高、体重、血压、心率、甲状腺、心肺听诊、肝脾触诊、四肢和脊柱检查等）、女性生殖系统检查、男性生殖系统检查。

（2）实验室检查：阴道分泌物（白带常规检查、淋病奈瑟菌检查、沙眼衣原体检测）、血常规检测（血红蛋白、红细胞、白细胞及分类、血小板）、尿液常规检测、血型（包括 ABO 血型和 Rh 阳 / 阴性）、血糖测定、肝功能检测（谷丙转氨酶）、乙型肝炎血清学五项检测、肾功能检测（肌酐）、甲状腺功能检测（促甲状腺激素）、病毒或寄生虫筛查（梅毒螺旋体筛查、风疹病毒 IgG 测定、巨细胞病毒 IgM 和 IgG 测定、弓形虫 IgM 和 IgG 测定）、妇科超声常规筛查等。

（三）孕前健康检查评估与咨询指导

1. **孕前健康检查风险评估**　通过孕前医学检查对所获得的计划怀孕夫妇双方的病史询问、体格检查、临床实验室检查、影像学检查等结果进行综合分析，识别和评估夫妇存在的可能导致出生缺陷等不良妊娠结局的遗传、环境、心理、身体和行为等方面的风险因素，形成评估结论，并提出医学指导意见，供计划怀孕夫妇知情选择。

依据评估结果，将受检夫妇区分为一般人群和高风险人群。一般人群是指经评估未发现可能导致出生缺陷等不良妊娠结局风险因素的计划怀孕夫妇。高风险人群是指经评估发现一个或多个方面有异常的计划怀孕夫妇。

2. **孕前优生咨询指导**　将检查结果及评估建议告知受检夫妇，使他们知道自身存在的风险因素及其对妊娠带来的不良影响。遵循普遍性指导和个性化指导相结合的原则，针对夫妇的健康状况、生活行为、慢性疾病和遗传病提出相应的干预措施，为其提供普遍性咨询指导和针对性咨询指导。

（1）普遍性咨询指导：对于所有计划怀孕夫妇，无论在孕前优生健康检查中是否发现有高风险因素存在，都应给予普遍性咨询指导。指导内容主要包括：提倡适龄生育；制订妊娠计划，选择最佳的受孕时机；合理营养，平衡膳食，增补叶酸；积极治疗慢性疾病和感染性疾病；谨慎用药，计划受孕期间尽量避免使用药物；避免接触生活及职业环境中的有毒有害物质；保持健康的生活方式和行为；保持健康、积极的心理状态；告知早孕征象和孕早期保健要点。

（2）针对性咨询指导：对风险评估为高风险的计划怀孕夫妇，进行面对面咨询，给予针对性指导。在普遍性指导的基础上，告知存在的风险因素及可能给后代带来的危害，提出进一步诊断、治疗或转诊的建议和干预措施，必要时建议暂缓怀孕。指导内容主要包括：①遗传咨询。患有遗传病或出生缺陷、曾生育过出生缺陷患儿的夫妇，有遗传病和出生缺陷家族史的夫妇，原因不明流产史、死胎史及新生儿死亡史的夫妇建议遗传咨询。通过遗传咨询计划怀孕夫妇可了解有关遗传病病因、遗传方式、诊断、治疗、预后等问题，估计再生育时的再发风险，医生提出孕前指导意见、采取措施，降低再发风险。②疾病治疗。患有糖尿病、甲状腺疾病、心脏病、癫痫、性传播疾病和生殖道感染等对妊娠结局有不良影响的风险因素暴露妇女，建议转诊至相关专科医疗机构进行检查和治疗。对患有疾病，正在进行治疗的妇女，如准备妊娠，应对所使用药物进行合理调整，既能保证治疗疾病，又要尽可能把导致出生缺陷等不良妊娠结局的风险降低。③避免职业危害、纠正不良行为。一方或双方从事有毒有害工作的计划怀孕的夫妇应当脱离有毒有害环境 3 个月以上才能怀孕。必要时对所接触的有毒有害物质的情况，孕前进行针对性检查。根据检查结果对可能造成的结果进行判定后再给予指导。有不良生活方式（如烟、酒、药物成瘾）、过度疲劳、心理焦虑、抑郁者应进行相应的干预和调整，必要时可使用药物、心理治疗。④疫苗接种：对于特定病毒易感人群，建议进行孕前免疫，即注射相关疫苗，如风疹 IgG 阴性或抗体测定滴度很低的妇女，建议注射风疹疫苗。免疫接种至少 3 个月后再考虑妊娠。

三、孕期优生咨询

孕期优生咨询是孕期保健的重要组成部分。其目的是指导咨询对象，在妊娠期建立一个最佳的孕期环境，避免不利环境因素的影响。并对孕期内受到的不良环境因素情况进行医学分析，在此基础上对是否继续妊娠提出医学建议，供咨询者参考并做出决定。同时，给予围生保健的意见和建议，并对在围生保健过程中发现的异常情况进行咨询指导，根据具体情况提出相关产前筛查和产前诊断的建议，并根据产前诊断情况提出继续妊娠或终止妊娠的建议。

（一）建立胚胎或胎儿健康生长发育环境的咨询指导

孕期环境是胎儿生长的整体环境，包括母体内胎儿生活的环境和母亲生活的环境。这两个环境的有利和不利因素均可直接对胎儿的生长发育造成影响。

1. **建立良好的心理状态** 胚胎和胎儿在宫内生长发育，时时刻刻受到母体环境的影响，除了与母体进行养分和废物的交换之外，还有"情感"的交流。因此，母亲的情绪变化可造成胎儿生活环境的变化。孕妇应加强自我修养，学会自我心理调节，在孕期始终要保持稳定、乐观、良好的心境，给胚胎和胎儿创造一个优良的生长发育环境。如果孕妇在孕期长期有不良心理状况，应当根据具体情况，给予相关产前诊断的医学建议。

2. **保持良好的胚胎生长发育内环境** 良好的内环境是指母体的身体状况要适宜胚胎的健康生长发育。女方应在身体状况最佳的时候妊娠，这种身体状况包括：重要的脏器功能是否正常；是否患有慢性疾病；是否患有妇科疾病；是否患有感染性疾病；是否有生殖器官发育异常等可能影响妊娠及胚胎或胎儿生长发育的疾病。咨询医生根据具体情况，提出医学建议和产前诊断指导意见。

3. **避免有害环境因素的影响** 有害的环境因素包括化学因素、物理因素和生物因素等。这些有害的环境因素对于胚胎和胎儿的发育是非常不利的，特别是胚胎和胎儿发育的前 3 个月，可能导致自然流产，或造成严重的损害而发生出生缺陷。在整个孕期，特别是在孕早期应尽量避免接触这些有害的因素。如果孕妇在孕期有不良因素接触史，应当根据具体情况，提出产前诊断的医学建议。

4. 合理和充足的孕期营养　胎儿在子宫内的生长发育，需要有足够的热量和营养供给。胎儿营养供给的唯一途径来自母体。因此，孕妇平衡膳食，营养摄取均衡、充足是母体健康和胎儿正常发育的重要条件。孕妇的营养补充当以膳食为主，因各种原因膳食摄取不足，或不能从膳食摄取，可在医生的指导下适当补充营养素制剂如维生素 A、维生素 D、叶酸制剂，切不可过量。营养素的补充应当达到均衡、全面和充足，由于不同妊娠时期胚胎发育速度不同，孕妇的生理状态、机能代谢变化和对营养素的需求也不同，应根据不同妊娠时期按照需要量进行补充，可参照 2016 年中国营养学会制定的《中国孕期妇女和哺乳期妇女膳食指南》。

（二）孕产期保健咨询指导

孕妇一旦确定怀孕后，应当进入孕产期保健程序，对胎儿生长发育及孕妇的身体状况进行动态监测，一旦遇到特殊情况应当给予医学指导。

1. 孕期合理用药指导　从妊娠到分娩，孕妇难免会发生一些疾病，可能需要用药物治疗。孕期用药必须有明确的指征并对治疗孕妇疾病有益，不宜滥用药物，可用可不用的药物宜不用。必须用药时，应使用已证明对灵长目动物胚胎无害的药物。孕期用药一般以美国食品和药品管理局妊娠期毒性分类为依据，只能选择 A、B、C 类药物，而不能选择 D、E 类药物。孕期使用药物时，专科医生、优生咨询医生和孕妇及其亲属应当进行充分沟通，在知情同意的前提下使用药物。即使孕期合理用药，这种合理也是相对而言。因此，凡是孕期使用过药物，必须根据具体情况给予产前诊断的建议。

2. 产前筛查及产前诊断的咨询指导　凡是属于产前筛查目标疾病的低危人群都应该建议进行产前筛查。产前筛查必须在广泛宣传的基础上，按照知情同意、孕妇自愿的原则，任何单位和个人不得以强制性手段要求孕妇进行产前筛查。产前筛查的目的是从孕妇群体中发现某些怀有先天缺陷和遗传性疾病胎儿的高风险孕妇，以便进一步确诊。阳性只能说明受检者有可能患病，而阴性结果也不能彻底排除患病的可能性，因此，产前筛查只是风险评估，而不是疾病诊断。对筛查出的高危病例，在未做出明确诊断前，不得随意为孕妇做出终止妊娠的处理。

在孕产期保健服务中，经治医生一旦发现孕妇有产前诊断的适应证，应当建议其进行产前诊断。孕妇自行提出产前诊断的，经治医生可根据其情况提供医学咨询，由孕妇决定是否实施产前诊断。对于产前诊断技术及诊断结果，经治医生应本着科学、负责的态度，向孕妇或家属告知技术的安全性、有效性和风险性，使孕妇或家属理解技术可能存在的风险和结果的不确定性。

3. 发现胎儿异常的咨询指导　经产前诊断，发现胎儿有异常的，咨询医生应当根据国家相关法规和规章进行咨询指导。

《中华人民共和国母婴保健法》第十八条规定：经产前诊断，有下列情形之一的，医师应当向夫妻双方说明情况，并提出终止妊娠的医学意见：①胎儿患严重遗传性疾病的；②胎儿有严重缺陷的；③因患严重疾病，继续妊娠可能危及孕妇生命安全或者严重危害孕妇健康的。

《产前诊断技术管理办法》第二十四条规定：在发现胎儿异常的情况下，经治医师必须将继续妊娠和终止妊娠可能出现的结果以及进一步处理意见，以书面形式明确告知孕妇，由孕妇夫妻双方自行选择处理方案，并签署知情同意书。若孕妇缺乏认知能力，由其近亲属代为选择。涉及伦理问题的，应当交医学伦理委员会讨论。

（田廷科 时光霞 谭攀攀）

课后练习

一、单选题

1. 下面属于正优生学措施的是（　　）

　　A. 产前诊断　　　B. 胚胎移植　　　C. 婚前检查　　　D. 孕期保健　　　E. 遗传咨询

2. 张女士生了一个患有先天性心脏病的孩子，经检查室间隔缺损，该孩子的出生缺陷属于（　　）

　　A. 整胚发育畸形　　　　B. 胚胎局部发育畸形　　　　C. 器官局部畸形

　　D. 发育过度畸形　　　　E. 吸收不全畸形

3. 下列是导致出生缺陷的物理因素是（　　）

　　A. 电离辐射　　　　　　B. 农药　　　　　　　　　C. 汽油

　　D. 抗癌药　　　　　　　E. 单纯疱疹病毒

4. 下列属于出生缺陷二级预防具体措施的是（　　）

　　A. 增补叶酸　　　　　　B. 产前筛查　　　　　　　C. 计划生育

　　D. 戒烟戒酒　　　　　　E. 新生儿筛查

5. 目前不能用产前血清学筛查检测出的疾病（　　）

　　A. 无脑儿　　　　　　　　　　B. 脊柱裂

　　C. 先天性甲状腺功能减退症　　　D. 18 - 三体综合征

　　E. 21 - 三体综合征

6. 新生儿代谢性疾病筛查采用血滤纸片法，采血时间是（　　）

　　A. 新生儿一出生立即采血　　　B. 新生儿出生 24 小时

　　C. 新生儿充分哺乳　　　　　　D. 新生儿出生 72 小时

　　E. 新生儿出生 72 小时之后，且充分哺乳

7. 胎儿出生前对其是否患有遗传性疾病或先天畸形做出诊断称为（　　）

　　A. 产前诊断　　　　　　B. 症状前诊断　　　　　　C. 现症患者诊断

　　D. 基因诊断　　　　　　E. 生化诊断

8. 下列不属于产前诊断的指征是（　　）

　　A. 夫妇一方为染色体平衡易位携带者

　　B. 35 岁以上高龄孕妇

　　C. 因社会习俗要求预测胎儿性别者

　　D. 羊水过多或过少的孕妇

　　E. 有原因不明的流产史或死胎史的孕妇

9. 孕 8 周用分子遗传学诊断技术为胎儿做产前诊断, 最好采取哪种组织 (　　)

　　A. 羊水中的脱落胎儿细胞　　　　　　　　B. 脐带血

　　C. 绒毛组织　　　　　　　　　　　　　　D. 孕妇外周血

　　E. 口腔黏膜细胞

10. 不会直接造成孕妇流产的产前诊断的方法是 (　　)

　　A. 绒毛穿刺　　　　　　　B. 羊膜腔穿刺　　　　　　　　C. 脐静脉穿刺

　　D. 胎儿镜　　　　　　　　E. 孕妇外周血采集和分离胎儿细胞

11. 王女士丈夫的弟弟是白化病患者, 担心腹中胎儿患有本病, 应采取的产前检查是 (　　)

　　A. 染色体检查　　　　　　B. 基因诊断　　　　　　　　C. B 超检查

　　D. 系谱分析　　　　　　　E. 症状和体征检查

12. 葛女士怀孕 16 周, 因怀疑胎儿为开放性神经管畸形, 须做产前诊断, 进行甲胎蛋白浓度监测, 取材为 (　　)

　　A. 羊水脱落细胞　　　　　B. 羊水　　　　　　　　　　C. 绒毛

　　D. 孕妇血　　　　　　　　E. 脐带血

二、思考题

1. 什么是优生学? 应用于优生学的辅助生殖技术有哪些?

2. 什么是出生缺陷? 出生缺陷干预的三级预防措施有哪些?

3. 赵女士, 35 岁, 曾生育一胎唐氏综合征患儿。她想再次怀孕生子, 请给予其正确的指导。

第十一章 医学遗传学相关领域

📖 **学习目标**

1. 掌握基因组学、基因频率、基因型频率、遗传平衡定律、近婚系数、遗传负荷、表观遗传学、药物遗传学的概念。

2. 熟悉人类基因组的组织特点、遗传平衡定律的应用、近婚系数的计算方法、葡萄糖－6－磷酸脱氢酶缺乏症及乙醇中毒的遗传机制。

3. 了解人类基因组计划的内容、影响遗传平衡的因素、表观遗传的分子机制与疾病的关系、药物反应的遗传基础。

近年来，医学遗传学已经成为现代医学的活跃领域，并不断涌现出新的研究热点。人类基因组计划揭示了人类基因组 30 亿碱基对的全序列，极大地推动了生命和医学科学的革命性进展；群体遗传学的研究获得的资料可用于遗传咨询和制定遗传筛查项目，为监测、防治遗传病提供可靠的理论依据；表观遗传学机制的阐明引导人们清楚地了解到表观修饰异常导致肿瘤、复杂疾病的发生机制，为疾病的防治指引了新方向，设计了新方案；药物遗传学的研究阐明了疾病发生和药物应答在不同个体和不同人群中差异的遗传机制，为个体化医疗的实现奠定了基础。

第一节 基因组学

人类基因组计划（human genome project，HGP）起始于 1990 年，是由多个国家参与的一项科学工程，目前，已基本确定了人类所有基因。对人类基因组的研究推动了整个生命科学的发展，同时也形成了一门崭新的科学——基因组学，即研究基因组的科学。

一、基因组学概述

原核生物大多数只有一条染色体，其整条染色体就是一个基因组。真核生物的基因组包括一套完整的细胞核 DNA（染色体 DNA）与细胞质 DNA（线粒体 DNA 和叶绿体 DNA）的全部序列。人类一套基因组由 3.2×10^9 碱基对（bp）的细胞核基因组和 16 569bp 的线粒体基因组组成。人类基因组的信息在很大程度上决定了人类发育、生长、生殖、疾病、衰老、死亡等所有生命现象。因此，阐明基因组 DNA 序列及其功能，就等于获得了一张生命的元素周期表。基因组学（genomics）是研究生物基因组和如何利用基因的一门学问，研究领域包括全部 DNA 测序、精确的遗传作图及整个基因组结构和功能分析。该学科提供基因组信息及相关数据系统利用，试图解决生物、医学和工业领域的重大问题。

重点提示 ▶

人类基因组的组织特点。

二、人类基因组计划

人类基因组计划是人类历史上第一次不分国家大小和强弱、各国科学家共同参与、一起执行的科研项目。在实施过程中，所有进展、所有数据、所有实验资源均随时公布于众，让全世界所有国家免费享用。各国科学家精诚合作，共享材料，共享数据，共同攻关，这在人类自然科学史上是史无前例的。

（一）人类基因组计划的启动和发展

1985 年美国科学家首先提出"人类基因组计划"草案。1986 年 3 月，意大利诺贝尔奖获得者 Renato Dulbecco 在《Science》杂志上发表一篇短文，提出开展人类基因组计划。1990 年，美国正式启动 HGP，计划于 2005 年完成人类基因组全部序列的测定。欧共体、日本等发达国家和巴西、印度、中国等发展中国家也相继提出了各自的基因组研究计划。由国际科学家小组建立的人类基因组组织对此计划在各国的实施进行协调工作。由于各国政府、科学界和产业界的共同努力，HGP 作为全球性的合作项目取得了重大进展。2000 年 6 月，由美国、英国、日本、德国、法国、中国科学家组成的国际人类基因组测序协作组和 Celara 公司共同宣布人类基因组草图的完成，分别在 2001 年 2 月 15 日的《Nature》和 2 月 16 日的《Science》上发表了他们的成果。2004 年 10 月 21 日，在《Nature》上公布了人类基因组的完成序列，该序列覆盖了约 99% 的常染色质区域，准确率高达 99.999%，它为新世纪的生物医学研究奠定了坚实的基础。

通过人类基因组计划，我们已知人类基因组的组织特点有：①功能相似或相关的基因常常散在分布于不同的染色体上（偶尔聚集在一起）。②基因组中各个基因的大小和内部组织的差异极大。③各个基因的大小差异很大，从数百 bp、几 kb 到数百 kb 不等；④每个结构基因都有单独的调控序列。⑤基因组含重复序列，重复序列大多为非编码序列，与编码序列相间排列。⑥人类基因组中存在着大量的非编码序列（全部编码序列总和仅占基因组 1% ~ 5% 长度），如高度重复序列、内含子、间隔区 DNA 等。在这些序列中，只有很小一部分具有重要的调节功能，绝大部分无特殊功用，因此，有人将这类 DNA 称为自私 DNA（selfish DNA）或寄生 DNA（parasite DNA）。自私 DNA 未必没有功能，只是目前我们还不了解。

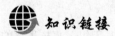 知识链接

人类基因组与黑猩猩基因组的区别

基因组计划告诉我们，黑猩猩是与人类最密切的"表兄弟"，它们有 98% ~ 99% 的基因与我们一样。然而，仅 1% 左右的微小差别却导致了彼此的不同。这是为什么呢？

2004 年，美国科学家在 7 号染色体上发现一个称为"*FOXP2*"的基因，此基因与肌凝蛋白的合成有关，而这种蛋白能使肌肉收缩。人类和其他具有复杂发

声及发声学习能力的动物（如鸣禽）都有此基因，而其他灵长类动物却没有。因此，科学家推断，该基因可能在 20 万年前的进化中对人类语言能力的发育起了关键作用，是让我们祖先在大约 200 万年前进化成小下巴肌肉的原因。小下巴肌肉无力，导致脑壳和脑袋增大。

为寻找人类与黑猩猩在基因上的差别，科学家在人类基因组中又发现了 49 个与进化有关的分散区域，他们称之为"人类加速区（HARS）"。令人感兴趣的是一个叫 HAR1 的区域，其进化速度比其他基因快约 70 倍。HAR1 在妊娠期的大脑发育中可能同语言、意识思维和感知等高级功能有关。这一过程发生在妊娠后第 7 至第 19 周之间，是许多神经细胞正开始执行各自功能的关键时期。所以科学家推断，它可能在人类大脑皮层比原来增长 3 倍的过程中起到了至关重要的作用。

（二）人类基因组计划的内容

人类基因组计划的核心目标是确定各个基因在染色体上的位置，精确绘制 4 张图谱：遗传连锁图、物理图谱、序列图谱和基因图谱。

1. 遗传连锁图　是通过遗传学方法，以遗传图距厘摩（cM）为单位绘制的染色体上基因或标记之间相对位置的连锁图。遗传连锁图反映染色体上两个基因座之间的连锁关系，每单位厘摩定义为 1% 交换率。

2. 物理图谱　是通过测定遗传标记的排列顺序与位置绘制而成。物理图反映的是两个位点之间的实际碱基（对）距离，其图距单位为 Mb、kb 或 bp。

3. 序列图谱　人类基因组计划的目标是要完成测定总长度由 30 亿个碱基对组成的人类基因组的序列图。因为目前的测序技术还不允许进行很长片段的 DNA 测序，所以，需要把庞大的基因组分成若干有路标的区域（片段）后，才能进行测序分析。

4. 基因图谱　就是在人类基因组中鉴别出全部基因的位置、结构与功能。绘制基因图谱的意义在于：①能有效地反映在正常或受控条件中表达的全基因的时空图。②可以了解某一基因在不同时间、不同组织、不同水平的表达。③为构建特定生理条件下（如受外源的病原体、药物、食物、精神的刺激）与"异常"病理情况下 cDNA 差异图奠定了基础。

三、后基因组时代的研究

2004 年 10 月 21 日，《Nature》杂志公布了人类基因组的完成序列，标志着结构基因组学的结束及后基因组时代的到来。在后基因组时代，基因组研究的重心将转向基因功能研究，即从分子整体水平对生物学功能开展研究，在分子层面上探索人类健康和疾病的奥秘。

功能基因组学延伸的内容有人类基因组多样性计划、环境基因组学、肿瘤基因组解剖学计划及药物基因组学等。其核心问题包括：基因组多样性、遗传疾病产生的起因、基因表达调控的协调作用及蛋白质产物的功能等。模式生物体在研究功能基因组

重点提示
人类基因组计划的核心目标。

学中将起到重要的工具作用。此外，HGP 及其延伸内容决定性的成功还取决于生物信息学和计算机生物学的发展和应用，主要体现在数据库对数据的储存能力和分析工具的开发。

功能基因组学的研究将为人们深入理解人类基因组遗传语言的逻辑构架，基因结构与功能的关系，个体发育、生长、衰老和死亡机制，神经活动和脑功能表现机制，细胞增殖、分化和凋亡机制，信息传递和作用机制，疾病发生、发展的基因及基因后机制（如发病机制、病理过程），以及为各种生命科学问题提供共同的科学基础。

第二节　群体遗传学

群体或种群（population）是指在一定时间内生活在某一区域的能相互交配的同种生物的所有个体。对于世代进行有性繁殖的群体，其遗传方式可以用孟德尔规律进行分析，因此这样的群体又称为孟德尔式群体。

群体遗传学（population genetics）是指研究群体的遗传结构及其变化规律的科学，研究内容包括群体中基因的分布、基因频率和基因型频率的维持和变化。医学群体遗传学则研究人群中遗传病的种类、发病率、遗传方式、基因频率、携带者频率，以及影响其变化的因素，例如，突变、选择、迁移、隔离、婚配方式等，以控制遗传病在人群中的流行。群体的遗传结构主要是指群体内基因的种类及频率和基因型的种类及频率。

一、群体中的遗传平衡

（一）群体中的基因频率

一个群体内包含的全部基因称为基因库（gene pool）。一个个体的基因型只代表基因库的一小部分。研究群体的遗传变化，首先就要分析基因频率。

基因频率（gene frequency）是指群体中某种等位基因的数量占该基因位点上全部等位基因的比率。因为基因频率是指一个基因在所有等位基因中的占比，所以基因频率又称等位基因频率（allele frequency）。

基因型频率（genotype frequency）　是指一个群体中某一基因型的个体占群体中全部个体的比率。例如，一对等位基因 A 和 a 在群体中可有 3 种基因型 AA、Aa、aa，其中任何一种基因型个体占群体总个体数的比例就是基因型频率。

（二）遗传平衡定律及应用

1. 遗传平衡定律　1908 年，英国数学家 Hardy 和德国医生 Weinberg 分别运用数学方法研究群体中基因频率的变化，得出了一致的结论：在一定条件下，群体中的基因频率和基因型频率在世代传递中保持不变，这就是遗传平衡定律（law of genetic equilibrium），又称 Hardy–Weinberg 定律。一个群体达到了这种状态，即达到遗传平衡。遗传平衡的条件是：①群体很大；②群体中的个体随机交配；③没有自然选择；④没有突变发生；⑤没有大规模的个体迁移。

假定有一对等位基因 A 和 a，其频率分别是 p 和 q，p+q=1。根据数学原理，

$(p+q)^2=1$，将二项式展开：

$p^2 + 2pq + q^2 = 1$

公式中的 p^2 就是基因型 AA 的频率，$2pq$ 就是基因型 Aa 的频率，q^2 就是基因型 aa 的频率，即

AA：Aa：aa $= p^2 : 2pq : q^2$

这就是遗传平衡公式。如果一个群体中基因型频率满足了这一状态，就达到了遗传平衡；如果未达到这种状态，就是遗传不平衡的群体。而一个遗传不平衡的群体只需要经过一代随机交配，就能达到遗传平衡。

2. 遗传平衡定律的应用 一般而言，人类群体中大多数遗传性状处于遗传平衡状态，根据遗传平衡定律和遗传平衡公式，由已知的基因或基因型频率，可推算各等位基因和基因型频率。

（1）常染色体隐性基因频率的计算：对于常染色体隐性遗传病来说，群体发病率就是隐性纯合子（aa）的基因型频率，即 q^2。通过调查群体中的发病率，就可以推算出该群体中某遗传病致病基因的频率和各种基因型的频率。

例如，如果一个群体中白化病的发病率为 1/20 000，怎样计算基因频率呢？

已知白化病是常染色体隐性（AR）遗传病，纯合的隐性基因型（aa）决定发病。首先根据遗传平衡定律分别计算出基因 A 和 a 的频率：

$aa = q^2 = 1/20\ 000 = 0.000\ 05$

$a = q = \sqrt{1/20\ 000} \approx 0.007$

$A = p = 1-q = 1-0.007 = 0.993$

然后分别计算出纯合子 AA 和杂合子携带者 Aa 的频率：

$Aa = 2pq = 2 \times 0.993 \times 0.007 = 0.014$

$AA = p^2 = 0.993^2 = 0.986$

结论：在这个群体中，致病基因 a 的频率为 0.007，其正常等位基因 A 的频率为 0.993。虽然发病率只有 1/20 000，但是，杂合子携带者频率却相当高，约为 0.014，即 1/70。

（2）常染色体显性基因频率的计算：对于常染色体显性遗传病来说，基因型 AA 和 Aa 都表现为发病，群体的发病率应该为 p^2+2pq，进一步可推算出正常的隐性纯合子 aa 的频率及基因 A 和 a 的频率。由于显性遗传病的人群发病率一般都非常低，所以致病基因频率 p 值一般都很小，患者为显性致病基因纯合子的可能性可以忽略不计（即 $p^2 \approx 0$），因此，群体发病率实际上就等于杂合子（Aa）的频率 $Aa \approx 2pq$。而由于 p 值很小，根据 $p+q=1$ 得知，正常基因 a 的频率 q 值近于 1，所以杂合子频率 $Aa \approx 2pq \approx 2p$，得出 $p \approx 1/2 Aa$。因此，对于常染色体显性遗传病来说，致病基因频率约等于群体发病率的一半。

例如，丹麦某地区软骨发育不全性侏儒症的发病率为 1/10 000，即 0.0001，根据公式计算：致病基因 A 的频率 $p \approx 1/2 Aa = 0.0001/2 = 0.000\ 05$，正常等位基因 a 的频率 $q = 1-p = 1-0.000\ 05=0.999\ 95$。

（3）X 连锁基因频率的计算：在 X 连锁遗传病中，由于女性有 2 条 X 染色体，如果按女性群体的数据进行统计，其基因频率、基因型频率计算方法与常染色体是一

样的。而男性为半合子，只有 1 条 X 染色体。如果按照男性群体的数据进行统计，则基因型的频率就等于表现型频率，同时也等于相应群体中的基因频率。因此，通过调查男性的表现型的频率，就可以直接得出群体中的基因频率。对于同一 X 连锁基因而言，女性纯合子的频率是男性相应表现型频率的平方。因此，在 X 连锁隐性遗传（XR）的性状中，女性纯合隐性性状者要比男性隐性性状者少得多。

例如，红绿色盲为 X 连锁隐性遗传病，男性中的发病率为 7%，q= 0.07；则该基因在群体中的频率为 q=0.07，女性纯合子的频率为 $q^2=0.07^2=0.0049$。这与实际观察到的数值 0.5% 是很相近的。

罕见的 X 连锁隐性遗传病的致病基因频率 q 很低（q 值趋近于 0），其正常等位基因频率 p ≈ 1，人群中男性患者与女性患者比例为 $q/q^2 = 1/q$，即男性患者远远要多于女性患者；女性携带者与男性患者比例为 $2pq/q = 2p ≈ 2$，即女性携带者约为男性患者的 2 倍。

例如，血友病 A 的男性发病率为 8/10 万，q = 0.000 08；女性血友病 A 患者的频率应是 $q^2 = （0.000 08）^2 = 0.000 000 0064$，因数值过小，所以很少看到女性血友病 A 的患者。

二、影响遗传平衡的因素

由于突变和选择可以随时发生，群体数量不会无限大，人类社会也不可能有真正意义的随机婚配，遗传平衡定律所要求的理想化群体严格来说是不存在的，自然界中只有近似符合遗传平衡条件的理想群体。

（一）基因突变

自然界中普遍存在着突变（mutation），是影响遗传平衡的首要因素。一个基因突变的速率称为突变率，一般用每代中每一百万个基因的突变数来表示，即 $n×10^{-6}$/ 代。突变会改变基因原有的结构和功能，通常对个体是有害的，甚至是致死的。突变具有多向性，可能因此产生出不同的、新的等位基因，如 A 基因突变为 A_1、A_2、A_3 等。突变有时也是可逆的，等位基因 A 可以突变为 a，a 也可以突变为 A，这种突变称为回复突变。无论何种突变，都会打破群体已建立的遗传平衡，对群体的遗传结构影响很大。

（二）自然选择

自然选择（Natural selection）是指生物在生存斗争中适者生存、不适者被淘汰的现象。由于基因型的差别，导致不同基因型个体间生存能力和生育能力的差别。选择的作用在于增高或降低个体的适合度（fitness，*f*）。适合度是指一个个体能生存并能把他的基因传给下一代的能力。

当选择对显性基因不利时，群体中显性纯合子和杂合子个体都面临被选择淘汰。当选择对隐性基因不利时，由于隐性基因可通过杂合子携带者向后代传递，所以选择对隐性基因的作用不像在显性基因中那样有效。如果选择对 X 连锁隐性基因不利时，受选择的个体往往是男性个体，且选择效果显著，女性患者很少。

被淘汰的基因可以通过新的突变重新产生，所以在平衡的群体中，被淘汰的基因可由新突变的基因来补偿，也就是说被淘汰的基因等于新突变的基因。

（三）遗传漂变

在一个小的隔离（或封闭）群体中，由于偶然事件而造成的基因频率在世代传递中随机波动的现象，称为随机遗传漂变（random genetic drift），简称遗传漂变。遗传漂变往往导致一个小群体中某些等位基因消失和另一些等位基因固定下来，从而改变这个群体遗传结构。遗传漂变的幅度与群体的大小有关。一般来说，群体越小，遗传漂变的幅度就越大，甚至经过一代就可以出现某些基因的消失或固定；群体越大，遗传漂变的幅度就越小，甚至可能接近于遗传平衡状态。

（四）迁移

迁移（migration）是指具有某一基因频率的一个群体中的部分个体迁入与其基因频率不同的另一个群体中，并且定居和杂交，从而引起群体间的基因流动和群体基因频率的改变，又称为基因流（gene flow）。因为外来个体的迁入而改变了某群体原有的基因频率，这种影响称为迁移压力（migration pressure）。迁移压力的大小取决于两个群体之间基因频率的差异，以及迁移个体数量占后者群体比例的大小。迁移压力的增加可以使某基因从一个群体有效地扩散到另一个群体中去。

（五）近亲婚配

近亲婚配（consanguineous marriage）是指在 3 ~ 4 代之内有共同祖先的个体之间的婚配。随机婚配是维持遗传结构稳定的重要条件，但在人类实际群体中往往存在着近亲婚配现象，尤其是某些隔离地区、少数民族，以及一些小的群体，受地理环境、民族风俗和宗教信仰及情感等因素影响，很难实现随机婚配。在小的隔离群体中，除遗传漂变外，近亲婚配也是改变群体遗传平衡的重要因素。在近亲婚配情况下，由于夫妇双方可能携带共同祖先的同一基因，并可能把此相同基因传给他们的子女。这样，同一基因纯合概率就会增加。以表亲结婚为例，表兄妹之间的基因有 1/8 可能是相同的，所以他们的子女比随机结婚的子女，常染色体隐性遗传病的发病率明显增加。

三、近婚系数

近婚系数（inbreeding coefficient，F）是指近亲婚配所生子女从父母得到一对相同等位基因的概率。在评价近亲婚配的子代发病风险时，常以近婚系数为依据。

重点提示

近婚系数的概念及计算方法。

（一）常染色体基因的近婚系数

1. 同胞兄妹婚配的近婚系数　设一对同胞兄妹的父亲有一对等位基因 A_1A_2，母亲有一对等位基因 A_3A_4。以孟德尔分离规律分析，他们的子女中将有 1/4 为 A_1A_3，1/4 为 A_1A_4，1/4 为 A_2A_3，1/4 为 A_2A_4。如果其中一对子女近亲婚配，将来所生的后代中，形成任何一个等位基因的纯合体（A_1A_1、A_2A_2、A_3A_3、A_4A_4）的概率如何呢？

从图 11-1 可见，P_1 将 A_1 基因经 B_1 传至 S 的机会为 1/4，P1 将 A_1 经 B_2 传至 S 的机会也是 1/4，因此，P_1 的等位基因 A_1 经过 4 步传递才可使 S 的基因型为 A_1A_1，其概率为 $(1/2)^4$。同理，A_2、A_3 或 A_4，均经 4 步传递而使 S 形成纯合子。这样，S 形成纯合子 A_1A_1、A_2A_2、A_3A_3、A_4A_4 的总概率等于 $4 \times (1/2)^4 = 1/4$，即同胞兄妹间的

近婚系数 F = 1/4（其他一级亲属的近婚系数都是 1/4）。

2. 表兄妹婚配的近婚系数 在图 11-2 中，P_1 的基因 A_1 经 B_1、C_1 传给 S 需要 3 步；经 B_2、C_2 传给 S 需要 3 步。因此，S 基因型 A_1A_1 的概率为 $(1/2)^6$。同样，其他基因型 A_2A_2、A_3A_3 和 A_4A_4 的概率也是 $(1/2)^6$，因此，表兄妹的近婚系数为 $4 \times (1/2)^6 = 1/16$，即三级亲属的近婚系数 F = 1/16。

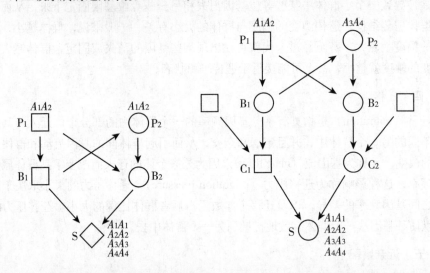

图 11-1　同胞兄妹婚配中等位基因的传递　　图 11-2　表兄妹婚配中等位基因的传递

3. 二级表兄妹的近婚系数 类似的方法可以计算出二级表兄妹（从表兄妹，五级亲属）的近婚系数为 1/64。

（二）X 连锁基因的近婚系数

由于女性有 2 条 X 染色体，有 2 个 X 连锁基因，故可形成纯合子，男性是半合子，不会形成纯合子，近亲婚配时对男性没有什么影响。所以，计算 X 连锁基因近婚系数时，只计算女儿的 F 值即可。

1. 姨表兄妹婚配的近婚系数 在图 11-3 中，等位基因 X_1 由 P_1 经 B_1、C_1 传至 S，只需计为传递 1 步（B_1 传至 C_1）；基因 X_1 经 B_2、C_2 传至 S 则传递 2 步（B_2 传至 C_2 和 C_2 传至 S）。所以，S 为 X_1X_1 的概率为 $(1/2)^3$。等位基因 X_2 由 P_2 经 B_1、C_1，传至 S 计为 2 步，基因 X_2 经 B_2、C_2 传至 S 计为 3 步。所以，S 为 X_2X_2 的概率为 $(1/2)^5$。同理，S 为 X_3X_3 的概率也为 $(1/2)^5$。因此，对 X 连锁基因来说，姨表兄妹婚配的近婚系数 F= $(1/2)^3 + 2 \times (1/2)^5 = 3/16$。

2. 舅表兄妹婚配的近婚系数 在图 11-4 中，等位基因 X_1 由 P_1 传至 B_2 时中断，所以，不能形成纯合子 X_1X_1。等位基因 X_2 由 P_2 经 B_1、C_1，传至 S 只需计为 2 步；基因 X_2 由 P_2 经 B_2、C_2 传至 S，也只需计为 2 步。所以，S 为 X_2X_2 的概率为 $(1/2)^4$。同理，S 为 X_3X_3 的概率也为 $(1/2)^4$。因此，对 X 连锁基因来说，舅表兄妹婚配的近婚系数 F= $2 \times (1/2)^4 = 1/8$。

3. 姑表兄妹、堂表兄妹的近婚系数 在姑表兄妹或堂表兄妹近亲婚配中，由于存在父方 X 染色体不传男孩的现象，X 连锁基因在男性成员中传递中断，所以近婚系数都是 0。

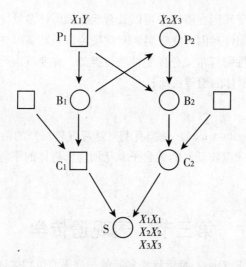

图 11-3　姨表兄妹婚配中 X 连锁基因的传递

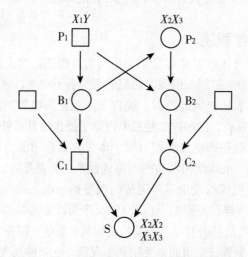

图 11-4　舅表兄妹婚配中 X 连锁基因的传递

因此，就 X 连锁基因而言，舅表兄妹或姨表兄妹婚配比姑表兄妹或堂表兄妹的危害还要大。

四、遗传负荷

遗传负荷（genetic load）是指一个群体由于有害基因或者致死基因的存在而使群体适合度降低的现象。致死基因是经突变产生的，可使生物在达到成年前死亡，其基因不能传给下一代。这当然不利于个体的生存和后代的延续。遗传负荷一般用群体中平均每个个体携带的有害基因的数量来表示。遗传负荷来源于突变负荷和分离负荷。

（一）突变负荷

突变负荷（mutation load）是指由突变率增高而使群体的适合度降低的现象。是由群体中有害的等位基因积累产生的结果。显性致死突变发生后，由于选择的作用，致死基因将随突变个体的死亡而消失，所以，不会增高群体的遗传负荷。相反，隐性致死突变发生后，突变基因在群体中可以杂合状态保留许多世代，所以，可以增高群体遗传负荷。X 连锁隐性基因突变在男性与常染色体显性基因突变相同，并不增高群体的遗传负荷；在女性则与常染色体隐性遗传类似，突变基因可以保留于杂合状态，会在一定程度上增高群体的遗传负荷。

（二）分离负荷

分离负荷（segregation load）是指有利（适应度较高）的杂合子（Aa）由于基因分离而产生不利（适应度较低）的纯合子，从而降低群体的平均适应度，使遗传负荷增高。

第三节　表观遗传学

表观遗传学（epigenetics）是近年来兴起的一门研究生物体或细胞表观遗传变异的遗传学分支学科，主要研究在没有 DNA 序列变化的基础上，基因表达的可遗传改变。

一、表观遗传学概述

多细胞生物的所有体细胞都具有完全相同的基因型，然而随着细胞的生长和分化，最终衍生出不同类型的组织细胞，它们的表型各不相同，这其中发生改变的不是基因本身，而是基因表达模式的差异。换言之，决定细胞类型的不仅是基因本身，更主要的是基因表达模式。这种改变是细胞内除了遗传信息以外的其他可遗传物质发生的改变，且这种改变在细胞分裂增殖和个体发育过程中能稳定传递，对于维持组织和细胞特异性及整个机体结构和功能的协调性是至关重要的。这种 DNA 序列不发生变化，但基因表达模式却发生了可遗传的改变的现象，称为表观遗传（epigenetic inheritance）。表观遗传学则是研究不涉及 DNA 序列改变的基因表达和调控的可遗传的变化，或者说是研究从基因演绎为表型的过程和机制的一门新兴的遗传学分支。

表观遗传是多细胞真核生物的重要生物学现象。在个体发生过程中，干细胞一旦分化为某种分化细胞，该分化细胞的特征就会维持。表观遗传的异常会引起表型的改变，机体结构和功能的异常，甚至导致疾病的发生，如肿瘤发生中基因组相同的细胞一旦成为肿瘤细胞，就会维持肿瘤的特征，一旦成为非肿瘤细胞，多数也会维持非肿瘤特性。表观遗传关系到细胞分化、分化状态维持、肿瘤发生和衰老等过程。

二、表观遗传机制

目前已知，DNA 甲基化、组蛋白修饰、非编码 RNA 调控等与表观遗传的机制有关。

（一）DNA 甲基化

关于表观遗传学研究较多的就是 DNA 甲基化（DNA methylation）。DNA 甲基化是指一个甲基基团通过共价键与 CpG 二核苷酸中鸟苷酸的 5′ 端的胞嘧啶的 5–C（C^5）位点结合。结构基因含有很多 CpG 结构，2CpG 和 2GpC 中 2 个胞嘧啶的 5 位碳原子通常被甲基化，且 2 个甲基基团在 DNA 双链大沟中呈特定三维结构。基因组中

60% ~ 90% 的 CpG 都被甲基化，未甲基化的 CpG 成簇地组成 CpG 岛，位于结构基因启动子的核心序列和转录起始点。大量研究表明，DNA 甲基化在细胞分化过程中扮演着重要角色，DNA 甲基化能引起染色质结构、DNA 构象、DNA 稳定性及 DNA 与蛋白质相互作用方式的改变，从而控制基因表达。

（二）组蛋白修饰与染色质重塑

染色体的多级折叠过程中，需要 DNA 同组蛋白（H_3、H_4、H_{2A}、H_{2B} 和 H_1）结合在一起。组蛋白并不是通常认为的静态结构，它可以经共价修饰而发生乙酰化、甲基化、泛素化、磷酸化、糖基化和羧基化，组蛋白的这类结构修饰可使染色质的构型发生改变，称为染色质重塑（chromatin remodeling）。经共价修饰的组蛋白可被一系列特定的蛋白质所识别，并将其翻译成一种特定的染色质状态，以实现对特定基因的调节。其中，乙酰化、甲基化研究最多，这 2 类修饰既能激活基因也能使基因沉默。甲基化修饰主要在组蛋白 H_3 和 H_4 的赖氨酸和精氨酸残基上。

（三）基因组印迹

染色体 15q11-13 区段缺失是致病的，如果患者的染色体缺失是由父亲遗传下来的，则会得 Prader-Willi 综合征（PWS），患者临床表现为儿童早期发育畸形，肥胖，矮小，并伴有中度智力低下；如果患者的染色体缺失是由母亲遗传下来的，则会得 Angelman 综合征（AS），在儿童期以共济失调，智力严重低下和失语等为疾病特征。这种现象表明，父亲和母亲的基因组在后代个体发育中有着不同的影响，称为基因组印迹（genomic imprinting）。研究表明，基因组印迹是由于两个亲本的等位基因发生了差异性甲基化，造成一个亲本的等位基因沉默，另一个亲本的等位基因保持单等位基因活性。

（四）非编码 RNA 调控

1. 长链非编码 RNA　X 染色体失活就是长链非编码 RNA 所介导的、DNA 甲基化和组蛋白修饰共同参与的一个复杂的过程。X 染色体上的失活基因编码出对应的 RNA，这些 RNA 包裹在合成它的 X 染色体上，当达到某一水平后，在 DNA 甲基化和组蛋白修饰的参与下共同导致并维持 X 染色体的失活。长链非编码 RNA 常在基因组中建立单等位基因表达模式，在核糖核蛋白复合物中充当催化中心，对染色质结构的改变发挥着重要的作用。

2. 短链非编码 RNA　短链非编码 RNA（又称小 RNA），包括微小 RNA（micro RNA，miRNA）、小干扰 RNA（small interfering RNA，siRNA）、核仁小 RNA（small nucleolar RNA，snoRNA）和核小 RNA（small nuclear RNA，snRNA）。近年来的研究证实，这些短链非编码 RNA 能在基因组水平对基因表达进行调控，可介导 mRNA 的降解，诱导染色质结构的改变，决定着细胞的分化命运，还对外源的核酸序列有降解作用，以保护本身的基因组。

三、表观遗传疾病

由表观遗传修饰异常引起的疾病主要可分为 2 类，一类是在发育过程中，参与细胞重新编程的特定基因发生了异常的表观遗传修饰，导致正常情况下表达的基因沉默或者正常情况下沉默的基因转录表达，称为表观突变（epimutation）；另一类是编码参与修饰作用的相关蛋白（或酶）的基因发生了突变，如 DNA 甲基转移酶基因或差异甲基化 CpG 岛结合蛋白 *CTCF* 基因的突变或表观突变。

（一）染色质重塑异常与人类疾病

染色质重塑异常可影响基因的正常表达。与染色质重塑有关的疾病有 α-地中海贫血、Smith-Fineman-Myers 综合征、Juberg-Marsidi 综合征、Sutherland-Haan 综合征、Carpenter-Waziri 综合征、Rubinstein Taybi 综合征、Rett 综合征等。

（二）基因组印记丢失与人类疾病

基因组印记丢失可导致正常情况下存在随机失活的两个等位基因同时表达，或突变导致有活性的等位基因失活。调控基因簇的印记中心发生突变将导致一系列基因不表达，引发复杂综合征。基因组印记的本质仍为 DNA 修饰和蛋白修饰，所以和印记相关的蛋白发生突变也将导致表观遗传疾病。如抑癌基因有活性的等位基因失活便提高了发生癌症的概率。

基因组印记突变相关疾病有脐疝-巨舌-巨人症综合征（BWS）、Prader-Willi-Angelman 综合征（PWS/AS）、Wilms 瘤、成神经细胞瘤、急性早幼粒细胞性白血病、横纹肌肉瘤和散发的骨肉瘤等。

（三）X 染色体不对称失活与人类疾病

女性两条 X 染色体是随机失活的，即两条 X 染色体失活的机会均等，两者在所有体细胞中大致各占 50%。如果因为某种原因，导致两条 X 染色体中的一条失活概率明显大于另一条，称为 X 染色体不对称失活。与 X 染色体失活相关的疾病多是由于 X 染色体的不对称失活，使携带有突变等位基因的 X 染色体在多数细胞中具有活性所致。如 Wiskott-Aldrich 综合征，表现为免疫缺陷、湿疹，伴血小板缺乏症，该病是由于 *WASP* 基因突变所致。因为染色体随机失活导致女性为嵌合体，携带有 50% 的正常基因，通常无症状表现，该病患者多为男性。而存在女性患病的原因在于不对称 X 染色体失活，即携带有正常 *WASP* 基因的染色体过多失活。

女性体内还存在另一种机制，可通过选择性不对称失活，使携带有突变基因的 X 染色体大部分失活。对 Pelizaeus-Merzbacher 病的研究表明这种机制的存在，它使带有突变 *PLP* 基因的 X 染色体倾向于失活。RTT 综合征也和 X 染色体的不对称失活有关。

（四）DNA 甲基化异常与肿瘤

在人类癌症中发现了 2 种形式的异常 DNA 甲基化：基因组 DNA 甲基化水平总体降低和一部分基因启动子的超甲基化。

1. 基因组 DNA 甲基化水平总体降低　可能与细胞原癌基因的激活有关，可导致染色体的不稳定。研究发现，癌细胞中 DNA 甲基化的总体水平低于正常细胞，如肺癌和结肠癌细胞 DNA 总体甲基化水平的降低和 *K-ras* 等癌基因的激活有关。

2. 基因启动子的超甲基化　与基因组 DNA 甲基化水平总体降低相反，迄今已发现 60 多个基因在癌细胞中显现异常甲基化，而且超甲基化通常集中在启动子等基因表达调控元件附近的 CpG 岛。基因启动子的超甲基化可能与一些抑癌基因的失活有关。例如，在肾癌和视网膜母细胞瘤中 *VHL* （Von–Hippel Landau）基因的沉默和前列腺癌中与 DNA 损伤修复有关的 *GSTPI* 基因的沉默，都可以被 DNA 甲基转移酶的抑制剂 5- 氮胞苷重新逆转激活。

（五）表观遗传与衰老性疾病

分化细胞的稳定性是高等生物的基本特征之一。然而，在衰老的过程中，某些细胞会发生年龄相关的变化，例如，某个 CpG 岛的从头甲基化会关闭一个基因，丧失与这个基因相关的生理功能；同样，甲基化的丢失也会激活正常情况下沉默的基因异常表达。虽然在一个组织中发生异常甲基化的细胞只占少数或极少数，但却能使组织或器官呈现出表观遗传上的异质性和镶嵌性，这种在衰老过程中获得的表观遗传镶嵌性正是许多与年龄相关的局灶性疾病的一个重要病因。例如，在动脉粥样硬化患者的心肌组织、动脉粥样斑块和长期在体外培养的血管平滑肌细胞中，都曾观察到雌激素受体α基因的启动子区域出现与年龄相关的甲基化。又如伴有胰岛素抵抗症状的糖尿病，也是由于胰岛素受体信号传导相关的一系列基因表观遗传异常，基因启动子甲基化，导致功能下降。这种甲基化异常发生于同一组织的不同细胞中，大大增加了局灶性疾病的异质性，也反映了老年化组织的镶嵌性。实际上，类似的分析已经成为发现疾病相关基因的一条新途径。

四、表观遗传疾病的诊断与治疗

目前，在对表观遗传疾病的诊断与治疗的研究中，收获最多的是针对癌症的诊断与治疗所开展的工作。DNA 甲基化是肿瘤发生中的早期事件，对一些肿瘤特异基因的甲基化状态进行筛查有望用于肿瘤的早期诊断。在抑制表观遗传变异的药物中，DNA 甲基转移酶抑制剂和去乙酰化酶抑制剂研究最为深入。

研究发现，非正常的 DNA 甲基化模式的改变和组蛋白乙酰化修饰都是可以逆转的，说明与基因突变比较，表观遗传学的改变具有潜在的可恢复性。如果表观遗传学失活的基因能重新表达，或过度表达的基因能重新关闭，将能抑制疾病状态或者对某些治疗敏感化。基于这一设想，已经发展出多种表观治疗策略，主要包括 DNA 甲基转移酶和组蛋白去乙酰化酶抑制剂的研制、靶向诱导 DNA 甲基化等。能够逆转表观基因失活的小分子称为表观治疗药（epi-drug），美国食品与药品管理局（FDA）和欧洲药品组织（EMA）已经批准了此类药物在癌症治疗中的应用，未来这类药物必定成为心血管疾病防治的热点和重点。

1. DNA 甲基转移酶抑制物　目前已经用于临床的有 5- 氮杂胞嘧啶核苷、5- 氮杂脱氧胞嘧啶核苷、Zebularine 等，都是胞苷类似物，可抑制 DNA 甲基化。研究证明，在使用 5- 氮杂脱氧胞嘧啶核苷后相继使用 Zebularine，将有效地诱导并稳定抑癌基因 *P16* 基因的表达。肼屈嗪也可诱导去甲基化，临床研究证明它能使抑癌基因 *ER*、*RAR* 及 *P16* 去甲基化，重新激活这些基因的表达。

2. 组蛋白去乙酰化酶抑制剂　组蛋白的乙酰化修饰会影响染色体结构和基因表达，该修饰同样是可逆的。目前研究最多的是去乙酰化酶抑制剂。对肿瘤细胞的选择性大于对正常细胞的选择性，是去乙酰化酶抑制剂优于其他药物的重要特点。去乙酰化酶抑制剂均能改变参与细胞存活和分化的蛋白水平，如增加抑癌基因的表达和减少抗凋亡基因的表达。迄今为止，已经开发出一系列结构不同的去乙酰化酶抑制剂，如羟肟酸衍生物有 TSA（trichostatin A）和 SAHA（suberoylanilide hydroxamic acid）等；短链脂肪酸类有 VA（valproic acid）、PB（phenyl butyrate）和 PA（phenyl acetate）等；另外还有环状四肽类、氨基甲酸酯类衍生物、苯甲酰胺类衍生物及酮类。

3. 靶向诱导 DNA 甲基化　对于低甲基化和高表达的肿瘤相关基因，可以特异性诱导其启动子甲基化，使该基因沉默。

4. RNA 干扰与甲基化　双链 RNAs（包括 siRNA 和 miRNA）可以诱导产生转录后水平的基因沉默。最新研究表明，siRNA 可以作用于特定基因的启动子区，诱导启动子 DNA 发生甲基化，抑制基因转录，从而导致转录水平的基因沉寂。目前，人类细胞中 RNA 干扰诱导 DNA 甲基化的发生机制仍有待于深入研究。

虽然表观治疗药物在临床研究中展示出了广泛的应用前景，但是仍然存在着许多局限，比如：可能非特异地激活多种靶基因，具有潜在的诱变性、致癌性和其他未知的不良反应等；尽管通过药物可以暂时修正 DNA 甲基化模式，但是由于其可逆性的特征，同样有可能恢复到原始的甲基化状态，所以这种表观遗传疗法还存在很大的临床风险。

第四节　药物遗传学

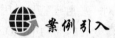 案例引入

患儿，男，4 岁。一年前因食新鲜蚕豆发生过一次溶血性贫血，近 2 日又食新鲜蚕豆一把，今突然发热、黄疸、面色苍白、肝脾大（肋下一指），尿检查发现血红蛋白尿阳性（++），Hb 33g/L，尿少，故前来门诊。

讨论分析：

（1）该病最可能的诊断是什么？

（2）食用新鲜蚕豆后发病的原因是什么？

（3）如何治疗和预防？

解析路径导航：

（1）根据病史记录，患儿食用新鲜蚕豆后发生溶血性贫血，并出现血红蛋白尿、黄疸、肝脾大等症状，患儿高度怀疑葡萄糖 -6- 磷酸脱氢酶缺乏症，确诊可进行葡萄糖 -6- 磷酸脱氢酶活性测定。

（2）患者体内葡萄糖 -6- 磷酸脱氢酶活性严重缺乏或中度缺乏，当患者在进食蚕豆或服用伯氨喹等氧化性药物时，氧化作用产生的 H_2O_2 不能被及时还原成 H_2O，可致血红蛋白和膜蛋白均发生氧化损伤，引起血管外和血管内溶血。

（3）患者应避免诱发因素，如禁食蚕豆和使用诱发溶血性贫血的药物，避免病毒和细菌感染。轻者采用支持疗法和补液，危重者应输入全血。应注意及时防止急性肾功能不全和心功能不全。在蚕豆收获期或服用药物预防疟疾时，须特别注意预防溶血

性贫血的发生。

1957 年，A. G.Motulsky 首先指出某些异常的药物反应与遗传缺陷有关。随后，T.Vogel 于 1959 年正式提出药物遗传学的概念。药物遗传学（pharmacogenetics）是研究人体药物反应（尤其是异常药物反应）的遗传基础和生化本质的学科。药物遗传学的研究对于指导临床医生正确掌握用药的个体化原则，防止各种与遗传有关的药物反应具有重要的意义。

一、药物反应的遗传基础

药物代谢包括药物的摄取、吸收、运输、分布、与靶细胞受体作用而产生药效、再经生物转化或降解、排泄的过程，其中涉及一些运输蛋白、受体蛋白及酶蛋白等。例如，药物吸收借助膜蛋白转运，药物分布常借助血清蛋白运输，药物作用依赖受体蛋白的合作，药物转化和降解需要酶的催化。如果决定这些蛋白或酶的基因发生突变或缺失，便会影响有关蛋白或酶的合成，进而影响相关的代谢环节，导致药物反应异常。

（一）异烟肼灭活

异烟肼（isoniazid）是临床上首选的抗结核药物。此药吸收迅速，在体内灭活后排出。异烟肼在人体内主要是通过 N- 乙酰基转移酶转化成乙酰化异烟肼而灭活。人群中异烟肼的灭活排出有快有慢，分别称为快灭活者和慢灭活者。两者在人群中的占比存在种族差异，埃及人高达 83% 为慢灭活者，白人和黑人为 49% ～ 68%，黄种人为 10% ～ 30%，因纽特人仅为 5%。我国人群中占 49.3% 是快灭活者，口服标准剂量异烟肼后，血中异烟肼半衰期为 45 ～ 80 分钟；慢灭活者约占我国人群的 25.6%，半衰期为 2 ～ 4.5 小时。

家系分析表明，此酶系由常染色体一对等位基因控制。快灭活者（RR）与慢灭活者（rr）均为纯合子，杂合子（Rr）的异烟肼灭活速度居中。

研究异烟肼灭活速度的临床意义在于：异烟肼乙酰化速度的个体差异对结核病疗效有一定影响。如每周服药 1 ～ 2 次则对快灭活者疗效较差。但从毒性作用看，慢灭活者有 80% 发生多发性神经炎，而快灭活者仅 20% 有此副作用。这是由于异烟肼在体内可与维生素 B_6 反应，使后者失活，从而导致维生素 B_6 缺乏性神经损害，故一般服异烟肼需要同时服用维生素 B_6 可消除此种副作用。此外，服用异烟肼后有个别人可发生肝炎，甚至肝坏死。发生肝损害者中 86% 是快灭活者，这是因为异烟肼在肝内水解为异烟酸和乙酰肼，后者对肝有毒性作用。

除异烟肼外，由 N- 乙酰基转移酶进行乙酰化灭活的药物还有肼屈嗪、苯乙肼、普鲁卡因胺、水杨酸、氨苯砜等。

（二）葡萄糖 –6- 磷酸脱氢酶缺乏症

葡萄糖 –6- 磷酸脱氢酶（glucose–6–phosphate dehydrogenase，G–6–PD）缺乏症是世界上最多见的红细胞酶病，呈 X 连锁不完全显性遗传。患者一般无症状，只有在进食蚕豆或服用伯氨喹类抗疟药物后，出现血红蛋白尿、黄疸、贫血等急性溶血反应，故又被称为蚕豆病。

在正常红细胞中，G-6-PD 在磷酸戊糖途径中催化葡萄糖 -6- 磷酸脱氢，将辅酶 NADP 还原为 NADPH，NADPH 可将氧化型谷胱甘肽（GSSG）还原，生成还原型谷胱甘肽（GSH）。GSH 对红细胞膜和血红蛋白的巯基（-SH）有保护作用。G-6-PD 缺乏症患者由于 NADPH 生成不足，使 GSSG 增多，GSH 减少，当患者在进食蚕豆或服用伯氨喹等氧化性药物时，氧化作用产生的 H_2O_2 不能被及时还原成水，可致血红蛋白和膜蛋白均发生氧化损伤，引起血管外和血管内溶血。

根据酶活性和临床表现，将 G-6-PD 基因突变型分为 3 类：①酶活性严重缺乏（<10%）伴有代偿性慢性溶血，特点是无诱因的反复自发性溶血。②酶活性严重缺乏或中度缺乏（10% ~ 60%），仅在食用蚕豆或服用了伯氨喹等药物后发生溶血，我国多数突变型属于此类。③酶活性轻度降低或正常（60% ~ 100%）或升高（>150%），此类一般无症状。

葡萄糖 -6- 磷酸脱氢酶缺乏者不仅对伯氨喹敏感，对其他很多药物也是敏感的，如磺胺、阿司匹林和呋喃类药物等。有些药物本身并不具溶血作用，但其代谢产物可诱发溶血。

（三）琥珀酰胆碱敏感性

琥珀酰胆碱（succinylcholine，suxamethonium）是一种肌肉松弛药，早期作为外科手术中的一种麻醉辅助药。一般情况下，琥珀酰胆碱在人体内的作用时间很短，99% 的患者在静脉注射常规剂量（50 ~ 75mg）该药后，呼吸暂停仅持续 2 ~ 3 分钟即可恢复正常，2 ~ 6 分钟后肌肉的松弛现象也会消失。但少数患者用药后呼吸停止可持续 1 小时以上，如不进行人工呼吸，往往导致死亡，这种现象称为琥珀酰胆碱敏感性。但若立即输血，呼吸可很快恢复。后来知道，琥珀酰胆碱在血中可被血浆中的假胆碱酯酶水解而灭活，故作用短暂。琥珀酰胆碱敏感者，血浆假胆碱酯酶活性缺乏或缺如，使琥珀酰胆碱作用时间延长，以致中毒。在不使用该类药物的情况下，该病患者不表现任何症状。

琥珀酰胆碱敏感性属常染色体隐性遗传，控制酯酶活性的基因为 E1 和 E2。已发现的变异型有 5 种：E1a、Ef1、E1s、E+2 及 E2 cynthiana。其中仅纯合子 E1sE1s 酯酶活性最低（酶活性为 0 ~ 5%），较常见的 E1aE1a 型酶活性也低 35%。

（四）血卟啉症

血卟啉症（porphyria）又称血紫质病，是一组疾病的统称，大多是因遗传缺陷造成血红素合成途径中有关的酶缺乏，导致卟啉代谢紊乱而发生的疾病。临床表现主要有光感性皮肤损害、腹痛及神经精神症状和血压增高。根据卟啉代谢紊乱的部位，分为红细胞生成性血卟啉病、肝性血卟啉病。

卟啉是血红蛋白、肌红蛋白、细胞色素合成过程中的中间产物，主要在红骨髓与肝内合成。从量上讲，血红蛋白和肌红蛋白中的卟啉占其总量的 95% 以上。一般认为，甘氨酸与琥珀酸在一系列酶的作用下，首先合成 δ - 氨基酮戊酸，继而变成卟胆原，其后依次衍化为尿卟啉原、尿卟啉、粪卟啉和原卟啉，其中原卟啉与亚铁（Fe^{2+}）

结合成亚铁血红蛋白（血红素）。正常情况下尿中粪卟啉含量极少，普通定性法呈阴性，卟胆原亦呈阴性。若尿中出现大量卟啉，在阳光下变成红色即为血卟啉症。

该病可先天性发生，也可后天出现。后者可能在遗传性酶缺陷基础上，因肝损害及服用某些药物或接触某些化学物质而发病。多种化学物或药物如六六六、雌激素、白消安、苯巴比妥、氯丙嗪、苯妥英钠等，特别是长期饮酒易引起本病急性发作。

迟发性皮肤卟啉症为卟啉症中最常见的一种，又名获得性卟啉症。其临床特征是光敏感性皮炎、皮肤色素增多、肝病变和多毛症。本病患者多为 30 岁以后，最初表现为面、颈、手背等光暴露部位的轻度多毛和色素沉着，易被忽视。随病期延长，病情加重，夏季光照后出现急性发作症状如水疱、大疱，甚或血疱时才引起注意。患者面容苍老起皱，面、颈、前胸等处有硬皮病样表现。此外，患者常伴有肝大、糖尿病。

二、生态遗传学

生态遗传学（ecological genetics，ecogenetics）是群体遗传学与生态学相结合的遗传学分支，研究生物群体对生存环境的适应及对环境改变所做出反应的遗传机制。

（一）乙醇中毒

急性乙醇中毒多见于一次饮酒过多，即酗酒，对神经系统和肝伤害最严重。乙醇中毒分为急性中毒和慢性中毒 2 种，前者可在短时间内给患者带来较大伤害，甚至可以直接或间接导致死亡。后者给患者带来的是累积性伤害，如酒精依赖、精神障碍、酒精性肝硬化及诱发某些癌症（口腔癌、舌癌、食管癌、肝癌）等。一般情况下，乙醇中毒与饮酒量多少、乙醇浓度、饮酒速度及是否空腹等因素有关，同时也与饮酒者的个体差异有关，常饮酒的人对乙醇的耐受剂量可能大一些，有些人耐受能力则相对较低。据有关资料统计，成人的平均致死剂量为 250 ~ 500 克。如饮酒的同时服用了镇静催眠类药物，则使乙醇的毒性更大。乙醇进入人体后，80% 由十二指肠、空肠吸收，其余由胃吸收，1 小时内血液浓度基本达到高峰。

乙醇在体内的代谢过程主要分为 2 步反应，第一步是乙醇在肝乙醇脱氢酶（ADH）作用下形成乙醛，刺激肾上腺素、去甲肾上腺素等物质的分泌，引起面红耳赤、心率快、皮温高等症状；第二步是乙醛在乙醛脱氢酶（ALDH）的作用下进一步形成乙酸。ADH 有 3 种同工酶，ADH2 活性比 ADH1 活性高。ALDH 有 2 种同工酶，ALDH2 活性比 ALDH1 活性高。

不同的种族和个体对乙醇的耐受性有明显的差异。大多数黄种人 ADH 活性高（ADH 基因产物为 ADH2），因此产生乙醛的速度快。而在黄种人中 50% 仅有 ALDH1 而无 ALDH2，因此氧化乙醛的速度比较慢，这样就容易产生乙醛蓄积而中毒。大多数白种人则相反，ADH 基因产物为 ADH1，饮酒后产生乙醛较慢。而白种人几乎全部都有 ALDH1 和 ALDH2，因此氧化乙醛的速度比较快。由于黄种人与白种人在遗传因素上的差异，导致黄种人对乙醇的耐受性明显低于白种人对乙醇的耐受性。

（二）吸烟与慢性阻塞性肺疾病

慢性阻塞性肺疾病（COPD）发病率高，发病机制不明确，是多因素引起的疾病，吸烟是最主要的环境因素。

烟草烟雾中含有多种刺激性化合物，如醛类、氮氧化物、烯烃类，它们可破坏支气管黏膜，并降低肺泡巨噬细胞的吞噬功能，使呼吸系统容易发生感染。烟碱，即尼古丁，是烟草中的特征性物质，尼古丁对人体的最大危害不在于其毒性，而在于其成瘾性。一氧化碳是烟草不完全燃烧的产物，可使红细胞失去携氧能力。香烟烟雾中还含 ^{210}Pb 和 ^{201}Po 等放射性物质，可被吸入肺内，并沉积体内，不断放出射线，损伤肺组织。烟草中的腈类、胺类、金属元素（砷、汞、镉、镍等）等对细胞产生毒性作用，如镉可积蓄体内，引起哮喘、肺气肿。

香烟引起 COPD 最主要的机制是炎性反应、氧化应激、蛋白酶－抗蛋白酶失衡。吸烟可通过多种途径参与 COPD 的发病：烟草中的毒性物质可渗透到呼吸道上皮黏液的抗氧化防护层，削弱其保护作用，对上皮细胞直接造成损害；在烟雾刺激下，以中性粒细胞为主要特征的慢性炎性细胞激活并分泌大量的蛋白酶、活性氧类和细胞因子，引起肺组织损伤，黏液分泌增多，并导致氧化／抗氧化、蛋白酶／抗蛋白酶失衡，最终导致气流受限和肺气肿。

戒烟是预防 COPD 的重要措施，在 COPD 的任何阶段都能显著改善患者的生活质量，对减轻 COPD 患者肺组织的炎性反应有一定作用。

（三）吸烟与肺癌

肺癌是常见的肺部原发性恶性肿瘤。大量流行病学研究证实，吸烟是导致肺癌首要的危险因素，肺癌死亡有 87% 是由于吸烟所引起的。每天吸烟支数 × 吸烟年数为吸烟指数，吸烟指数大于 400 者 10% ～ 20% 可发展为肺癌，其中 45 岁以上吸烟指数大于 400 的男性比正常人肺癌发病率高 8.9 倍。研究表明：①吸烟与肺癌危险度的关系与烟草的种类、开始吸烟的年龄、吸烟的年限、吸烟量有关。开始吸烟年龄越小，吸烟年限越长，每天吸烟支数越多，肺癌的相对危险度越高。②吸烟与不同肺癌细胞类型都有剂量－效应关系，其中吸烟与鳞癌和小细胞癌的关系明显高于腺癌。③吸烟年限对细胞类型的影响比每日吸烟量更重要，与鳞癌的关系比对腺癌更明确。大量的流行病学研究结果表明，戒烟可使肺癌发病率下降，这也从反面说明吸烟使肺癌发生的危险增加。

吸烟过程中可产生 40 多种致癌物质，这些致癌物质可通过不同的机制，导致支气管上皮细胞 DNA 损害，某些癌基因（如 *Ras* 基因）激活和抑癌基因（如 *P53*，*FHIT* 基因等）突变和失活，异常细胞遗传信息转化，最终癌变。吸烟过程中产生的致癌物质主要有多环芳烃类化合物（如苯并芘）、苯、亚硝胺、砷、丙烯、烟碱（尼古丁）、一氧化碳和烟焦油等。

研究表明，吸烟者 *P53*、*K-ras* 基因突变率均高于非吸烟者，基因组显著不稳定。应用激光捕捉切割技术，可发现吸烟能引发呼吸道组织的微小癌前灶的细胞基因变异，生长信号通路改变，肿瘤细胞能逃逸凋亡，细胞对抗生长因子不敏感，能不断复制 DNA，易发生转移。

（四）成人低乳糖酶症

乳糖酶活性在新生儿时最高，以后至成年人可降至其最大量的 10%，大多数成人均呈低乳糖酶状态。成人由于乳糖酶缺乏而导致乳糖吸收不良，称为原发性成年型低乳糖酶症。本症属于常染色体隐性遗传。

非白种人低乳糖酶症的发生率为 50% ~ 90%，而白种人为 5% ~ 30%。我国汉族成人中本症发生率高达 75% ~ 92.3%。乳糖酶能使乳糖分解为半乳糖和葡萄糖，由于乳糖酶缺乏，患者进食乳糖后仅有少量乳糖吸收，其余进入小肠下段。肠腔细菌使双糖发酵产生乳酸等有机酸及二氧化碳和氢气。未吸收的双糖使肠腔内渗透压升高，肠道水分吸收减少而引起腹泻。有机酸增多排出酸性粪便，由于产气过多，引起腹胀及肠鸣。

（李建平）

课后练习

一、单选题

1. 人类基因组计划的基本任务可用 4 张图来概括，下面哪张图不属于人类基因组计划（   ）

    A. 遗传连锁图   B. 物理图谱   C. 家系图谱   D. 序列图谱   E. 基因图谱

2. 研究蛋白质组学是属于（   ）

    A. 生命计划   B. 人类基因组计划   C. 后基因组计划

    D. 基因工程计划   E. 酶工程计划

3. 一个群体中某一基因座上有等位基因 A 和 a，基因 A 的频率为 p，基因 a 的频率为 q，则 p+q=（   ）

    A. 0.1   B. 0.2   C. 0.5   D. 1   E. 2

4. 我国新生儿苯丙酮尿症发病率为 1/16 500，试问该种致病基因在我国人群中的频率是（   ）

    A. 1/16 500   B. 2×1/16 500   C. 1/2×1/16 500

    D. $\sqrt{1/16\ 500}$ E. 以上都不对

5. 一个遗传不平衡的群体，随机交配多少代后可达到遗传平衡（   ）

    A. 1 代   B. 2 代   C. 3 代以上

    D. 4 代以上   E. 以上都不对

6. 在一个 100 人的群体中，AA 为 60%，Aa 为 20%，aa 为 20%，那么该群体中（   ）

    A. A 基因的频率为 0.3   B. a 基因的频率为 0.7

    C. 是一个遗传平衡群体   D. 是一遗传不平衡群体

    E. 经过 1 代后基因频率和基因型频率都会发生变化

7. 基因频率在小群体中的随机波动现象称为（   ）

    A. 基因的迁移   B. 突变负荷   C. 分离负荷

    D. 遗传漂变   E. 以上均不是

8. 近亲婚配的危害，主要与下列哪些遗传病有关（　　）

    A. 常染色体显性遗传病　　　　　　　　B. 常染色体隐性遗传病

    C. X 连锁显性遗传病　　　　　　　　　D. X 连锁隐性遗传病

    E. Y 连锁遗传病

9. 遗传负荷指（　　）

    A. 一个群体中每个个体带有有害基因的平均数

    B. 一个群体中每个个体带有有害基因的总数

    C. 一个个体带有有害基因的总数

    D. 一个群体中每个个体带有所有基因的总数

    E. 以上均不是

10. 表观遗传不涉及以下哪种现象（　　）

    A. 基因突变　　　B. 细胞分化　　　C. 肿瘤发生　　　D. 细胞衰老　　　E. 个体发育

11. 异烟肼慢灭活者是由于体内（　　）

    A. 乙酰基转移酶缺乏　　B. 受体缺乏　　　　　　　　C. 排泄缓慢

    D. 血浆蛋白异常　　　　E. 激素分泌异常

12. "蚕豆病"涉及的酶是（　　）

    A. 乙酰化酶　　　　B. 葡萄糖 -6- 磷酸脱氢酶　　　C. 过氧化氢酶

    D. 丁酰胆碱酯酶　　　E. 芳烃羟化酶

二、思考题

1. 简述人类基因组计划的基本内容。

2. 是什么因素导致人群中遗传负荷的增高？

3. 与表观遗传有关的分子机制有哪些？

4. 简述药物反应的遗传基础。

5. 有何科学证据表明吸烟是肺癌发生的首要危险因素？

实验指导

实验一　人类外周血淋巴细胞培养及染色体标本的制备

【实验目的】

1. 掌握人体外周血淋巴细胞短期培养的基本方法。
2. 掌握人体外周血淋巴细胞染色体标本制备的技术。
3. 熟悉实验中各试剂的配制方法。

【实验原理】

人的外周血淋巴细胞培养方法是 1960 年由 Moorhead 提出来的。由于外周血淋巴细胞几乎处在细胞周期的 G_0 期（静止状态），但在体外给予一定的条件（植物性血球凝集素）刺激，进行培养，经 53～72 小时就可获得大量的有丝分裂细胞。这种取材简易、用血量少的培养方法已被广泛采用。

【实验用品】

1. **用具**　显微镜、载玻片（预先冰冻保存）、温育箱、水平沉淀离心机、灭菌培养瓶、灭菌滴管、离心管、5 ml 灭菌针筒、2 ml 灭菌针筒、1 ml 灭菌针筒。

2. **实验药品**　无菌 RPMI1640 培养液（或 M199 培养液）、肝素、小牛血清、青霉素、链霉素、植物血凝素（PHA）、调 pH 用的 3.5% $NaHCO_3$ 及 0.1mol/L HCl、秋水仙素、低渗液、固定液（甲醇∶冰醋酸为 3∶1）、Giemsa 染色液（原液 l5 滴，加入 10 ml pH 7.4～7.6 的磷酸缓冲液中）、75% 酒精棉签（或棉球）。

【实验方法】

1. **培养液配制和分装**　在生物安全柜内或无菌超净台内，把培养液及其他的药品无菌地分装入培养瓶，每瓶成分含量为：

无菌培养液（RPMI1640 或 M199 等）	4 ml（用 5 ml 灭菌针筒）
灭活小牛血清	1 ml（用 2 ml 灭菌针筒）
青霉素	终浓度为 100 U/ml
链霉素	终浓度为 100 U/ml
PHA	0.2 ml（用 1 ml 灭菌针筒）
肝素	1 小滴（用灭菌滴管滴入）

用无菌 3.5% $NaHCO_3$ 调 pH 至 7.0～7.4。

注：目前市面上已有各成分配制好的成品培养液销售。

2. **采血**　取 5 ml 灭菌针筒，用肝素湿润。用碘酒和酒精消毒皮肤，抽取静脉血 1 ml，在酒精灯火焰旁迅速向培养瓶内接种，每瓶滴入全血约 0.3 ml（15 ~ 18 滴），轻轻摇动几下。

3. **培养**　置 37 ℃温育箱内培养 53 ~ 72 小时。

4. **秋水仙素处理**　取 6 μg/ml 的秋水仙素 0.05 ~ 0.1 ml，加入培养瓶（最终浓度为 0.06 ~ 0.12 μg/ml）置 37 ℃温箱中，继续培养 2 ~ 4 小时。

5. **低渗处理**　秋水仙素处理完毕，从温育箱中取出培养瓶，用滴管轻轻冲打培养液成细胞悬液，转入离心管中，1500 转/分钟离心 10 分钟，用滴管吸弃上清液，然后加入温育的低渗液 8 ml，用滴管轻轻冲打均匀，置 37 ℃处理 10 ~ 15 分钟，使红细胞破碎，白细胞膨胀。

6. **离心**　1500 转/分钟离心 10 分钟，弃去上清液，收集白细胞。

7. **预固定**　加入固定液 1 ~ 2 ml，处理 1 分钟。

8. **离心**　1500 转/分钟离心 10 分钟，用滴管吸弃上清液，收集白细胞。

9. **固定**　加入固定液 9 ml，用吸管轻轻打散，室温下继续固定 30 分钟。

10. **离心**　1500 转/分钟离心 10 分钟，用滴管吸弃上清液，收集白细胞。

11. **再固定**　加入固定液 9 ml，用吸管轻轻打散，室温下继续固定 30 分钟（冷藏过夜也可以）。

12. **离心**　1500 转/分钟离心 10 分钟，除去上清液，留下白细胞制片。

13. **制片**　上述离心管中滴入固定液 0.5 ml，用滴管小心冲打成悬液，从冰箱中取出冷藏载玻片，每张玻片滴加悬液 1 ~ 3 滴，用嘴轻轻吹散，在酒精灯中焰上微微烤干。

注：如果后续需要染色体 G 显带，玻片染色前还需要 24 ~ 72 小时的烤片处理。

14. **染色**　Geimsa 染色液染色 30 分钟，然后倒去多余染色液，用蒸馏水轻轻冲洗。

注：如果是制备 G 显带玻片，染色前还需要用胰蛋白酶处理。

15. **镜检**　待玻片稍干后，在显微镜下检查。先用低倍镜寻找良好的分裂象，然后用高倍油镜观察。

16. **计数拍照**　选择染色体无重叠且分布均匀的中期分裂象，计数、拍照。

【实验结果】

每一个正常的人类体细胞都应该有 46 条染色体。

【实验报告】

写出本次实验的原理、方法、结果和讨论。

（李建平）

实验二　人类染色体的形态观察与 G 显带核型分析

【实验目的】

1. 熟悉人类染色体的数目及形态特征。
2. 掌握人类染色体计数和性别鉴定的方法。
3. 掌握根据大小、着丝粒位置和随体的有无描述人类染色体形态的方法。

4.掌握正常人类细胞染色体 G 显带核型的分析方法，熟悉各号染色体的带型特点。

【实验原理】

正常人类染色体的数目为 46 条（23 对），1960 年的丹佛会议和 1963 年的伦敦会议制定了统一的人类染色体命名体制：按照染色体的相对长度、臂比和着丝粒指数，将常染色体（22 对）按大小用阿拉伯数字标记，顺序排列为 1 ~ 22 号，性染色体用 X 和 Y 标记；并按染色体大小和着丝粒位置，将人类染色体分为 7 个组，用 A ~ G 进行表示。

染色体经显带处理后，每条染色体都会显示出特定的带纹特征，较为常见的有 G 显带。G 显带是指将染色体标本用碱、胰蛋白酶等进行处理，再用 Giemsa 染液染色，使其染色体纵轴上出现着色深浅相间的带纹，并由此表明每条染色体的特征。目前，G 显带核型分析已成为临床常规应用上染色体病诊断的手段之一。

【实验用品】

正常人外周血淋巴细胞 G 显带中期分裂象照片、剪刀、镊子、尺子、铅笔、橡皮、胶水等。

【实验方法】

1. 取照片　取同一细胞的两张照片，一张贴在报告纸上方中央，观察另一张相片中染色体的大小和形态（实验图 2-1）。

2. 染色体形态观察　目测相片上每条染色体长度，按长短顺序初步编号，用铅笔标在每条染色体旁边，用直尺逐个测量每条染色体长臂长和短臂长，填入实验表 2-1，计算总长度（长臂长 + 短臂长），有随体的染色体，其随体长度和次缢痕长度可计入全长，也可不计入，但必须加以说明。换算出各条染色体的实际（绝对）长度、臂比。

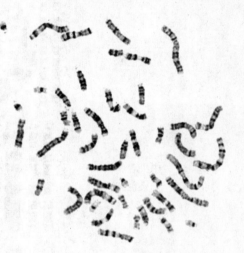

实验图 2-1　G 显带染色体

实验表 2-1　人类染色体分析数据

染色体序号	长臂长度 mm	短臂长度 mm	臂比	染色体序号	长臂长度 mm	短臂长度 mm	臂比
1				13			
2				14			
3				15			
4				16			
5				17			
6				18			
7				19			
8				20			
9				21			
10				22			
11				X			
12				Y			

臂比：短臂长度与长臂长度的比。

3. 性别鉴定 根据最小的近端着丝粒染色体的数量判断性别。如观察到 G 组染色体 5 条可初步判定为男性，仅为 4 条可初步判定为女性。

4. 熟悉带型特征 熟悉并记忆每条染色体 G 显带的带型特征和识别要点（实验表 2–2）。

实验表 2–2　人染色体 G 显带的带型特征和识别要点

染色体号	染色体类型	G 带图谱	带型特征说明
1	中央着丝粒染色体		p 近侧 1/2 有 2 条宽阔和浓染的深带，远端有 3 ~ 4 条较窄较淡的带。q 有 5 条深带，中央有 1 条最亮最深的带，次缢痕深染，形似"黑三角"
2	亚中着丝粒染色体		p 有间隔较均匀的 4 条深带，中间的 2 条稍靠近。着丝粒染色很浅。q 根据标本的质量可见 6 ~ 8 条深带
3	中央着丝粒染色体		p 和 q 中部色浅是 3 号染色体的特点。p 近着丝粒区通常有 2 条深带，远端可见 3 条，中间的 1 条最宽最浓。q 近端可见 2 条深带，中间 1 条明显的浅带，远侧有 3 ~ 5 条深带
4	亚中着丝粒染色体		p 有 1 ~ 2 条深带。q 有均匀分布的 4 条深带，近着丝粒的那条相对更加明显，在较好的标本还可以分出较好的更多的带纹
5	亚中着丝粒染色体		P 中央有 1 ~ 2 条深带。q 中段有 3 条深带（有时为 1 条），远端有 1 ~ 2 条深带
6	亚中着丝粒染色体		p 中段为 1 条明显宽阔的浅带，形似白脸，远端和近端各有 1 条深带，后者紧邻着丝粒。在质量较好的标本中可细分 q 有 6 条深带

染色体号	染色体类型	G 带图谱	带型特征说明
7	亚中着丝粒染色体		p 上有 3 条深带，末端 1 条较宽且色深，形似"瓶盖"。q 有 3 条明显的深带，远端 1 条较浅，且可分为 2 条
8	亚中着丝粒染色体		p 的 2 条深带被 1 条浅带隔开，最后那条深带宽浓，粗壮，这是 8 号染色体的特征。q 有 3～5 条带，近侧端内带和末端较浅的 1 条带常不明显
9	亚中着丝粒染色体		p 有 3 条深带，远侧的 2 条深带有时融为 1 条。q 有 2 条较亮的间隔均匀的深带，远端的 1 条有时一分为二，次缢痕不着色，有些标本上呈现出特有的狭长的颈部
10	亚中着丝粒染色体		p 中段有 1～2 条深带。q 有间隔基本均匀的 3 条深带，远端 2 条相距较近，近侧的 1 条着色最深
11	亚中着丝粒染色体		P 中央有 1 条宽阔的深带，有时再分出较窄的 1 条。着丝粒可能染色。q 近侧有 1 条深带紧贴着丝粒，中部有 2 条紧邻的宽阔的深带，后者常融合为 1 条
12	亚中着丝粒染色体		p 中部为 1 条深带。Q 紧贴着丝粒有 1 条深带，中段有 1 条宽阔的深带，2 深带之间有 1 条明显的浅带
13	近端着丝粒染色体		q 可见 4 条深带
14	近端着丝粒染色体		q 有 4 条深带，近端 1 条窄的和 1 条宽的深带常融合在一起，中部有 1 条着色较淡且窄的深带，远部有 1 条明显的深带
15	近端着丝粒染色体		q 中段有 1 条明显而宽的深带，近端有 1 条较窄深带，远端浅染，有时可见 2 条窄而浅染的深带

染色体号	染色体类型	G带图谱	带型特征说明
16	中央着丝粒染色体		p有1条较浅的着色深带，有时可见1～2条浅染深带。q近端次缢痕处深染，长度变异大，远端有1～2条中等着色带
17	亚中着丝粒染色体		P中段有1条深带。q近端有1条窄的深带，远端有2条深带
18	亚中着丝粒染色体		p浅染。q近端和远端各有1条深带，近端的深带宽而浓
19	中央着丝粒染色体		着丝粒两侧为深带，其余均为浅带，但在较好标本中，p可见有1条深带，q臂有2条深带
20	中央着丝粒染色体		p上有1条明显的深带，q上有2条深带，但染色较浅
21	近端着丝粒染色体		q近着丝粒处有1条明显面宽的深带
22	近端着丝粒染色体		着丝粒两侧深染，q中部有1条窄的深带
X	亚中着丝粒染色体		p中央有1条明显的深带，宛如"竹节状"，在较好标本中，q的近侧和远侧还可见1条窄带。q上可见4条深带，近侧的1条最明显
Y	近端着丝粒染色体		p末端有1条窄的深带。q的远侧深染。较好的标本中，Y的q可区别4条深带

5. **裁剪** 按照染色体轮廓剪成长方形，先从大到小排队，以便识别、配对、分组、排列和粘贴。

6. **配对** 同源染色体形态相同，带型一样；非同源染色体的大小、形态、带型等各异。根据此原理，按照染色体的大小、形态，着丝粒的位置，随体的有无和G显带带型等特征将46条染色体配成23对。

7. **排列** 将配成23对的染色体按照大小顺序进行编号排列，性染色体单独排列在最后，排列好后进行分析比较，确定其核型是否正常。

8. **粘贴** 待检查无误后，将已配对编号的染色体按编号顺序依次贴在核型分析报告的相应位置，并注明其核型。

【实验报告】

1. 填写实验表 2-1，并计算臂比。

2. 完成 G 显带染色体核型分析报告单。

染色体核型分析报告单

姓名 _____ 班级 _____ 学号_____

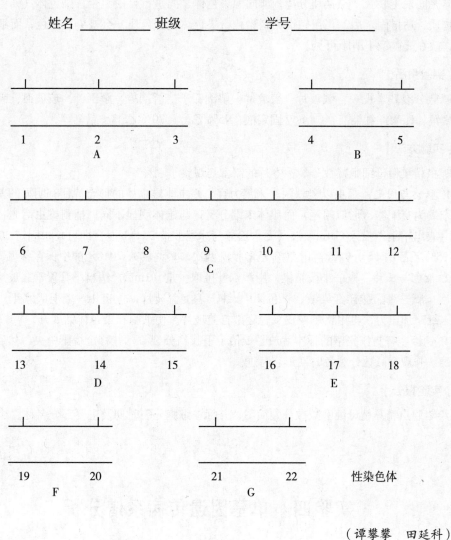

（谭攀攀　田延科）

实验三　动物细胞减数分裂标本的制备与观察

【实验目的】

1. 掌握减数分裂标本片的制备方法。

2. 学会区分减数分裂过程的不同分期及特征。

【实验原理】

减数分裂是一种特殊的细胞有丝分裂，仅在配子形成过程中发生。在其发生过程中，染色体只复制一次，细胞连续分裂两次，结果形成四个子细胞，每个子细胞的染色体数目变为原来的一半，故称为减数分裂。减数分裂的前期特别长，而且非常复杂。在减数分裂过程中，同源染色体之间发生联会、交换和分离，非同源染色体之间进行自由组合。染色体（染色质）为嗜碱性物质，通过固定后，再用碱性染料染色，染色体（染色质）会被染成红色，而细胞质不易着色，故在显微镜下清晰可见。

【实验用品】

减数分裂教学视频、载玻片、盖玻片、解剖镊子、解剖剪、解剖针、玻璃皿、吸水纸、光学显微镜、醋酸洋红染液、Carnoy 固定液、95% 乙醇、70% 乙醇、铅笔等。

【实验方法】

蝗虫精巢精母细胞减数分裂标本片的制备与观察

1. 取材与固定　蝗虫以夏秋两季采集为宜。蝗虫雌雄个体的形态特征有明显的差别，雄体腹部末端为交配器，形似船尾，而雌体末端分叉，与雄体明显不同。捕到雄虫后先将腹部后端剥开，取出精巢，投入 Carnoy 液（无水乙醇与冰醋酸按 3 : 1 混合即可）中固定 30 分钟后，移入 95% 乙醇中 15 分钟，再用 70% 乙醇换洗两次，最终移入 70% 乙醇中保存备用。

2. 染色与压片　取一小段精巢，用解剖针挑取少量（1mm）精巢小管置于载玻片上，小心压碎后，滴一滴醋酸洋红染液，染色 20 分钟，盖上盖玻片，上覆 1 ~ 2 层吸水纸，用手指隔着吸水纸略加压力，再用铅笔橡皮头轻轻敲打盖玻片。使细胞和染色体铺展开。

3. 镜检　将制作完毕的标本片放于低倍镜下找到分裂象，并移至视野中央，然后转到高倍镜下确认并观察减数分裂各时期形态特征。

【实验报告】

绘制蝗虫精巢精母细胞减数分裂简图，并标注细胞分裂时期及主要部分名称。

（江新华）

实验四　单基因遗传病系谱分析

【实验目的】

1. 掌握单基因遗传病系谱的分析方法。
2. 熟悉单基因遗传病的常见遗传方式和特点。

【实验原理】

临床上研究单基因遗传病最常见的方法是系谱分析法。系谱分析是指根据绘制的系谱进行回顾性分析，从而确定该疾病是否有遗传因素及可能的遗传方式，进而对家系中其他成员的发病情况进行预测（实验表 4-1）。在调查分析时，人数越多越好，家系成员的信息应准确无误，同时要注意患者的年龄、病情、死亡原因和是否为近亲婚配等因素。

实验表 4-1　单基因遗传病遗传方式判断依据

遗传方式	主要判断依据
常染色体显性遗传病	男女出现机会均等；每代都可出现，呈现连续遗传现象。
常染色体隐性遗传病	男女出现机会均等；常为散发的，呈现不连续遗传现象。
X 连锁显性遗传病	女性患者为男性患者的 2～3 倍；散发，呈现不连续遗传现象。
X 连锁隐性遗传病	男性患者远多于女性，往往只有男性患者；散发，呈现不连续遗传现象。
Y 连锁遗传病	男男传递，患者的男性后代全部患病。

【实验用品】

系谱图、系谱分析纸。

【实验方法】

一、判断下列各系谱中单基因病的遗传方式，分析先证者及其父母的基因型，并说出下列各系谱有什么特点？

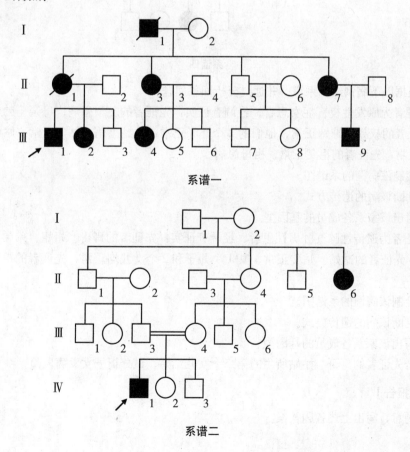

系谱一

系谱二

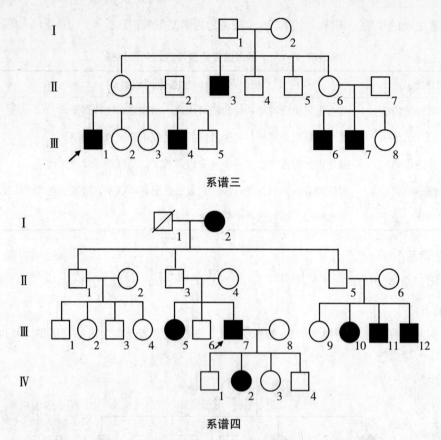

系谱三

系谱四

二、根据以下病例绘制系谱，并通过分析回答问题。

1. 先证者为原发性夜盲症女患者，经调查证实：先证者的父亲患病，母亲、弟弟和妹妹均正常；先证者的叔叔、婶婶正常，他们的 2 个儿子正常；姑姑患病，姑父正常，姑姑的儿子患病，女儿正常；先证者的祖父正常，祖母患病。

（1）绘制该病例的系谱图。

（2）判断该病的遗传方式。

（3）写出该家系各成员的基因型。

2. 先证者为遗传性肺气肿男性患者，经调查证实：先证者的哥哥、姐姐、弟弟、妹妹和父母均正常；先证者的姑姑、姑父正常，其 1 个儿子和 2 个女儿均正常；先证者的祖父、祖母均正常。

（1）绘制该病例的系谱图。

（2）判断该病的遗传方式。

（3）写出该家系各成员的基因型。

（4）若先证者的哥哥与姑姑所生的第二个女儿结婚，试分析子女发病风险。

【实验报告】

根据题意，写出上述各题答案。

（杜晓敏）

实验五　人类皮肤纹理的观察与分析

【实验目的】

1. 掌握指纹的主要类型、嵴线计数和掌纹的测定方法。

2. 了解皮肤印取和资料分析的方法。

【实验原理】

　　人体的皮肤由真皮和表皮组成，真皮乳头向表皮突出形成许多整齐的乳头线即为嵴纹，嵴线之间的凹陷称为皮沟。皮肤纹理是指人的手指、掌面、足趾和距面的皮嵴和皮沟走向不同而形成的皮肤纹理图形。每个人都有特殊的皮肤纹理，在胚胎期的第 14 周就已形成，出生后定形且终生不变。遗传病患者往往具有特殊的皮纹特征，皮纹检查是遗传病诊断的一种辅助手段。

【实验用品】

　　放大镜、红色印油、实验报告纸、直尺、铅笔、量角器、小块海绵、略比手掌大的海绵垫。

【实验方法】

一、指纹观察

1. **洗手**　洗净手上污垢、晾干。

2. **滚转法印取指纹**　利用小块海绵将红色印油均匀地涂抹在手指上。取印的指头伸直，其余四指弯曲，逐个由外向内滚转，以便将指尖两侧皮纹印上。滚转时用力轻而均匀，指纹才能清晰，若不清晰，应将手洗后重印。

3. **用肉眼或放大镜观察指纹并分类**　指纹是指手指末端腹面的皮纹，根据纹理的走向和三叉点的有无及数目，可将指纹分为弓形纹、箕形纹、斗形纹等 3 种类型（实验图 5-1）。

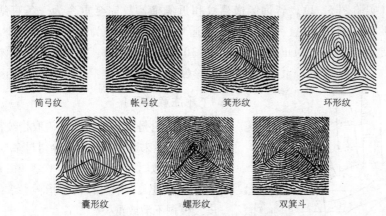

| 简弓纹 | 帐弓纹 | 箕形纹 | 环形纹 |

| 囊形纹 | 螺形纹 | 双箕斗 |

实验图 5-1　指纹类型及嵴纹计数

　　（1）弓形纹：特点是嵴线由一侧至另一侧，中间隆起呈弓形，无三叉点。有的弓形纹中间隆起呈篷帐状，称为帐弓纹；对应地将非篷帐状的弓形纹称为简弓纹。

（2）箕形纹：俗称簸箕。嵴线从一侧起始，斜向上弯曲，再回转到起始侧，形如簸箕。发生弯曲的顶端为箕头，下方开口处称箕口。箕口朝向尺侧为正箕，朝向桡侧为反箕。箕形纹有一个三叉点。

（3）斗形纹：是一种复杂、多形态的指纹。特点是具有两个或两个以上的三叉点。斗形纹可分双箕斗、环形纹、螺形纹、囊形纹等。

4. 指嵴纹计数　按照大拇指、示指、中指、环指、小拇指的顺序进行指嵴纹计数。弓形纹由于没有三叉点，故嵴纹计数为零（实验图 5-1）；箕形纹有一个三叉点，故有一个嵴纹计数；斗形纹有两个三叉点，由中心点向两个三叉点分别画连线并计数，故有两个嵴纹计数，取两个嵴纹计数中较大的数值计入；双箕斗的嵴纹计数比较特殊，分别由两个中心点与各自的三叉点画连线并计数，再由两个中心点之间画连线并计数，故有三个嵴纹计数，取三个嵴纹计数的总数除以 2 计入。

5. 总指嵴纹数的计算　将十指的嵴纹计数相加，即得到总指嵴纹数。我国男性平均值为148 条，女性为 138 条。

二、掌纹观察

1. 利用小块海绵将红色印油均匀地涂抹在手掌上（注意不要来回涂抹，印油不宜沾得过多）。先将掌腕线放在实验报告纸上，从后向前依手掌、手指顺序逐步放下，手指自然分开，以适当的压力尽量将全掌的各部分均匀地印在纸中央。提起手掌时，先将手指头翘起，而后是手掌和掌腕线。将手洗净，擦干。

2. 轴三叉点的确定与 atd 角的测量。在手掌靠近掌腕线处，大约在环指的正下方，有一个三叉点称为轴三叉点，多数人的轴三叉点距掌腕线 1.4cm，但在某些染色体病患者可见 t 点远移而形成 t′点甚至 t″点。用量角器准确测量示指与小拇指的指基三叉点 a、d 与 t 点的连线所构成的夹角，即 atd 角（图 9-1）。观察可看出 atd 角愈小，t 点距掌腕线愈近；反之，愈远（近掌心）。我国正常人 atd 角的平均值约为 41°，而唐氏综合征患者的 atd 角可达 64°。

3. 观察掌褶纹。正常人手掌褶纹主要有 3 条，分别是远侧横褶纹、近侧横褶纹和大鱼际纵褶纹（实验图 5-2）。若远侧横褶纹和近侧横褶纹完全重合为一条直线贯穿整个手掌，即为通贯手（图 9-1）。我国正常人体通贯手的发生率为 3.5% ~ 4.87%，而染色体病患者中通贯手的发生率为正常人的 10 ~ 30 倍，说明通贯手体征是染色体病重要的辅助诊断指标。

【注意事项】

1. 无论是印取掌纹还是印取指纹，印油涂抹要均匀，不能来回涂抹且不宜涂得过多。

2. 印取时在实验报告纸下垫一书本或海绵垫，不可施压过大，不可移动手指、手掌或纸张，以免皮纹模糊不清或重叠。

3. 印取掌纹时，要有掌腕线。

4. 印取指纹时，要有三面指纹，滚动时用力要轻而均匀。

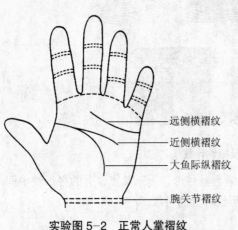

远侧横褶纹
近侧横褶纹
大鱼际纵褶纹
腕关节褶纹

实验图 5-2　正常人掌褶纹

【实验报告】

观察项目		左手					右手				
		拇指	示指	中指	环指	小指	拇指	示指	中指	环指	小指
手指	弓形纹										
	尺箕										
	桡箕										
	斗形纹										
	指嵴纹计数										
	总指嵴纹数										
手掌	atd 角度数										
	掌褶纹类型										
备注											

（吴星禄）

综合模拟测试

单选题

1. 下列叙述正确的是（　　　）
    A. 遗传病都是先天性疾病
    B. 遗传病在出生时就会表现出来
    C. 遗传病一定会表现出家族聚集现象
    D. 出生后即表现出的畸形或疾病一定是遗传病
    E. 先天性疾病可能有遗传因素和非遗传因素两方面的原因

2. 下列哪项不是遗传病表现的特征（　　　）
    A. 家族性　　　　　　　　B. 先天性　　　　　　　　C. 遗传性
    D. 累及非血缘关系　　　　E. 同卵双生发生率高于异卵双生发生率

3. 婴儿出生时正常，在以后的发育过程中逐渐形成的疾病称为（　　　）
    A. 先天性疾病　　B. 遗传病　　C. 先天畸形　　D. 家族性疾病　　E. 后天性疾病

4. 人类体细胞内遗传物质发生突变所引起的一类疾病称为（　　　）
    A. 先天性疾病　　B. 遗传病　　C. 先天畸形　　D. 家族性疾病　　E. 后天性疾病

5. 传染病的发病（　　　）
    A. 仅受遗传因素控制
    B. 以遗传因素影响为主和环境因素为辅
    C. 仅受环境因素影响
    D. 以环境因素影响为主和遗传因素为辅
    E. 主要受遗传因素影响，但需要环境因素的调节

6. 真核细胞中染色体主要由（　　　）组成。
    A. DNA 与 RNA　　　　　　B. DNA 与组蛋白　　　　　　C. 组蛋白与非组蛋白
    D. RNA 与组蛋白　　　　　E. RNA 与非组蛋白

7. 异染色质是指间期细胞核中（　　　）
    A. 螺旋化程度高，有转录活性的染色质
    B. 螺旋化程度低，有转录活性的染色质
    C. 螺旋化程度高，无转录活性的染色质
    D. 螺旋化程度低，无转录活性的染色质
    E. 螺旋化程度低，很少有转录活性的染色质

8. 某个体核型为 47,XXY，在其间期体细胞应有（　　　）
    A. 1个 Y 染色质　　　　　B. 2个 Y 染色质　　　　　C. X、Y 染色质各 1 个
    D. 1个 X 染色质　　　　　E. 2个 X 染色质

9. 按照 ISCN 的标准系统，10 号染色体，长臂，2 区，5 带第 3 亚带应表示为（　　　）
    A. 10p2. 53　　　　B. 10q2. 53　　　C. 10p25. 3　　　D. 10q25. 3　　　　E. 10q253

10. 染色体长臂紧靠着丝粒的带，正确的描述是（　　　）

    A. Q11　　　　B. P11　　　　C. q11　　　　D. p11　　　　E. P00

11. 同源非姐妹染色单体间的交换发生在（　　　）

    A. 细线期　　　　　　　B. 偶线期　　　　　　　　C. 粗线期

    D. 双线期　　　　　　　E. 终变期

12. 在细胞周期 G_1 期的限制点，造血干细胞属于（　　　）

    A. G_0 期细胞　　　　　　B. 继续增殖细胞　　　　　　C. 永不增殖细胞

    D. G_2 期细胞　　　　　　E. 暂不增殖细胞

13. 组成 RNA 分子的单糖是（　　　）

    A. 五碳糖　　　B. 葡萄糖　　　C. 核糖　　　D. 脱氧核糖　　　E. 半乳糖

14. DNA 分子中的碱基互补配对原则为（　　　）

    A. A–U，G–C　　　　　B. A–G，T–C　　　　　C. A–U，T–C

    D. A–T，C–G　　　　　E. A–C，G–U

15. 随着 HGP 的研究和结构基因组学的基本完成，已知人类基因组共有基因（　　　）

    A. 3 万～4 万　　　　　B. 4 万～5 万　　　　　C. 5 万～6 万

    D. 8 万～9 万　　　　　E. 13 万～14 万

16. 一种 tRNA 分子常常可以识别一种以上的同一种氨基酸的密码子，这是因为 tRNA 上的反密码子与密码子的配对具有（　　　）

    A. 稳定性　　　B. 识别性　　　C. 可靠性　　　D. 摇摆性　　　E. 兼并性

17. 诱发基因突变的生物因素主要是指（　　　）

    A. 电离辐射　　　B. 紫外线　　　C. 病毒　　　D. 羟胺　　　E. 亚硝酸盐

18. 下列属于侧翼顺序的是（　　　）

    A. 外显子　　　B. 内含子　　　C. CAAT 框　　　D. 端粒　　　E. 5′ 帽子

19. 下列变化属于转换的是（　　　）

    A. T → A　　　B. U → A　　　C. C → G　　　D. A → G　　　E. G → C

20. 碱基被替换后，产生的密码子不编码任何氨基酸，这一突变属于（　　　）

    A. 同义突变　　　　　　B. 无义突变　　　　　　C. 错义突变

    D. 终止密码突变　　　　E. 调控序列突变

21. 脆性 X 综合征患者 Xq27.3 上的限制性片段中，$(CGG)_n$ 重复拷贝数为（　　　）

    A. 3～6　　　B. 6～30　　　C. 6～60　　　D. 30～60　　　E. 60～200

22. 从分子水平研究发现，FraX 综合征的发病机制属于（　　　）

    A. 点突变　　　B. 动态突变　　　C. 移码突变　　　D. 插入突变　　　E. 缺失突变

23. 在世代间连续传代并且女性发病率高于男性的遗传病为（　　　）

    A. AR　　　　B. AD　　　　C. XR　　　　D. XD　　　　E. Y 连锁遗传

24. 多指症为常染色体显性遗传病，如果其外显率为 60%，一杂合型患者与一正常人婚后生育患儿的概率为（　　　）

    A. 15%　　　B. 20%　　　C. 30%　　　D. 50%　　　E. 100%

25. 不规则显性是指（　　　）

    A. 由于环境因素和遗传背景的作用，杂合体中的显性基因未能表现出来

B. 杂合子的表现介于显性纯合和隐性纯合之间

C. 显性致病基因要到一定年龄才表现出作用来

D. 隐性致病基因在杂合状态时不表现出来

E. 致病基因突变成为正常基因

26. 父母都是 B 血型，生育了一个 O 血型的孩子，这对夫妇再生孩子的血型可能是（　　）

    A. 3/4 是 B 型，1/4 是 O 型　　　B. 1/2 是 B 型，1/2 是 O 型　　　C. 只能是 B 型

    D. 3/4 是 O 型，1/4 是 B 型　　　E. 只能是 O 型

27. 一对夫妇均为先天聋哑患者，两个女儿都正常，如果再次生育，后代为先天聋哑患者的可能性为（　　）

    A. 0　　　　　B. 1/4　　　　　C. 1/2　　　　　D. 2/3　　　　　E. 3/4

28. 现有一家系，父亲为短指，母亲正常，而儿子为白化病，如再生育，其子女为短指白化病的概率为（　　）

    A. 1/8　　　　　B. 1/4　　　　　C. 1/2　　　　　D. 2/3　　　　　E. 3/4

29. 丈夫为红绿色盲，妻子正常且其家族中无患者，如生育，子女患红绿色盲的概率为（　　）

    A. 0　　　　　B. 1/4　　　　　C. 1/2　　　　　C. 2/3　　　　　E. 3/4

30. 一个男性为血友病 A 患者，其父母和祖父母都正常，其亲属中可能患血友病 A 的人是（　　）

    A. 同胞兄弟　　　B. 同胞姐妹　　　C. 姨表姐妹　　　D. 外甥女　　　E. 伯伯

31. 家族中所有有血缘关系的男性都发病的遗传病为（　　）

    A. AR　　　　　B. AD　　　　　C. XR　　　　　D. XD　　　　　E. Y 连锁遗传

32. 属于从性显性的遗传病为（　　）

    A. 软骨发育不全　　　　　B. 血友病 A　　　　　C. Huntington 舞蹈病

    D. 短指症　　　　　E. 早秃

33. 镰状细胞贫血的突变方式是（　　）

    A. GAG → GGG　　　　　B. GAG → GTG　　　　　C. GAG → GCG

    D. GAG → GAT　　　　　E. GAG → TAG

34. 属于血浆蛋白病的分子病是（　　）

    A. Hb Lepore　　　　　B. 镰状细胞贫血

    C. 家族性高胆固醇血症　　　　　D. 血友病 A

    E. β - 地中海贫血

35. 由于受体蛋白的遗传缺陷而导致的疾病是（　　）

    A. Hb Lepore　　　　　B. 成骨发育不全

    C. 家族性高胆固醇血症　　　　　D. Ehlers-Danlos

    E. DMD

36. Ehlers-Danlos 综合征属于（　　）

    A. 血浆蛋白病　　　　　B. 血红蛋白病

    C. 胶原蛋白病　　　　　D. 受体病

    E. 膜转运蛋白病

37. 胱氨酸尿症属于（　　）

    A. 血浆蛋白病　　　　　　　B. 血红蛋白病　　　　　　　C. 胶原蛋白病

    D. 受体病　　　　　　　　　E. 膜转运蛋白病

38. 在多基因遗传中，两个中间类型的个体杂交所产生的子代（　　）

    A. 均为极端的个体

    B. 多数为极端的个体，少数为中间的个体

    C. 均为中间的个体

    D. 多数为中间的个体，少数为极端的个体

    E. 极端个体和中间个体各占一半

39. 多基因病的群体易患性阈值与平均值距离越远，则（　　）

    A. 个体易患性平均值越高，群体发病率越高

    B. 个体易患性平均值越高，群体发病率越低

    C. 个体易患性平均值越低，群体发病率越低

    D. 个体易患性平均值越低，群体发病率越高

    E. 个体易患性平均值与群体发病率无关

40. 一种遗传病的遗传度为 30% ～ 40%，表明（　　）

    A. 遗传因素在决定易患性上起主要作用，环境因素的作用是次要的

    B. 环境因素在决定易患性上起主要作用，遗传因素的作用是次要的

    C. 子代发病率为 30% ～ 40%

    D. 患者同胞发病率为 30% ～ 40%

    E. 患者一级亲属发病率均为 30% ～ 40%

41. 易患性正态分布曲线中，代表发病率的面积是（　　）

    A. 平均值左面的面积　　　　B. 阈值左侧尾部的面积　　　C. 阈值与平均值之间的面积

    D. 平均值右面的面积　　　　E. 阈值右侧尾部的面积

42. 下列关于多基因病的特点，叙述正确的是（　　）

    A. 易患性具有种族差异

    B. 畸形越轻，再现风险越大

    C. 具有家族聚集倾向，有明显的遗传方式

    D. 随亲属级别的降低，患者亲属发病风险明显增高

    E. 近亲婚配时，子女患病风险增高，且比常染色体隐性遗传显著

43. 癫痫在我国的发病率为 0.36%，遗传率约为 70%。一对表型正常夫妇结婚后，第一胎因患癫痫而夭折，再次生育时复发风险是（　　）

    A. 0.36%　　　　　B. 0.6%　　　　　　C. 6%　　　　　　D. 60%　　　　　E. 70%

44. 一个家庭患某种多基因病的人数多，说明这个家庭患此病的（　　）

    A. 阈值较高　　　　　　　　B. 阈值较低　　　　　　　　C. 易患性较高

    D. 易患性较低　　　　　　　E. 遗传率较高

45. 预防神经管缺陷最有效的方法是（　　）

    A. 防止孕期感染　　　　　　B. 育龄妇女补充叶酸　　　　C. 及时补钙

    D. 避免接触射线　　　　　　E. 不抽烟喝酒

46. 染色体整倍性改变的机制可能是（　　）

    A. 染色体易位   B. 姐妹染色单体交换

    C. 染色体断裂及断裂之后的异常重排   D. 染色体倒位

    E. 染色体核内复制

47. 非整倍体的形成原因可能是（　　）

    A. 双雌受精   B. 双雄受精   C. 核内复制   D. 染色体不分离   E. 核内有丝分裂

48. 如果染色体的数目在二倍体的基础上减少一条则形成（　　）

    A. 单体型   B. 三倍体   C. 单倍体   D. 三体型   E. 部分三体型

49. 嵌合体形成的原因可能是（　　）

    A. 双雌受精或双雄受精

    B. 卵裂过程中发生了染色体丢失

    C. 生殖细胞形成过程中发生了染色体的丢失

    D. 卵裂过程中发生了联会的同源染色体不分离

    E. 生殖细胞形成过程中发生了染色体的不分离

50. 某一个体核型为 46,XX/47,XX,+21/45,XX,−21，可能是由于（　　）

    A. 减数分裂中第一次分裂时染色体不分离

    B. 减数分裂中第二次分裂时染色体不分离

    C. 受精卵第二次卵裂之后染色体不分离

    D. 受精卵第一次卵裂时染色体不分离

    E. 受精卵第一次卵裂时染色体丢失

51. 一个患者核型为 45,X/46,XX，其发生原因可能是（　　）

    A. 体细胞染色体不分离   B. 染色体丢失   C. 核内复制

    D. 减数分裂染色体不分离   E. 双受精

52. 下列人类染色体畸变类型中，最常见的是（　　）

    A. 单倍体   B. 二倍体   C. 三倍体   D. 多倍体   E. 非整倍体

53. 染色体结构畸变的基础是（　　）

    A. 染色体核内复制   B. 姐妹染色单体交换   C. 染色体丢失

    D. 染色体不分离   E. 染色体断裂及断裂之后的异常重排

54. 先天愚型的主要临床表现为（　　）

    A. 大睾丸，智力发育障碍   B. 满月脸，哭声似猫叫

    C. 男性不育，男性乳房发育   D. 女性身材矮小，原发闭经

    E. 伸舌，鼻梁塌陷，智力发育障碍

55. 具有"摇椅样足"表型的染色体病是（　　）

    A. Edward 综合征   B. Klinefelter 综合征   C. 猫叫综合征

    D. WAGR 综合征   E. Down 综合征

56. Klinefelter 综合征发生的原因是（　　）

    A. X 染色体数目异常   B. Y 染色体数目异常   C. 常染色体数目异常

    D. X 染色体结构异常   E. Y 染色体结构异常

57. 某人既有睾丸又有卵巢，内外生殖器间性，第二性征发育异常，患者为（　　　）

　　A. 男性假两性畸形　　　　　B. 性逆转综合征　　　　　C. 真两性畸形

　　D. 女性假两性畸形　　　　　E. 性腺发育不全

58. UGA 在细胞核中为终止密码，而在线粒体编码的氨基酸是（　　　）

　　A. 色氨酸　　　　B. 赖氨酸　　　　C. 天冬酰胺　　　　D. 苏氨酸　　　　E. 异亮氨酸

59. 关于 mtDNA 的编码区，描述正确的是（　　　）

　　A. 包括终止密码子序列　　　　　　　B. 不同种系间的核苷酸无同源性

　　C. 包括 13 个基因　　　　　　　　　D. 包括启动子和内含子

　　E. 各基因之间部分区域重叠

60. 线粒体疾病的遗传特征是（　　　）

　　A. 母系遗传　　　　　　　　　　　　B. 近亲婚配的子女发病率增高

　　C. 女患者的子女约 1/2 发病　　　　　D. 交叉遗传

　　E. 发病率有明显的性别差异

61. 最易受线粒体阈值效应的影响而受累的组织是（　　　）

　　A. 心脏　　　　B. 肝　　　　C. 骨骼肌　　　　D. 肾　　　　E. 中枢神经系统

62. 最早发现与 mtDNA 突变有关的疾病是（　　　）

　　A. 遗传性代谢病　　　　　B. 红绿色盲　　　　　C. Leber 遗传性视神经病

　　D. 进行性肌营养不良　　　E. 白化病

63. 一位女士的母亲患有 LHON，如果该女士结婚生育，其子女的情况是（　　　）

　　A. 儿子不会携带致病基因　　　　　　B. 儿子和女儿都携带致病基因

　　C. 女儿不会携带致病基因　　　　　　D. 必须经基因检测才能确定

　　E. 儿子和女儿都发病

64. MELAS 综合征的特征性病理变化是（　　　）

　　A. 在小脑、脑干和脊索等部位也发现神经元的缺如

　　B. 尾状核中小神经细胞缺失，伴胶质纤维化

　　C. 电子传导链中复合物Ⅱ的特异性染料能将肌细胞染成红色

　　D. 基底神经节和脑干部位神经元细胞退化

　　E. 在脑和肌肉的小动脉和毛细血管管壁中有大量的形态异常的聚集的线粒体

65. Ph 染色体的结构是（　　　）

　　A. 22q$^+$　　　　　　　　B. 22q$^-$　　　　　　　　C. 9q$^+$

　　D. 9q$^-$　　　　　　　　E. t（9；22）（q34；q11）

66. 存在于正常细胞中，在适当环境下被激活可引起细胞恶性转化的基因是（　　　）

　　A. 癌基因　　　B. 抑癌基因　　　C. 原癌基因　　　D. 抗癌基因　　　E. 隐性癌基因

67. Knudson 提出的"二次突变假说"中，非遗传性肿瘤的第一次突变发生在（　　　）

　　A. 精子　　　B. 卵细胞　　　C. 受精卵　　　D. 体细胞　　　E. 生殖母细胞

68. Fanconi 贫血症临床特点之一是（　　　）

　　A. 发育正常　　　　　B. 血细胞减少　　　　　C. 白血病发生率低

　　D. 对光敏感　　　　　E. 易患皮肤癌

69. 视网膜母细胞瘤的特异性标志染色体是（　　）

    A. Ph 染色体　　　　B. 13q 缺失　　　　C. 8、14 易位　　　　D. 11p 缺失　　　　E. 11q 缺失

70. 神经母细胞瘤原癌基因激活的可能机制是（　　）

    A. 点突变　　　　　　B. 原病毒插入　　　C. 染色体重排　　　D. DNA 转染　　　E. 基因扩增

71. 系谱分析最主要的目的是（　　）

    A. 了解发病人数　　　　　　B. 了解疾病的遗传方式　　　　　　C. 收集病例

    D. 了解医治效果　　　　　　E. 便于与患者联系

72. 症状前诊断的最佳方法是（　　）

    A. 基因检查　　　B. 生化检查　　　　C. 体征检查　　　　D. 影像检查　　　　E. 家系调查

73. Down 综合征的确诊必须通过（　　）

    A. 病史采集　　　　　　B. 染色体检查　　　　　　　　C. 症状和体征的了解

    D. 家系分析　　　　　　E. 基因检查

74. 糖原贮积病 I 型需要检测的酶是（　　）

    A. α-1，4- 葡萄糖苷酶　　　B. 分支酶　　　　　　　　C. 红细胞脱支酶

    D. 肝磷酸化酶　　　　　　E. 葡萄糖 -6- 磷酸酶

75. 遗传病的手术疗法主要包括（　　）

    A. 推拿疗法　　　　　　B. 手术矫正和器官移植　　　　C. 器官组织细胞修复

    D. 克隆技术　　　　　　E. 手术的剖析

76. 对因酶缺乏而造成的底物或中间产物堆积的患者，正确的治疗方法是（　　）

    A. 制订特殊的食谱或配以药物　　　　　　B. 使用诱导酶活性的药物

    C. 多食水果　　　　　　　　　　　　　　D. 增加底物或中间产物的摄入

    E. 多用维生素治疗

77. 肝豆状核变性是一种铜代谢障碍性疾病，应用一些药物与铜离子能形成螯合物的原理，给患者服用（　　）

    A. 青霉素　　　B. 青霉胺　　　C. 维生素 B_{12}　　　D. 硫酸镁　　　E. 去铁胺

78. G-6-PD 缺乏症禁忌的食品是（　　）

    A. 牛肉干　　　B. 鸡蛋　　　C. 鱼　　　D. 黄豆　　　E. 蚕豆

79. 目前进行的基因治疗属于（　　）

    A. 生殖细胞基因治疗　　　B. cDNA 基因治疗　　　　C. 胎儿基因治疗

    D. 原核细胞基因治疗　　　E. 体细胞基因治疗

80. 基因芯片技术的缺点是（　　）

    A. 检测的费用较高　　　　　　　　B. 多个基因、多个位点的同时检测

    C. 诊断时间短　　　　　　　　　　D. 能检测基因突变

    E. 可以检测基因的多态性

81. 对肿瘤的基因治疗是（　　）

    A. 对免疫细胞的修饰　　　B. 对肿瘤细胞的修饰　　　　C. 对体细胞的修饰

    D. 对胚胎细胞的修饰　　　E. 对生殖细胞的修饰

82. 转基因治疗理想的靶细胞是（　　）

    A. 肝细胞　　　B. 神经细胞　　　C. 骨髓细胞　　　D. 内皮细胞　　　E. 肌细胞

83. 从优生优育的角度出发，女性最佳生育年龄为（　　　）

    A. 18 ~ 22 岁　　　B. 20 ~ 24 岁　　　C. 25 ~ 29 岁　　　D. 30 ~ 34 岁　　　E. 35 ~ 39 岁

84. 优生学是一门科学，其目的是（　　　）

    A. 改进生育后代的方法　　　　　　　　B. 减少生育孩子的数量

    C. 提高人类生活水平　　　　　　　　　D. 提高人类遗传素质

    E. 提高后代文化教育水平

85. 下列技术中可以最早实现产前诊断的是（　　　）

    A. 脐带穿刺　　　　　　　B. 植入前诊断　　　　　　　C. 羊膜腔穿刺

    D. 绒毛取样　　　　　　　E. 胎儿镜检查

86. 产前诊断应用最广的方法是（　　　）

    A. X 线　　　　　　　　　B. B 超　　　　　　　　　C. 羊膜腔穿刺

    D. 绒毛取样　　　　　　　E. 胎儿镜检查

87. 羊膜腔穿刺的最佳时间是在孕期（　　　）

    A. 2 周　　　　　　B. 4 周　　　　　　C. 10 周　　　　　　D. 16 周　　　　　　E. 30 周

88. 绒毛吸取术的优点是（　　　）

    A. 可以在妊娠早期进行　　　　　　　　B. 引起流产的风险比较高

    C. 不宜进行长期培养　　　　　　　　　D. 标本容易被细菌、霉菌污染

    E. 制备染色体的质量不容易控制

89. 曾生育过一个或几个遗传病患儿，再生育该病患儿的概率，称为（　　　）

    A. 再发风险　　　B. 患病率　　　C. 患者　　　D. 遗传率　　　E. 遗传风险

90. 在遗传咨询中应用 Bayes 定理，目的是（　　　）

    A. 统计遗传规律　　　　　　　　　　　B. 使遗传咨询结果更为准确

    C. 估计出生子女的风险率　　　　　　　D. 计算亲缘关系

    E. 了解双亲之一或双方的基因型

91. 后基因组计划不包括（　　　）

    A. 药物基因组学　　　　　B. 环境基因组学　　　　　C. 蛋白质组学

    D. 比较基因组学　　　　　E. 序列图制作

92. 一个遗传不平衡的群体，随机交配多少代后可达到遗传平衡（　　　）

    A. 1 代　　　　　　B. 2 代　　　　　　C. 3 代　　　　　　D. 3 代以上　　　　　　E. 无数代

93. 在一个 100 人的群体中，AA 为 60%，Aa 为 20%，aa 为 20%，那么该群体（　　　）

    A. A 基因的频率为 0.3　　　　　　　　B. a 基因的频率为 0.7

    C. 是一个遗传平衡群体　　　　　　　　D. 是一个遗传不平衡群体

    E. 经过一代后基因频率和基因型频率都会发生变化

94. 对于血友病 A，其男性发病率为 1/5000，女性发病率为（　　　）

    A. 1/5000　　　　　　　　B. 1/25 000　　　　　　　C. 1/50 000

    D. 1/250 000　　　　　　　E. 1/25 000 000

95. XR 基因姨表兄妹间的近婚系数是（　　　）

    A. 0　　　　　　B. 1/16　　　　　　C. 1/8　　　　　　D. 3/16　　　　　　E. 1/4

96. 一群体处于遗传平衡状态，AA 为 64%，Aa 为 32%，aa 为 4%，这个群体中 A 基因的频率为 （　　）

    A. 0.96   B. 0.80   C. 0.64   D. 0.32   E. 0.16

97. 一个 10 万人的群体中，有 10 人患白化病，该群体中白化病携带者的频率为 （　　）

    A. 1/10 000   B. 1/5000   C. 1/1000   D. 1/100   E. 1/50

98. 异烟肼快失活患者长期服用异烟肼，易导致 （　　）

    A. 神经炎   B. 肺炎   C. 心肌炎   D. 脑膜炎   E. 肝炎

99. 下列哪种 ADH 的变异基因型易出现酒精中毒症状，是何种肤色人 （　　）

    A. $\beta_1\beta_1$，黄种人   B. $\beta_1\beta_1$，白种人   C. $\beta_2\beta_2$，黄种人

    D. $\beta_2\beta_2$，白种人   E. $\beta_1\beta_2$，黄种人

100. 有关对乙醇敏感者，下列说法正确的是 （　　）

    A. 机体对乙醇代谢快

    B. 机体对乙醇代谢慢

    C. 机体内乙醇分解为乙醛快，乙醛分解为乙酸慢

    D. 机体内乙醇分解为乙醛慢，乙醛分解为乙酸快

    E. 机体内乙醇分解为乙醛和乙醛分解为乙酸均快

参考答案

课后练习

第一章　绪论

1. A　2. B　3. B　4. A　5. D　6. E　7. C　8. C

第二章　遗传的细胞学基础

1. B　2. A　3. D　4. C　5. C　6. B　7. D　8. C　9. C　10. D　11. D　12. D

第三章　遗传的分子基础

1. C　2. B　3. C　4. A　5. C　6. D　7. D　8. D　9. D　10. C　11. C　12. E

第四章　单基因遗传与单基因遗传病

1. C　2. C　3. C　4. C　5. B　6. C　7. A　8. B　9. B　10. D　11. C　12. C

第五章　多基因遗传与多基因遗传病

1. C　2. B　3. D　4. D　5. A　6. E　7. A　8. D

第六章　染色体畸变与染色体病

1. C　2. D　3. C　4. C　5. C　6. B　7. C　8. C　9. B　10. D　11. E　12. B　13. E
14. E　15. C　16. A

第七章　线粒体遗传与线粒体遗传病

1. D　2. A　3. C　4. A　5. E　6. D　7. C　8. B

第八章　遗传与肿瘤的发生

1. B　2. A　3. B　4. D　5. A　6. C　7. D　8. B

第九章　遗传病的诊断与治疗

1. C　2. D　3. E　4. D　5. A　6. C　7. D　8. D　9. A　10. C　11. D　12. A

第十章　优生学与遗传病的预防

1. B　2. C　3. A　4. B　5. C　6. E　7. A　8. C　9. C　10. E　11. B　12. B

第十一章　医学遗传学相关领域

1. C　2. C　3. A　4. D　5. A　6. D　7. D　8. B　9. A　10. A　11. A　12. B

综合模拟测试

1–5	EDEBD	6–10	BCCDC	11–15	CBCDA	16–20	DCCDB
21–25	EBDCA	26–30	AAAAA	31–35	EEBDC	36–40	CEDCB
41–45	EACCB	46–50	EDABC	51–55	BEEEA	56–60	ACAEA
61–65	ECBEE	66–70	CDBBA	71–75	BABEB	76–80	ABEEA
81–85	BCCDB	86–90	BDAAB	91–95	EADED	96–100	BEECC

参考文献

[1] 罗纯，章伟. 医学遗传学. 武汉：华中科技大学出版社，2007.

[2] 陆国辉，徐湘民. 临床遗传咨询. 北京：北京大学医学出版社，2007.

[3] 张丽华. 医学遗传学. 2版. 北京：科学出版社，2008.

[4] 蔡绍京，李学英. 医学遗传学. 2版. 北京：人民卫生出版社，2009.

[5] 李光. 医学遗传学. 北京：人民军医出版社，2009.

[6] 钟守琳，蔡斌. 医学遗传学. 2版. 北京：高等教育出版社，2010.

[7] 王培林，傅松滨. 医学遗传学. 3版. 北京：科学出版社，2011.

[8] 翟中和，王喜忠，丁明孝. 细胞生物学. 4版. 北京：高等教育出版社，2011.

[9] 税青林. 医学遗传学. 2版. 北京：科学出版社，2012.

[10] 王学民. 医学遗传学. 3版. 北京：科学出版社，2012.

[11] 罗纯，吴斌. 医学遗传与优生. 北京：化学工业出版社，2012.

[12] 王英南. 医学遗传学. 北京：中国医药科技出版社，2013.

[13] 马用信，税青林. 医学遗传学. 北京：科学出版社，2013.

[14] 傅松滨. 医学遗传学. 3版. 北京：北京大学医学出版社，2013.

[15] 田廷科. 医学遗传学. 北京：中国中医药出版社，2013.

[16] 左伋. 医学遗传学. 6版. 北京：人民卫生出版社，2013.

[17] 李芬，王和. 优生学. 北京：人民卫生出版社，2014.

[18] 左伋，刘晓宁. 遗传医学进展. 上海：复旦大学出版社，2014.

[19] 景晓红，赵终桂，姜炳正. 医学细胞生物学和遗传学. 2版. 西安：世界图书出版西安有限公司，2014.

[20] 贺颖. 医学遗传学. 郑州：郑州大学出版社，2015.

[21] 张涛，吴来春，周长文. 医学遗传学. 3版. 北京：北京大学医学出版社，2015.

[22] 陈竺. 医学遗传学. 3版. 北京：人民卫生出版社，2015.

[23] 彭凤兰，刘凌霄. 医学遗传与优生学. 北京：科学出版社，2015.

[24] 邬玲仟，张学. 医学遗传学. 北京：人民卫生出版社，2016.

[25] 张咸宁，刘雯，吴白燕. 医学遗传学. 北京：北京大学医学出版社，2016.

[26] 黄雪霜，闫希青，江海鸥. 医学遗传学. 2版. 北京：北京大学医学出版社，2016.